董氏奇穴高级讲座系列

杨维杰

著

董氏奇穴穴位诠解

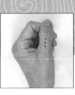

人民卫生出版社

图书在版编目（CIP）数据

董氏奇穴穴位诠解/杨维杰著.—北京：人民卫生出版社，2018
（董氏奇穴高级讲座系列）
ISBN 978-7-117-26748-9

Ⅰ.①董…　Ⅱ.①杨…　Ⅲ.①奇穴-穴位　Ⅳ.①R224.2

中国版本图书馆 CIP 数据核字（2018）第 166486 号

人卫智网	www.ipmph.com	医学教育、学术、考试、健康，
		购书智慧智能综合服务平台
人卫官网	www.pmph.com	人卫官方资讯发布平台

董氏奇穴穴位诠解

著　　者： 杨维杰
出版发行： 人民卫生出版社（中继线 010-59780011）
地　　址： 北京市朝阳区潘家园南里 19 号
邮　　编： 100021
E - mail： pmph @ pmph.com
购书热线： 010-59787592　010-59787584　010-65264830
印　　刷： 三河市宏达印刷有限公司
经　　销： 新华书店
开　　本： 710×1000　1/16　　**印张：** 20
字　　数： 359 千字
版　　次： 2018 年 8 月第 1 版　2024 年 12 月第 1 版第 14 次印刷
标准书号： ISBN 978-7-117-26748-9
定　　价： 106.00 元

打击盗版举报电话：010-59787491　E-mail：WQ @ pmph.com
（凡属印装质量问题请与本社市场营销中心联系退换）

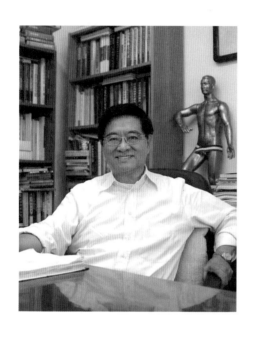

　　杨维杰医师，生于山东青岛，中国台湾长大，现常居美国，为北京大学哲学博士，北京中医药大学医学博士，中山大学史学访问学者。对于文史哲医学皆有研究，医学及易学造诣尤深。家学中医，并师从多位名医学习。系中国台湾著名针灸师、董氏奇穴创始者董景昌之嫡传弟子，北京中医药大学伤寒论泰斗刘渡舟之博士门生，北京大学著名易学家朱伯崑之博士门生。曾为中国台湾多家报纸撰写医药保健专栏多年。曾任台北市中医师公会理事，美国针灸学会学术组长。

　　杨维杰医师系第一位（1975年）著述发扬董氏奇穴，并将其推向世界之医师。从事中医临床四十多年，曾于1990年获中国台湾杰出中医师针灸科第一名华佗奖，2000年获世界中医大会年度最杰出人物奖，以擅治疑难杂症著称。曾为国画大师张大千等人诊治，曾赴缅甸、吉尔吉斯斯坦等地义诊。

　　1980年赴新加坡教授《伤寒论》及针灸，1992年受邀担任上海普陀中医院顾问，在上海讲授董氏奇穴，将董氏奇穴带进祖国大陆。曾应邀在日本、韩国、加拿大、瑞士、马来西亚、澳大利亚、以色列、德国、西班牙、葡萄牙、英国及美国各地讲学。著有《中医学概论》《黄帝内经译解》《针灸经纬》《针灸经穴学》《董氏奇穴针灸学》《实用五输穴发挥》等著作。发表中医药及针灸论文百余篇。多本著作已翻译成韩文、英文及西班牙文出版。现于多所中医药大学博士班担任教授及博士生导师，为国际著名医师及学者。

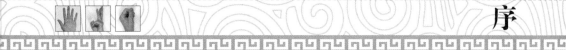

本书系维杰近年在欧洲、美洲、亚洲、澳洲"高级董氏奇穴讲座"的教材自用手稿整理而成。

《董氏奇穴穴位诠解》是在2007年版的《董氏奇穴讲座》基础上，做了大幅度的修改补充而成。其原理更深入，应用更广泛，有些穴位位置亦做了稍微的调整，使之更为有效。学员医师们学习后，反响良好，皆认为极为实用。在本书编写中，对于上课遗漏的内容作了补充，比讲课内容更加完整详尽。

本书先列出【董师原文】，是董师著作《董氏针灸正经奇穴学》之原文，基本上有：部位、主治、取穴、手术、注意等几项。让大家能了解、认识董师原文，方便对照学习，再列出【诠解发挥】，是维杰对原文加以解说、应用、发挥。内容分为：穴名阐释、解说及发挥、现代解剖、维杰新用、定位及取穴，有些重要穴位还做了"**比较**"并加以"**引申**"。

"解说及发挥"是本书的精华，系维杰数十年研读融汇《内经》《难经》《易经》等书之精髓心得，及临床四十多年的经验总结，用以解说及发挥奇穴，能使其尽到最大的应用，获致最好的疗效。

维杰于1992年应名医颜德馨教授之邀，担任上海普陀中医院顾问，又应当时上海市卫生局局长施杞（后任上海中医药大学校长）之邀，对全上海之针灸医师介绍董氏奇穴，之后即出版了《董氏奇穴针灸学》简体中文版，发行甚广，销量甚大，带动了董氏奇穴在祖国大陆的流行。因近年有关董氏奇穴之书籍，编写者甚多，然错误者居多，正确者极少。余身为董老师之嫡传入室弟子，及第一位著书（1975年）发扬董氏奇穴的医生，也是第一位将董氏奇穴带进祖国大陆的医师，希望对此现象有所纠正，更希望能将在世界各地讲授的高级董氏奇穴内容与广大祖国医生共享，乃决定将本书交予声誉卓著之人民卫生出版社出版。

学海无涯，关于董氏奇穴的讲座，余个人自基础讲座至中级讲座，再至高级讲座，每个级别的历程与升级，至少都经过了十年以上时间的学理钻研及临床累积。个人能力有限，虽已尽心尽力如此，相信不足之处仍多，恳祈广大读者不吝赐教，提供意见，使董氏奇穴能够进一步发展，为人类健康作出更大贡献。

杨维杰

2017 年夏于洛杉矶

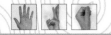

目 录

董氏奇穴之原理及针法

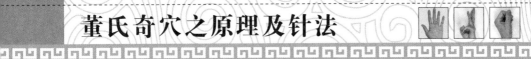

——杨维杰针道（针灸思路）对董氏奇穴原理的建构与发挥

　　董氏奇穴系董师景昌绍衍祖学，研究发展，自成一派的一家之学，是一种疗效高、应用容易的针灸之学。关于董氏奇穴的传承及董老师其人，我们已在《董氏奇穴基础讲座》做过基本介绍，这里不再重复。这个高级讲座主要在深入分析诠解穴位的主治原理，及发挥更大、更有效的运用。

　　董氏奇穴由董老师亲自留下的著作，仅有台湾省新亚出版社于1973年出版之《董氏针灸正经奇穴学》一书。该书对于穴位及治疗之说明均极为简单，没有丝毫之原理解说，图标亦模糊不清，一般人很难找到正确穴位，很难发挥应用。自董师于1975年去世后不久，新亚书局亦随之倒闭，该书随即自市面消失。余于1975年在著作《针灸经纬》中多处提及董氏奇穴，引起了广泛注意，之后根据临床经验累积及理论创研，于1979年编著《董氏奇穴发挥》；1990年编著《董氏奇穴针灸学》；2004年在韩国主讲并出版《董氏奇穴讲座》（此书之后出版了中文版、英文版），并在十余个国家主持讲座，带动了董氏奇穴在世界的流行，很重要的一个原因，就是"**临床实证经验**"加上"**系统理论解析**"。

　　四十年来，维杰从《内经》《难经》《易经》《针灸甲乙经》及《针灸大成》等中医古籍中，努力探求，深入研究，结合自己之针灸思路及大量临床经验钻研其间，每随经验而有新悟，先后根据自己的思路创研"太极全息定位""对应平衡针法""体应针法""脏腑别通针法""平补平泻三法""奇穴之阴阳观""奇穴之三才观""奇穴之五行时空观""奇穴之易理卦象思维""奇穴之经络辨证思维""奇穴之刺络思维""奇穴与区位针法思维"等，使董氏奇穴有其理论基础，应用于诠释及发挥董氏奇穴,扩大了董氏奇穴的使用范围,提高了其疗效。这里就为大家简单介绍一下这些原理及手法,作为深入研读《董氏奇穴高级讲座系列——董氏奇穴穴位诠解》的导读。如若想要进行更深入的理论研究,可参考余之董氏奇穴高级讲座——《董氏奇穴原理解构》。

一、杨维杰太极对应思路与董氏奇穴

(一)太极全息定位

在中医天人合一学说中认为每一个局部均与全体相关,每一个局部均能反映全体,也皆能以之治疗全体,这就是太极全息论的观点。"物物一太极""处处一太极"的全息性。这是易学太极元气论中一个极重要的观点。

余之太极全息观,系以元气中枢及活动中枢为主,人身整体之总太极,身体后部以命门为太极,对应前部则以肚脐为太极,膈以上为上焦,膈至脐为中焦,脐以下为下焦。但从"一物一太极,一处一太极"之全息观来看,全身又有许多的太极。从太极全息定位理论,可以找出董氏奇穴及十四经穴定穴、布穴的原理,并以之分析其作用。下面就简单谈谈几种太极与董氏奇穴的定位关系。

1. 大太极(肘膝太极)

大太极亦称肘膝太极,即手足各有一太极,各以中点肘膝为太极(肘为手臂之太极,膝为大小腿之太极),对应于人身整体之太极肚脐,因有顺对及逆对,故又有正象及倒象之分,**以下六法可以说是太极全息观的应用,可以称之为太极全息对应:**

(1)手躯顺对法:将上肢自然下垂与躯干呈顺向并列对置(图0-1a),则有如下对应:即肩与头面,上臂与胸(或背)脘,肘与脐(腰),前臂与下腹下腰,手与阴部对应。如下腹有病可取前臂穴位治疗,阴部有病可取手部穴位治疗(反之前臂病也可取下腹或腰部穴位施治)。董师以手上大间等五间穴治疝气即与此一原理有关。

(2)手躯逆对法:将上肢与躯干呈逆向并列(图0-1b),可有下列对应关系:即手(腕)与头(颈),前臂与胸(背)脘,肘与(腰),上臂与下腹下腰,肩与阴部对应。如胸脘有病可取前臂穴位施治(如用内关或董氏奇穴火串、火陵治心悸、胸闷等),下腹有病可取上臂穴位施治(反之前臂有病,亦可取胸脘;下腹有病亦可取上臂穴位施治)。董氏奇穴肩部之天宗、云白等穴治妇科阴道病,及目前流行之手针以手指治头病都可以此一原理解说。

（3）足躯顺对法：下肢与躯干亦有对应关系，将下肢与躯干顺向并列对置（图 0-1e），则有如下对应：即髋部与头，大腿与胸（背）脘，膝与脐（腰），小腿与下腹下腰，足与阴部对应。如胸背有病可针大腿，下腹有病可针小腿，反之大腿及小腿有病，亦可在胸腹施治。临床常以大腿部位之驷马治肺、三通（通关、通山、通天）治心，个人常以足部之门金治经痛，大敦、隐白治崩漏，以及三阴交治下腹病等，其运用皆与此一原理相合。

（4）足躯逆对法：将下肢与躯干呈逆向排列（图 0-1d），可有下列对应关系：即足与头，踝与颈项，小腿与胸（背）脘、膝与脐（腰）、大腿与下腹下腰、髋与阴部对应。如胸脘有病可针小腿，下腹有病可针大腿，反之胸脘及下腹亦能治大小腿病。董师以正筋、正宗治颈项不适，个人常以临泣治偏头痛、门金（陷谷）治阳明头痛、束骨治后头痛，都与此一对应法有关。

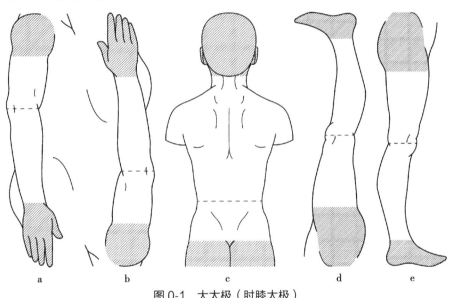

图 0-1　大太极（肘膝太极）

此将四种对应作表如下（表 1）：

表 1　大太极（肘膝太极）全息对应表

对应部位	头	胸脘（背）	脐（腰）	下腹（腰）	阴部
手躯顺对	肩	上臂	肘	前臂	手
手躯逆对	手	前臂	肘	上臂	肩
足躯顺对	髋	大腿	膝	小腿	足
足躯逆对	足	小腿	膝	大腿	髋

这种关系在手与足间也可对应互用,即成为手足顺对和手足逆对。

(5)手足顺对:将上肢与下肢顺向并列,以肘对应膝为中心对应,可有下列对应:即肩对髋、上臂对大腿、肘对膝、前臂对小腿、手对脚。如髋有病可取肩部穴位(例:肩中穴)施治;膝部有病取曲池或尺泽(《肘后歌》)施治(反之,肩部有病也可取髋部穴位施治,肘部有病也可取膝部穴位施治)。个人常以五虎穴治脚趾痛,以小节穴治脚踝痛,即系此一对应之运用。

(6)手足逆对:将上肢与下肢呈逆向排列,可有如下对应:即肩与足、上臂与小腿、肘与膝、前臂与大腿、手与髋。如足部有病可取肩部穴位治疗,大腿有病可取前臂穴位治疗(反之,肩部有病也可取足部穴施治,前臂有病也可取大腿穴施治),董师常取手上灵骨、后溪等穴治疗坐骨神经痛,个人亦常取支沟、外关治大腿酸痛,均系此一原理之应用。

将此手足对应列表如下(表2):

表2 大太极(肘膝太极)全息对应之手足对应表

手足顺对	肩	上臂	肘	前臂	手
	髋	大腿	膝	小腿	足
手足逆对	肩	上臂	肘	前臂	手
	足	小腿	膝	大腿	髋

2. 中太极(腕踝太极)

中太极又称腕踝太极,系以腕踝为太极(中心点),其上至于手指脚趾,其下至于前臂及小腿中段。即系以腕踝仍然对应于肚脐,也有顺对及逆对。其对应见下表(表3):

表3 中太极(腕踝太极)全息对应之顺对、逆对表

顺对表					
对应部位	头	胸脘(背)	脐	下腹(下腰)	阴部
手	指	掌	腕	前臂(前段)	前臂(中段)
足	趾	跗	踝	小腿(下段)	小腿(中段)
逆对表					
对应部位	头	胸脘(背)	脐	下腹(下腰)	阴部
手	前臂(中段)	前臂(前段)	腕	掌	指
足	小腿(中段)	小腿(下段)	踝	跗	趾

这种应用在古法针灸(见常用针灸歌诀)的治疗取穴可谓极多,虽不自觉,但其中甚多与此相符。

3. **小太极**(局部太极——手足面部太极)

小太极又称局部太极,可以说每个部位都可有一个太极。若将面部及手臂足腿每一部分再予区分,每一部分仍能各自治疗全身疾病,此一事实充分反映了人身整体相关。关于部位的划分,每个局部都可分为三部分,即上、中、下三部分,呈三焦对应。上部诊治头部及心肺疾病,中部诊治脾胃、肝胆疾病,下部诊治肾与膀胱、下肢疾病。每一部亦皆有倒象,变成为上部诊治肾与膀胱下肢疾病,中部诊治脾胃、肝胆疾病,下部诊治头部及心肺疾病(图0-2)。

余之面部太极系以元气中枢人中穴为太极点,人中穴,介于吸天气之鼻,与食地气之口的中间,为面部之元气中枢。

顺象则人中线亦即腰脐线,在此一线的穴位皆治疗腰病。腰脐上的位置为肾,所以奇穴马金水治疗肾结石、肾绞痛。稍上贴骨为马金水治肾,肾上稍外为肝胆,所以木枝穴治疗胆结石。

眉为上中焦分界,等于横膈线,因此攒竹穴能治打嗝,奇穴上里穴亦治打嗝。

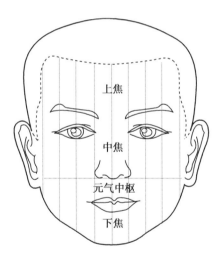

图0-2 面部太极对应图(顺象)

倒象则人中线为横膈线,打嗝时掐人中有效。横膈线(人中线)以下为上焦(图0-3)。口为心,口唇反映心脏,心脏有病常唇色改变,血虚则色白,血瘀则发紫;口下两边为支气管,两腮应肺,肺结核、肺阴虚、肺热均能见及两颧下腮之部位发红。承浆之下应喉部,其水平亦应颈部,所以常以承浆穴治疗口渴及颈部病

(如强硬、落枕、疼痛等)。承浆稍上两侧(水通、水金穴区域)反映支气管;气喘时则水金、水通部位(即对应支气管部位)会发青,刺水金穴、水通穴向两颧皮下斜刺,即系从支气管刺到肺,因此治咳喘甚效。人中应食道,鼻头部位反映胃,酒渣鼻即系胃有湿热。两颧反映肝脾,左颧对应于脾,右颧对应于肝;肝脾有湿及肝脾不和,则易有褐斑,谓之肝斑。

两眉(印堂)为腰脐线,攒竹穴能治腰痛;针刺睛明及攒竹能治腰痛。腰脐线(两眉)下(实则为上面)为肾,眼胞(眼眶周围)反映肾,肾虚则眼圈发乌,肾炎则眼皮浮肿。此腰脐线稍下即为肠,所以眉上之奇穴四府一二能治小腹胀、肠病。额顶应膀胱、子宫,所以神庭穴能治膀胱病。

这些除经络外也可以说与太极全息有关。

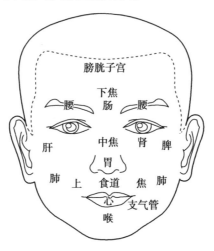

图 0-3　面部太极对应图(倒象)

4. 微太极

许多小部位亦有其太极,谓之微太极,因此有掌针、眼针、耳针、足针、头针等多种针法的发明。例如张颖清第二掌骨侧全息律的发现也可以说是微太极的应用。

董师虽将全身区分为十二治疗部位,但每一部位皆可独立治疗全身疾病。临床施治时,常艺术化地由病人决定针手或脚而治疗病人。同类性质作用的穴道在手及脚皆有分布,例如指五金、手五金、足五金;指驷马、足驷马即是显例。再如一个穴组本身即常蕴有太极全息意味。例如灵骨、大白并用为董师温阳补气要穴,治病之多,几乎全身无所不包,疗效之高,亦非其他穴位所可比拟。大白位置与三间相符,而贴近骨头,三间系大肠经输穴,灵骨穴在合谷后叉骨前,两穴合用涵盖输原所经之处,若以全息律而论,大白主上焦,灵骨主下焦。又大白、灵骨皆以深针为主，又深透侧面之上、中、下三焦，因此不论纵横，此二针皆涵盖三焦，其效果之大，自是可知。再如五虎穴，自指尖向手掌，依序为五虎一、五虎二、五虎三、五虎四、五虎五。五虎穴董师原治全身骨肿。按此五穴之分布及主治本身即有太极全息意味，五虎一常用于治疗手指痛、手掌痛及腱鞘炎；五虎三用于治疗脚趾痛（五虎二则用于加强五虎一二之作用）；五虎四用于脚背痛；五虎五用于治疗脚跟痛。再如八八（大腿部位）、七七（小腿部位）部位之一些主治全身病变的穴组，例如驷马上、中、下之治肺系疾病；天黄、明黄、其黄之治肝系疾病；肾关、人皇、地皇之治肾系疾病。每一部位全息下点与另一全息上点相交之处，则上下病变皆能治疗。例如灵骨可治脚跟痛，也能治头晕。曲池能治头晕，也能治下部之膝盖痛，还能治腹泻。

董师的倒马针法常两三针并列，虽说因为并列加强了治疗作用，但何尝不是借着太极全息作用，全体互应的结果。尤其是八八部位三针并列的脏腑治疗系列，更与全息律有着不谋而合的关系。例如：治肺脏病的驷马上、中、下；治心脏病的通关、通山、通天；治肝脏病的明黄、天黄、其黄；治肾脏病的通肾、通胃、通背。就有上针治上部、中针治中部、下针治下部的作用。整体合用，全体照应，疗效当然突出。

（二）对应针法

《标幽赋》说："交经缪刺，左有病而右畔取，泻络远针，头有病而脚上针。"董师善用上病下治，下病上治，左病针右，右病针左，绝不在局部针刺，个人将此种针法称为对应针法。并根据个人经验补充多项，使成为一套对应系统，这是一个奇穴及十四经都能通用的系统。

根据对应系统采取对应穴位治病，效果卓著。这里将个人常用之对应取穴法归类为下列几种：

1. 等高对应。即在痛点对侧相等部位施针，左侧病痛可取右侧等高点，右侧病痛也可取左侧等高点，例如左曲池痛可针右曲池。这与物理学说之共振理论，有其相合之处，推广应用治疗内科病，也可不采用双侧同穴针刺，而采用单侧或双侧异穴针刺。

2. 前后对应。人身前后亦有对应关系，如胸背对应，腰腹对应，颈口对应等。董师常以颈部之总枢穴治发音无力，呕吐等，一般十四经穴则以承浆治项强，就是这种对应的应用。

3. 头骶对应法。除了手与脚及手脚与躯干的对应外，头面与尾骶亦形成一种对应。例如临床以骶部之长强治癫狂之脑病；以头部之百会治疗脱肛就是常见的例子，董师亦常以冲宵穴治头痛，也是此一原理之运用。

4. 头足对应。头顶百会与脚底之涌泉也形成对应，即所谓的"天顶对地门"，所以用涌泉治疗头顶痛及脑部病变。

5. 手躯顺对法。

6. 手躯逆对法。

7. 足躯顺对法。

8. 足躯逆对法。

9. 手足逆对。

10. 手足顺对。

上述 5～10 皆请参考前面太极对应。

二、杨维杰阴阳三才思路与董氏奇穴

（一）奇穴之阴阳观

阴阳是中医的基础思维，无所不在地渗入中医所有领域，不论十四经穴或董氏奇穴，都不能避免谈阴阳，维杰创建阴阳思维诠释董氏奇穴之应用，有下列要点：

1. 穴位凸凹与阴阳 肌肉鼓出来的部位为阳，能调阳、调气，并且有推动、温煦、防御、固摄、气化等作用，其气向上、向外，这就能很好地解释董氏奇穴驷马、手三里、肩中等穴之所以能治气病、阳病、皮肤病，并能治白带、多尿、易倦等；鼻翼穴之所以善治疲劳，乃因其在面部最高点，为阳中之阳。

肌肉凹陷的地方为阴，多以调血为主，其气向下、向内，如内关、曲陵、火主等穴，故善治血分、阴分病。

2. 体位左右与阴阳 这个也牵涉到左右升降及针序与疗效。

3. 穴位表里与阴阳 表里经取穴法在董氏奇穴应用亦多，仅举一一部位几个穴为例：如食指上之小间穴能治属肺的支气管炎、吐黄痰、支气管扩张。指驷马穴能治皮肤病，这都是大肠与肺表里的应用。又如小指小肠经上的火膝穴能治痰迷心窍之精神病，是心与小肠表里的应用。

4. 穴位功能与阴阳 董氏奇穴手掌部位每一手指阴阳两面都有穴位，这是与十四经最大的不同，维杰据阴阳分析主要是与功能有关。所以位于食指上在阳面的董氏奇穴指五金、指驷马能治疗在上的病（皮肤病）及阳腑大肠的病，在食指阴面的奇穴五间穴（大小外浮中间）治疗脏腑别通在下的肝脏的病变。其余穴位之排列皆与功能有关。

又在功能方面，属阳的穴位主通利，属阴的穴位主收敛。例如肠门治疗腹泻;火串(支沟)、其门皆主治便秘。按照左阳右阴,阴有收敛抑制作用,左侧为阳主排泄、通利、促进等作用,所以治疗急性腹泻,维杰常用右侧肠门穴;通便则选左侧之火串为好。

5. **穴位对应与阴阳** 穴位的对应有左右前后上下的对应,及体位的对应。详见对应篇章。

6. **针灸治疗与阴阳** 上为阳,下为阴,左为阳,右为阴,以上治下,以下治上,以右治左,以左治右,就是以阴治阳,以阳治阴,这样有着阴阳平衡的意义。以上治下。以下治上,还有交济的意义。例如右侧坐骨神经痛针左侧灵骨、大白,左肩痛针右肾关或右阳陵,疗效甚好等,不胜枚举。

(按:详细完整之阴阳观解说,请参见专著《董氏奇穴原理解构》。上述法则皆可应用于十四经穴)

(二)奇穴之三才观

三才思维模式作为中国传统文化和思维方式的一部分,不论十四经穴或董氏奇穴,都可以将三才思想发挥应用到极致,三才在董氏奇穴的应用,可有下述几点:

1. **区位三才** 穴位分天地人治疗上中下病。人体每个局部都可分为三部分,即上、中、下三部分。上部诊治头部及心肺疾病,中部诊治脾胃、肝胆疾病,下部诊治肾与膀胱下肢疾病。每一部亦皆有倒象。

2. **穴位三才** 在董氏奇穴中有许多穴位是按天地人三才命名及排列的。例如前臂有天士、地士、人士三穴;上臂有天宗、人宗、地宗三穴;小腿有天皇、人皇、地皇三穴。有些穴位虽然不是以三才命名,但穴位呈上中下排列,亦可谓为三才。例如土水穴、四花上中下、驷马上中下、通关通山通天、通肾通胃通背、天黄明黄其黄等,都可以说有着天地人三才的形式。

3. **针深三才** 针深分天地人,治远近之病。以天、地、人划分针刺深度,针刺至浅部**天部**,多治局部之病,尤其是新病。针刺至中部**人部**治疗稍远处病,针刺至深部**地部**治疗更远处。例如,在四肢取穴刺至中部人部多可治躯干之病,刺至地部多可治远处四肢之病或较深之内脏病或久病。除了手掌及肉少的穴位只分上、下两部外,维杰应用董氏奇穴时多采天地人三部刺法。

4. **手法三才** 手法也分天地人(浅中深)三部,有补虚泻实的治疗意义,这种三刺法也可以说是三才刺。《灵枢经·终始》说:"一刺则阳邪出,再刺则阴邪出,三刺则谷气至,谷气至而止。"《灵枢经·官针》也有类似说法。详见维杰著作之《董氏奇穴原理解构》。

5. **配穴三才** 配穴分上中下整体调整。如在上中下三部同时取同一五行属性的穴位同时进针,谓之三部"同气",能收到整体调整之作用,效果更强。亦详见维杰著作之《董氏奇穴原理解构》。

三、杨维杰五行针灸思路与董氏奇穴

(一)五输穴的空间观与奇穴

穴位流注由浅至深的层次及分布的位置决定了空间性,余从《灵枢经·顺气一日分为四时》所说:"病在藏者取之井,病变于色者取之荥,病时间时甚者取之输,病变于音者取之经,经满而血者病在胃,及饮食不节得病者取之于合。"及《灵枢经·邪气脏腑病形》篇说的:"荥输治外经,合治内府。"以及《难经·六十八难》说的:"井主心下满,荥主身热,输主体重节痛,经主喘咳寒热,合主逆气而泄,此五脏六腑井荥输经合所主病也。"**发挥**,将上述几条在空间之应用归类分析如下:

井穴对应于:①头顶;②阴窍;③心下。据此井穴空间观来看董氏奇穴,如火膝穴在小指井穴旁,治疗痰迷心窍之精神病甚效。奇穴大间、小间、外间、浮间接近井穴,治疗疝气及尿道疾病有效,都与此有关。

荥穴对应于:①五官面目鼻喉(详见谈太极全息与对应一节);②外经。也就是说能治疗这些部位的病变,而善治外感病、五官病。例如董氏奇穴之三叉三为感冒及五官病要穴、效穴;手解治晕针(病变于色者取之荥,晕针时脸色惨白)及身痒;眼黄穴治眼黄;木穴治眼鼻病及手皮肤病(外经病)都与此有关。

输穴对应于:①五官;②身体关节;③半表半里(少阳阳明合病或兼病),也就是说能治疗这些部位的病变。据此输穴空间观思路,而将董氏奇穴之大白用治头痛、面痛、肩痛、坐骨神经痛;中白治偏头痛、肩痛、腰痛;火主治鼻病、喉痛、膝痛;门金治头痛、鼻塞等,都是此一理论的发挥。

经穴对应于:发音有关之器官及部位,主要是肺及喉舌口齿。也就是说能治疗这些部位的病变。据此经穴空间观,董氏奇穴手五金、手千金、足五金、足千金之位置,皆在经穴之上,合穴之下,是以皆能治喉咙病。

合穴空间对应于:①脏腑。也就是说能治疗脏腑的病变;除此之外善治肠胃有关消化之病。②瘀血之病。总结临床经验,经合穴所在,肌肉较丰,皆能治疗脏腑病。

(二)五输穴的时间观与奇穴

五输穴的时间应用很多,这里仍就前述《灵枢经》及《难经》所言介绍。

井穴治病最急,善于治疗中风及晕厥等疾病;荥穴治病次急,虽急,但较中风等神志病为次急之证,董氏奇穴三叉三穴治感冒,木穴治感冒,皆在荥穴附近,皆系新得之病,但较中风为缓。一般不留久,董氏奇穴木火穴在井穴与荥穴之间,治中风后遗症一般也不留久,这就是时间观思路的应用发挥。

输穴主治"阵发性"及"急缓之间"病,亦善治"时间时甚"病,此类病最为常见,因此,输穴在临床应用最多,并不限于疼痛。根据此思路,董氏奇穴大白、腕顺一、中白、火主、门金等穴位置皆与输穴有关,穴性类同。

经穴所治之时间性与络穴有相近之处。经穴主治之病以慢性居多,董氏奇穴在经穴与合穴范围内之穴位甚多,如手上之三门穴、三其穴、四火穴、三士穴、二金穴(手五金、手千金);小腿之四花穴群,三重穴,下三皇等。

合穴之主治以脏腑病为主,多为慢性病,对于慢性病一般以久留针为主,经脉有瘀血者亦多在合穴刺血。

(三)五输穴的象数观与奇穴

五输穴五行的象数观,包括同气相求、交济等用法,属木之穴治疗肝胆病及筋病;属火之穴治疗心小肠病及血脉病,可以说就是象数观的应用。例如震颤的病、抽痛的病、如风般一阵突来的病,都可列入风病的范畴,就都用五行属木的穴位来治。

临床例子真是多不胜举。五输穴可以说就是经络的全息点,五行反映五脏,因此才能以之治疗五脏病变。与五输相符或相邻的董氏奇穴,也有着相同的作用。

(四)五行在奇穴之其他应用

除前述外,另一种为五行之发挥扩展,如木火穴在木火之间,灵骨(近阳溪属火)、大白(近三间属木)在木穴与火穴之间,亦属木火,就有相同治疗作用,都善治半身不遂。(以上五行之应用,更详细的说明参见维杰著作之《董氏奇穴原理解构》)

四、杨维杰体应针法思路与董氏奇穴
(体应针法)

体应针法思维,是余个人在董氏奇穴应用方面最有针对性的研创,掌握此一原则,不仅能将董氏奇穴应用得更深入、更有效,而且以之用在十四经穴方面,能够加强及突出其效果。体应之要点即:以骨治骨、以筋治筋、以肉治肉、以脉治脉。

1. **以骨治骨** 治骨刺常用削骨针，即四花中及其下三寸的倒马针，两针紧贴骨头才有作用。本组穴位治疗膝盖骨刺，肥大性、退化性关节炎疗效很好。应用董氏奇穴，许多穴能贴骨就尽量贴骨，例如灵骨、火主、大白等穴贴骨而入，不但针感强而且疗效高。又如常用九里（风市）穴每每深至抵骨，治疗各种风病、疼痛以及半身不遂，疗效甚好。目前有一派说法强调骨膜传导，认为骨膜有传导作用，因此扎针时尽量贴骨或抵骨，疗效较佳。

2. **以筋治筋** 贴筋进针或刺入筋中可治筋病，例如曲陵（尺泽）在大筋旁，可治全身的筋病，对运动病变效果很好。又如正筋、正宗（跟腱）是一大筋，针刺入正筋、正宗可治疗颈筋强硬，小腿筋紧等多种筋病。

3. **以肉治肉** 例如驷马及肩中皆是肌肉较为丰富的部位，最常用来治肌肉方面的病变，尤其是肌肉萎缩，疗效甚好。在十四经方面，曲池、手三里、合谷都是肌肉较丰富的地方，治疗肌肉病变效果也较好。当然，肌肉萎缩多为阳明湿热或火烁肺金，针这些穴位对清阳明及肺金的疗效都很好。驷马、肩中、曲池、手三里、合谷等穴治疗皮肤病效果也很好。

4. **以脉治脉** 紧贴脉管的穴位可治脉病，例如针人宗、地宗，因靠近血管，调整血液循环，治心脏病及血管硬化效果很好。肺经的太渊穴在脉旁为脉会，治疗脉管病效果很好。

此外，根据五行对应原理，还能以骨治肾，以筋治肝，以脉治脾，以皮治肺等，董师书中随处可见，这里就不再多予例证。

五、杨维杰经络辨证思维与董氏奇穴

（一）循经

循经取穴是针灸辨证取穴的最基本原则与方法。董氏奇穴大致亦不例外。董师由于研究奇穴的突出，以致竟有些人对其在十四经穴的成就懵然不知，这的确是一件可惜的事，殊不知董师因为对十四经穴的深入与扩大，才有数百奇穴的发明。

（二）交经

交经又名通经取穴法，或称六经同名经相通取穴法，即太阴通太阴，阳明通阳明，少阴通少阴，太阳通太阳，厥阴通厥阴，少阳通少阳的三阴三阳相通，实际上就是六经同名经相通。

董师在奇穴方面也常应用通经法。

（三）"经脉病"与董氏奇穴

"是主……所生病"源出于《灵枢经·经脉》，原来用于概括十四经的经络

病,但用来解说奇穴与十四经之关系,并解说奇穴之应用,也十分实用。

1. **手阳明大肠经主"津"所生病** "津"是指向外分泌的液体,包括汗液、涕唾等。张景岳注说:"大肠与肺为表里,肺主气,而津液由于气化,故凡大肠之或泄或秘,皆津液所生之病,而主在大肠也。"董氏奇穴**木穴**能治疗目干、目多泪、鼻干、鼻多涕,皆是大肠主津的应用。

2. **手太阳经主"液"所生病** 《灵枢经·口问》说:"液者,所以灌精濡空窍者也。"耳、目、关节的病症与"液"的不能"灌精濡空窍"有关,也可说是"液竭"所致。

位于小肠经上的几个董氏奇穴,如**眼黄穴**治目黄;**腕顺二**及肠门、肝门皆治肝病(包括眼黄);**心门穴**治疗退化性关节炎,治疗膝盖因滑囊液不足所致之疼痛甚效。

3. **足少阳经主"骨"所生病** 悬钟为髓会,即位于少阳经上,悬钟亦能治疗多种骨痛。余常用九里穴(风市)治疗全身骨痛,更常用九里穴治疗颈椎、腰椎骨刺甚效,这都是少阳主骨的应用。

其他足太阳主"筋"所生病;手少阳经主"气"所生病;足阳明胃经主"血"所生病,都能找到奇穴的治例,并加以合理解说。

六、杨维杰脏腑别通针灸与董氏奇穴 (脏腑别通针灸)

维杰个人经过多年探索,找到了董氏奇穴以循经、表里经、同名经不能解决的其他的经络问题,就是脏腑别通。如此,为董氏奇穴异于十四经脉络找到了开门之钥。可以说这是董氏奇穴应用最突出、最广泛及最精华的部分,虽然在董师书中从未提及这方面的理论,但其应用则时时处处与之相合(图0-4)。

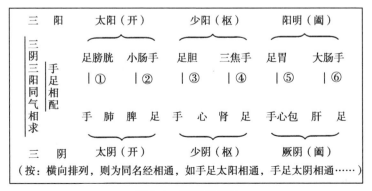

三 阳		太阳(开)		少阳(枢)		阳明(阖)	
三阴三阳同气相求	手足相配	足膀胱 ①	小肠手 ②	足胆 ③	三焦手 ④	足胃 ⑤	大肠手 ⑥
		手 肺	脾 足	手 心	肾 足	手心包	肝 足
三 阴		太阴(开)		少阴(枢)		厥阴(阖)	
(按:横向排列,则为同名经相通,如手足太阳相通,手足太阴相通……)							

图0-4 脏腑别通图

五脏别通首先见于明朝李梴的《医学入门》，引自脏腑穿凿论。清朝唐宗海之《医经精义》有较细的发挥。但他们都并未深入了解其源流，五脏别通应系由六经之开阖枢变化发展而来（开阖枢则又系由《易经》演变而来）。《素问·阴阳离合论》及《灵枢经·根结》皆说"太阳为开，阳明为阖，少阳为枢"，又说"太阴为开，厥阴为阖，少阴为枢"，以三阴三阳同气相求，作手足相配之表如上：

这样就构成了肺与膀胱通，脾与小肠通，心与胆通，肾与三焦通，肝与大肠通。除五脏别通外，胃也应与包络通。从此一原理来探源董氏奇穴之原理及应用，许多疑惑自可不言而解，以此原理发挥应用更能挥洒自如，早在1992年个人重新修订之《董氏奇穴针灸学》，已将此一原理之应用明注于该书各穴位之说明中，现将其中部分用例再提出，当能更了解其应用。

例如：重子、重仙在肺经上，但可治膀胱经之背痛，及肩胛部疼痛。肝门穴在小肠经上，小肠为分水之官，与脾相通，清利湿热之效甚好，所以能治肝炎。还巢穴在三焦经上，因三焦经与肾相通，故透过治理三焦，疏肝补肾能治妇科病、不孕症等。又如火包穴在第二脚趾上透过胃与心包通，治心痛甚效。通关、通山在胃经上治心脏病亦甚效。木穴在大肠经上，但能治肝经之疝气痛，其他如大、中、小浮间皆在大肠经上，都能治疝痛。又五十肩病痛多在肩背小肠经处，针肾关（在脾经上）特效。

十四经穴应用五脏别通之原理取穴，疗效亦非常好。此种方法应用极灵活，例证甚多，疗效极好，在此不再多举。

七、杨维杰针灸手法与董氏奇穴
（董氏奇穴手法）

（一）动气针法

《董氏针灸正经奇穴学》中，提到的针法，仅有"董氏奇穴施针手术简便，仅用'正刺''斜刺''浅刺''深刺''皮下刺'与'留针'各种手法即可达到所期望之治效。不采'弹''摇''捻''摆'等手法，可减轻患者之痛苦，减少晕针的情况，亦不必拘泥于'补''泻'等理论"这样一小段，其他就没有再提及任何手法。

但余随老师学习，见当年老师针后会令病人疼痛处所活动活动，看有无改善，再决定继续捻针或换针。余将此种手法为老师定名为**动气针法**，首刊于1975年版余之著作《针灸经纬》，老师亦甚赞同此名称，遂沿用至今。大陆虽亦有类似手法,但首见于 1988 年《黄河医话》,名之为"运动针法"并自谓首创,实则已晚于董老师甚久矣。近年来大陆及国外对此几种手法研究者不在少数,事实早在 1985 年山西科学技术出版社出版之吕景山先生著作《针灸对穴临床经验集》已经引证本人著作及动气针法。

董师认为人体有自然抗能,并有相对平衡点,所以常采用"交经巨刺"以远处穴道疏导配以动气针法,疗效惊人。尤其对于疼痛性病证,往往能立即止痛,例如三叉神经痛,董师针健侧侧三里、侧下三里两穴,并令患者咬牙或动颚,可立即止痛;坐骨神经痛,针健侧灵骨、大白两穴,并令患者腰腿活动,亦可立即止痛。虽说奇穴有奇用,但是动气针法的功效也是不可忽视的。动气针法不只限于奇穴有效,更适合于十四经穴,不但适用于止痛,用于内科,亦有著效。

余将动气针法之具体操作,规格化如下:

1. 先决定针刺穴道。

2. 进针后有酸麻胀等感觉时,即为得气现象,然后一面捻针,一面令患者患部稍微活动,病痛便可立即减轻,表示针穴与患处之气已经相引,达到疏导及平衡作用,可停止捻针,视情况留针或出针。

3. 如病程较久,可留针稍久,中间必须捻针数次以行气,可令病患再活动患部引气。

4. 如病在胸腹部,不能活动,可用按摩或深呼吸,使针与患处之气相引,疏导病邪。例如治胸闷胸痛,针内关,然后令患者深呼吸,可立刻舒畅。

动气针法简单实用,且在不明虚实症状前亦可使用。但必须能使病痛部位自由活动或易于按摩,因此必须在远隔穴位施针。依个人经验,仅就五输原络,俞募郄会等特定穴位,灵活运用即可,值得推广应用。

(二)倒马针法

倒马针法在老师之书中未见,仅有"回马针"之说法,但老师平常在双针或三针并用时,常说什么什么穴用"倒马针",我在 1975 年的著作《针灸经纬》中正式以"倒马针法"称之,当时老师尚未去世,老师颇表赞同,之后即确定此一名称。倒马针法系董师所创用之一种特殊针法,系利用两针或三针并列之方式,加强疗效的一种特殊针法。奇穴与十四经穴均可利用此一针法,此一针法亦常与动气针法结合使用,疗效显著。

余将倒马针法之具体操作,规格化如下:

1. 先在某一穴位施针(如内关)。

2. 然后取同经邻近穴位再刺一针(如间使或大陵),这样就形成了所谓的倒马针。

3. 在倒马针的基础下可用补泻法,也可用动气针法与之配合,加强疗效。

这种邻近两针同时并列的针法,较之散列的多针的效果,是来得较大而确实的,在内关取穴施针之效果如果等于一分,加取间使穴使成并列之倒马针,则其效果并不只是二分的增加,而可能是三分或五分,究其原因,可能是有互助合作,一鼓作气的强化作用。

全身有很多的地方都可使用倒马针以增强疗效,如内庭、陷谷合用对肠胃病有很大效用,针内关、间使治心脏病有特效;支沟、外关治胁痛、小腿痛、坐骨神经痛;手三里、曲池治头晕、鼻炎、肩臂痛、腰膝痛;其他如合谷、三间倒马针,复溜、太溪倒马,申脉、金门之倒马等,不胜枚举,可以推广使用。

倒马针法两针或三针并列,实亦寓有全息的意味,若三针并列,则也还有上针治上、中针治中、下针治下的意义,两针并列,则有上针治上部、下针治下部的意义。

(三)牵引针法

"牵引针法"系余个人在多年的临床经验中,根据动气针法的基础,于1972年研创之针法。

牵引针法的作用在疏导平衡并用,取对侧远处另一端之穴位与同侧远处另一端之穴位形成相互牵引的形态,仍然不取近处穴位,使其可以"动引其气",痛点在两穴中央,两穴相引,必然通过痛点,由于"通则不痛",立即可以抑制疼痛而达到治病之目的。效果之佳,较动气针法尤有过之,而无不及。

牵引针法具体操作是:

1. 先在健侧远程选取穴位作为治疗针。

2. 再在患侧另一端选取一穴作为牵引针。

3. 然后在两端同时捻针,使两针互相感应。

4. 令病人痛点稍微活动或按摩后,再稍微捻针,痛可立止。也有许多病人,当在两端穴位施针时,未用手法即已止痛,这就是两穴相互感应的关系(可以说穴位也有牵引的作用)。

5. 收效后按情况决定出针或留针。留针时,中间需定时捻针以催气。

例如左肘痛,可在右侧风市刺一针,再在左侧灵骨刺一针,可立止肘痛;又如右肩痛,可在左肾关取穴,再针右侧中渚,可以立止肩痛。再如左腿弯痛,可取右侧后溪(或腕顺一),再取左侧束骨,可立止腿弯痛。这种针法施用简单,效果良好,而且有利于奇穴与十四经穴之结合。

一般而言,牵引之疏导穴,以取患侧同经之荥输穴为主,所谓"荥输治外经"。尤其是痛症,多以"输"穴为主,所谓"输主体重节痛"。例如肩痛除在对侧远处施针治疗外,如属阳明部位,则取同侧三间穴牵引;如属侧肩痛(少阳部位),则在中渚牵引;如后肩痛(太阳部位),则在后溪牵引。其他各种疼痛,均可以此类推。总之,**以患者健侧远程为治疗穴,患侧肢端输穴为牵引穴**,以上都是很好的实例,也正符合了《内经》"上有病而下取之(远取以疏导),左有病而右取之(对取以平衡)"的理论。

也有一种特效针牵引,例如承浆穴可以治疗落枕,重子、重仙穴也可以治落枕,用重子、重仙时加上承浆作牵引,又当治疗针,这种用法治疗颈椎病及落枕的效果非常好。其实这就是特效针牵引。又如膝痛,自古以行间或太冲为特效针,我以对侧内关治膝痛,常以同侧太冲做牵引,效果极佳,痊愈甚快。

根据互引互治理论,许多穴位是牵引针,也是治疗针,是治疗针,也是牵引针,这样的穴位在应用时治疗效果尤其好。

如果双侧同病,例如双膝痛,可针双内关,再针双太冲,捻左侧内关穴针,活动右膝,捻右侧内关针,活动左膝,其作用仍然是对侧交互影响的。

有时牵引针也不必绝对针在肢端远处,例如脸面部的病都可用迎香作牵引,因迎香为大肠经之终点,胃经之起点,大肠经及胃经循行整个脸面,脸面的病如青春痘、脂溢性皮炎、鼻炎等都可用迎香作为牵引针(也是治疗针),极为有效。这种例子不多,可以说是牵引针法的一种变化。

牵引针法应用时,一针在上,一针在下,实寓有"交济"之意,由于上下相通,作用更强;又由于一针在健侧,一针在患侧远程,也含有交叉取穴、平衡疏导之意,而且不论是治疗针或牵引针,皆有治疗作用,也可以说是"双重治疗",基于这些原因,疗效当然很好。

牵引针法,也可以与倒马针法合用,效果亦佳,例如左侧太阳经走向之坐骨神经痛,可针右侧奇穴大白、灵骨,再针左侧束骨一针。灵骨、太白相互构成倒马,但它们与束骨却形成牵引。

八、杨维杰刺络针法与董氏奇穴 (刺血针法)

运用三棱针放血治病,可谓董师之拿手绝活,余从董师学习多年,随侍老师之侧,常见董师应用三棱针治疗,数年大病往往豁然而愈,剧烈疼痛亦可止于顷刻,其效果真是令人难以思议。董师刺血用穴之范围不受古书所限,除一般医师常用膝腘、肘窝、耳背等部位,董师善用爱用并有发明外,至于前臂、下腿、脚踝、脚背、肩峰等几乎无处不能放血，尤其是腰背部位，董师更是以之灵活运用治疗全身病变。董师之刺络针法最大特点在于取穴多半远离患处，正合乎古法正统之"泻络远针"，效果卓著而确实，反观时下点刺放血多取"阿是"或邻近穴位，效果未必突出，与董师相较，益见董师针术之高超。

然董氏奇穴刺血穴位散在《董氏正经奇穴》书中，没有刺法及原理。个人对奇穴之刺血，经过系统整理，再加以发展，形成独特的系统刺血法。整理叙理并根据对经典的研究，及融合自己应用十四经穴及其他奇穴之刺血经验，建立了奇穴之系统刺血思维，发挥建构了一套完整的奇穴刺血学，深入论述了络刺工具、刺血的取穴特点及方式、作用功能、部位选择、适应范围、施针准备事项、出血量、治疗间隔、施针注意事项，应用禁忌、不良后果、常见疾病之刺血治疗、常用部位及适应证等。并创研了点刺、钻刺、散刺、挑刺、锉刺等刺血方法，疼痛少而出血快、疗效高。从原理、手法、系统治疗，皆有完整之建构及解说，并补充及发挥了一些穴道的用法主治，使董氏奇穴之刺血成为一门系统刺血学。治病种类益广，疗效益高。详细的内容可参见维杰著作之《董氏奇穴治疗学》及《董氏奇穴原理解构》。

九、杨维杰易理针灸与董氏奇穴 （易卦与河洛针灸）

不论十四经穴或董氏奇穴皆能以易理活用及发挥，除前述的太极、阴阳、三才、五行之外，还包括了卦象河洛的应用。

董氏奇穴有些穴位的命名，可以从卦象思路中找到答案，例如手掌部之土水穴及面部水金穴即是以卦象命名的。为何取名土水穴，一方面是从其功能作用来考虑，更重要的是该穴位位于手掌艮卦、坎卦之间，艮卦属土，坎卦属水，因此本穴名之为土水穴，本穴位于肺经，因此实为土金水穴。

有些穴位的应用也与卦象有关，例如手掌的腕顺一穴言明"女人用之效更大，"这是什么意思呢？只有从卦象思路找答案，因为本穴所在部位正当坤卦及兑卦之间，两卦皆为阴卦，坤主老女，兑主少女。而女人之小指对于肾亏之诊断有一定意义，因此本穴用于女人效果更大。

董氏奇穴也有几个穴命名及作用与《河洛》的成数思路有关，就以二角明及六完穴来看。二角明穴的"二"，二者火也，地二生火，天七成之。"角"者木音也，穴位在中指井（属木）荥穴（属火）之间，即木火穴之间，穴性亦含木火，为了与木火穴区别，乃有此木火通明之名。至于六完穴亦与河图数有关。

易理卦象用以诠解一一、二二部位穴位之作用极为实用。可以快速理解董氏奇穴之一一部位何以每个指头阴阳两面皆有穴位,对于作用也能明确快速掌握。董老师之掌诊与易理卦象密切相关,借易理卦象能正确把握掌诊,用于诊断。

(以上各项皆可参见杨维杰著作《董氏奇穴原理解构》,有详细完整之解说)

写在前面

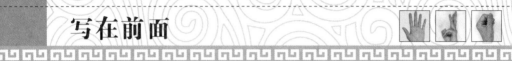

——去芜存菁谈学习董氏奇穴

继承任何学问都要去芜存菁,不是全盘接受,学习董氏奇穴也是如此,保留最好的部分,去掉芜杂的部分。所谓董氏奇穴芜杂的部分就是"解剖"的部分。为什么说"解剖"是董氏奇穴的芜杂部分,可以去除呢? 这里提出几点明确理由,大家就不难明白。

一、从《董氏针灸正经奇穴学》原书来看

1. **解剖定义不清。现代解剖与中医脏腑混淆**:《董氏针灸正经奇穴学》书中把一些脏腑与神经的名词放在解剖,现代解剖与中医脏腑相混,很显然可以看出很多穴位的解剖与主治并不相合。

2. **古人根本无神经一词**,显然非董氏先祖之原本内容。与奇穴历史反成矛盾。

3. **神经应是一条线,而不应是一个点**。在董师书中有很多连续及邻近的穴位,神经竟然不一样,同一个手指同一指节,上一穴是某某神经,下一穴却是另一种神经,上下穴位的神经毫无关联,神经是以点出现而不是相连的线,非常突兀。

4. **解剖与作用岂能混为一谈**。有人认为解剖即是作用之义。然而解剖与作用一词,不论字形与词义皆差异极大,不可能将解剖误植为作用,若将其强认为作用,在许多地方都说不通。

5. **有些穴根本没有列出解剖,重要性可议**。例如制污穴及止涎穴,老师原书没有写出作用解剖,根据制污穴治皮肤病,则解剖与作用应与肺相关。又如止涎穴

主治小孩流口水,则解剖与作用应与肺或脾有关。从这点来看,没有解剖及作用也不影响应用,那么解剖与作用就不必然绝对要有,当然也就不是重要的了。

6. 董师书中解剖雷同太多,无法从解剖中对应功用,对临床无指导性,反易让人迷茫迷失。 如董氏奇穴中解剖为"六腑神经"的穴位,一共有 49 个,这些穴位在手上、臂上、脚上、腿上、头上、背上、腹部都有,这些穴的解剖都是"六腑神经",但治的病都不一样,而且所治之病差别甚大。

二、从实际情况来看

1. 董师平时与学生从不谈穴位解剖及作用。 只谈穴位主治,也从不谈什么反射区,可见老师对这个部分亦认为根本不重要。

2. 老师要学生抄书,但"解剖"则不必抄。 当年随老师学习,老师要我们把他的《董氏针灸正经奇穴学》重抄一遍,加深学习记忆,但却没有叫我们抄写"解剖"的部分,所以在我们几位师兄弟的笔记中,都没有"解剖"这项。想到此,真是感念老师的厚爱,没有走冤枉路。事隔四十余年,看着自己及师兄弟发黄的笔记真迹,其他俱全,唯独没有解剖,更印证了"解剖"可以去之的事实。当年老师原书之助编袁国本师兄亦表示此一部分并无意义,入室弟子钟政哲亦有访谈录音。

三、小　　结

1. 董师书中解剖笼统不明确。

2. 有些穴根本没有列出解剖,解剖并不具重要性。

3. 古人根本无神经一词,放入董氏奇穴书中,反而有些突兀。

4. 董师原书解剖雷同太多,无法从解剖中对应功用,对临床无绝对指导性,反易让人迷茫迷失。

5. 当年学习奇穴,老师要我们照书重抄穴位及主治,却要省去解剖部分,因此学习董氏奇穴应该去芜存菁,可以去除混乱芜杂的"解剖",以免浪费了学习的时间。

为了避免学者学习的混淆,本书去掉了原书的"解剖",其他则一字不改,保留列于诠解之前。

(后记:由于未受原书"解剖"的干扰与混淆,才能在正确的学习及研究道路上前进,发挥董氏奇穴,并发展建构了许多理论,使董氏奇穴更实用,更容易学习及深入,以至于本人一再受到世界十余国的邀请讲授董氏奇穴,带动了董氏奇穴在世界的流行。)

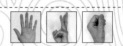

第一章

一一部位（手指穴位）

总　论

　　1973 年版董老师著作之《董氏针灸正经奇穴学》原书，关于穴位的取穴，写的比较简单，以至于一些人看了仍然不会取穴，把一个好东西白白空置了许多年，1979 年维杰出版了第一本诠释董氏奇穴的《董氏奇穴发挥》，创造性地发明发展了几种取穴方法，并对一些穴位有了较明确的说明，董氏奇穴易找易用，走出了发展的第一步。维杰取穴方法对于董氏奇穴取穴的便利性与准确性，有几项重大而实用的创举，方便寻找穴位，便于应用，第一点即是：一一部位分线及比例分点取穴法。

一、一一穴位分线及比例分点，新定位取穴法
（杨维杰 1973 年首创）

　　此处之"一一部位"即指《董氏针灸正经奇穴学》原书手指部位，不论阴掌（掌心）及阳掌（掌背）皆属之，《董氏针灸正经奇穴学》一一部位原载廿八个穴名，其中有些穴道，又由好几个穴位组成，因此总计有五十二个穴点之多，董师（或说董氏先祖）能在手指上研究发现这些穴道确属不易。

　　这些穴道，皆有其独特疗效，但是仅在手指，董老师原书部位即有五十二个穴点之多，着实令一般人及初学者，不易寻找正确穴位，而且原书所写穴位位置

所用之语汇,一般人亦很难理解,因此不容易找到正确穴位。维杰经多年临床,经实际印证之探索,找出了董老师原书一一部位穴位分布之规律,并将其规格化、公式化,定名为一一穴位分线及比例分点新定位取穴法,简称"**分线分点新取穴法**",经董老师首肯同意此种寻穴法,维杰于1973年授课时开始以此法定位,已经四十多年矣,学习者无不认为此法简单而正确。以下即就个人创研之几个分点找穴方法介绍于后,方便找寻应用。

1. **阴掌五线** 阴掌指三阴经所经之掌心而言,靠大指侧(桡侧)称为"外侧",靠小指侧(尺侧)称为"内侧",以下不论阴阳掌皆如此称之,试以中央线为C线,外侧(近大指侧)黑白肉际为A线,A与C之中央线为B线,内侧(近小指侧)黑白肉际,为E线,E与C之中央线为D线,了解此五线之分布位置,对于寻找董老师阴掌手指原书一一或二二部位之穴位,关系甚为重要(图1-1)。

2. **阳掌三线** 手指阳掌,董老师原书部位之奇穴分布较阴掌简单,仅呈三线分列,即**外侧**(近小指之骨侧,简称小侧,或称尺侧),**内侧**(近大指之掌侧,简称大侧,或称桡侧)及**中央**,内外两侧均贴靠骨缘下针,中央则刺以皮下针(图1-2)。

3. **四项分点** 依穴道之位置,不论阴阳掌,其分布不外下列四项:

(1)一穴(二分点法):在两指纹间仅有一穴者,概以中点(即1/2处)取穴(如中间穴)。

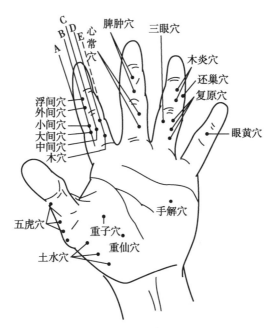

图1-1 董氏奇穴指掌部位综览图(掌心)

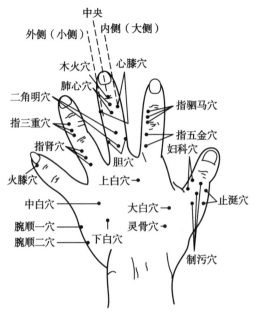

图 1-2　董氏奇穴指掌部位综览图（掌背）

（2）二穴（三分点法）：两指纹间若有二穴，则以两指节间距离之 1/3 处各取一穴（如木穴，有少数例外，如大间、小间）。

（3）三穴（四分点法）：两指节间若有三穴，则先就两指纹之中点取穴，再以此中点穴距两边之中点各取一穴（整体而言，即两指间之四分之一处各取一穴）。

（4）五穴（六分点法）：连续五穴之穴位不多，仅有"五虎穴"，然"五虎穴"应用之机会则甚多，取穴法便很重要，取穴时先取上指纹，再取**下指纹前之骨头前缘，两者**之中点为五虎三穴，次就五虎三穴距上下纹各 1/3 处取一穴计五穴（整体而言，即于其间画分六等份，每隔六分之一各取一穴）。按：再次强调，五虎穴取穴并非在二纹之间，而是在上指纹与**下指纹前之骨头前缘为准，**已如前述，取穴宜特别注意。

以上为维杰研创之董氏奇穴原书手指部位寻穴规律，是寻找董老师原书一一部位穴道之主要原则，若能熟记上项原则，那么寻找董老师原书手指部位的穴道，非但不会困难，而且是极为容易的。

二、"杨维杰太极思路"对董氏奇穴手掌手指之穴位的定位

余于 1986 年起以自创之"太极**全息定位**思路"分析及定位董氏奇穴，首讲

于全美针灸学会,1990年正式发表。利用此一思路,可以合理顺利解说董氏奇穴一一部位应用之原理并加以发挥。详细内容写于余之著作《董氏奇穴原理解构》之中,也可参见前面"董氏奇穴之原理及针法"之"太极全息定位"。这里简单提要,方便帮助及指导一一、二二部位之应用。

（一）大太极（肘膝太极）

大太极,即手足各以活动中点（即活动中枢）之肘膝为太极（肘为手臂之太极,膝为腿之太极）,对应于人身整体之太极肚脐及命门,因有顺对及逆对,故又有正象及倒象之分,可分为4种主要的对应。

1. 手躯顺对法　将上肢自然下垂与躯干呈顺向并列对置（可称为**手正象**）,则有如下对应:即肩对应头,上臂对应胸（或背）脘;肘对应脐（腰）;前臂对应下腹（腰骶）;手对应阴部。

临床应用手指上之董氏奇穴**大间、小间、外间、浮间、中间等五穴治疝气及尿道、前列腺病变**,即系利用手对应阴部之原理。

2. **手躯逆对**　将上肢与躯干呈逆向并列（可称为**手倒象**）,可有下列对应关系:即**手对应头（腕对应颈）**,前臂对应胸（背）脘,肘对应脐腰,上臂对应下腹（或腰骶）,肩对应阴部。

例如用手掌手指诸穴治疗头面五官病,都与此一原理有关。

3. **手足顺对**　将上肢与下肢顺向并列,以肘对应膝为中心对应,可有下列对应:即肩对髋、上臂对大腿、肘对膝、前臂对小腿、**手对应脚**。例如手上穴位常用来治脚,如**五虎穴**治脚趾痛及灵骨穴治疗脚跟痛等。

4. **手足逆对**　将上肢与下肢呈逆向排列,可有如下对应:即肩对应足、上臂对应小腿、肘对应膝、前臂对应大腿、**手对应髋**。如手上之灵骨、腕顺、中白等穴可治疗坐骨神经痛等。

（二）中太极（腕踝太极）

中太极系以腕踝为太极（中心点）,其上至于手指脚趾,其下至于前臂及小腿中段。即系以腕踝仍然对应于肚脐腰部,也有顺对及逆对（表4、表5）。

表4　中太极（腕踝太极）全息对应顺对表

对应部位	头	胸脘（背）	脐	下腹（腰）	阴部
手	指	掌	腕	前臂前段	前臂中段
足	趾	跗	踝	小腿下段	小腿中段

表 5　中太极（腕踝太极）全息对应逆对表

对应部位	头	胸脘（背）	脐	下腹（腰）	阴部
手	前臂中段	前臂前段	腕	掌	指
足	小腿中段	小腿下段	踝	跗	趾

这里我们也可以看到，即**指趾可治头及阴部**。例如**大小间**治疗尿道病；木穴治疗眼病；大白治疗头痛；又三穴治疗耳病；土水治疗胃病；手解治疗心胸病；腕顺二治疗腰脐病等。

（三）小太极（手、足、面太极）

整个手掌、面部都可算是一个太极，从三间至后溪穴作一连线，为腰脐线，位于这条线上的穴位皆能治疗腰痛，大白、腕顺皆治腰痛（图 1-3）。正象则此区域以上至指缝间为心胸胃脘部，主上焦；指缝至指尖间治五官病；指尖治疗头部及神志病；此区域（腰脐线）以下至掌根间为小腹少腹部，掌根为阴部。如木穴、三叉三皆治五官病；少府、劳宫治胃病，掌根治子宫病，坐骨神经痛等。

同样手掌也有倒象（图 1-4），掌根为头部，腰脐线以下至掌根间为心胸胃脘部；腰脐线以上至指缝间为小腹部，指缝至指尖间治少腹部；指尖治阴部病。例如五间穴治疝气、尿道炎、前列腺炎；掌根大陵穴治疗口腔炎、口臭；重子、重仙治疗颈肩背痛特效等。

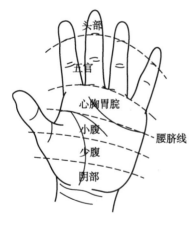

图 1-3　掌太极正象图

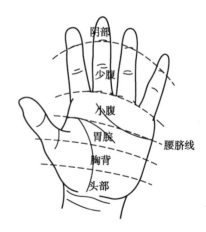

图 1-4　掌太极倒象图

三、"杨维杰阴阳思路"对手掌手指之穴位的定位

（一）穴位表里与阴阳

十二经脉中，每条经脉都有与它互为表里的经脉，其具体表里关系为"足阳明太阴为表里，少阳厥阴为表里，太阳少阴为表里。是谓足之阴阳也。手阳明太阴为表里，少阳厥阴为表里，太阳少阴为表里，是谓手之阴阳也。"盖人身五脏六腑，脏为阴，腑为阳，脏气行于内为里，腑气达于皮为表。

表里经取穴法在十四经应用很多，在董氏奇穴应用亦多，仅举一一部位几个穴为例：如食指上之**小间穴**能治属肺的支气管炎、吐黄痰、支气管扩张。**指驷马穴**能治皮肤病，这都是大肠与肺相表里的应用。又如小指小肠经上的**火膝穴**能治痰迷心窍之精神病，是心与小肠互为表里的应用。

（二）穴位功能与阴阳

董氏奇穴手掌部位每一手指阴阳两面都有穴位，与十四经之分部不同，我个人据阴阳分析，这主要是与功能有关，例如肺经和大肠经有着阴阳的关系，所以病症上也密切相关，所谓喉痹即扁桃体炎，衄即鼻出血，皆系肺部气管上的病，皆可以肺经主之，但在阳明大肠经中亦有多穴可治（如商阳点刺），可以知道这些病多是属于阳病的。

所以位于**食指阳面**的指五金、指驷马能治疗在上的病（皮肤病）及阳腑大肠的病，在**食指阴面**的五间（大小外浮中间）穴治疗脏腑别通在下的肝脏的病变。

中指在**阳面**的几个穴（木火、肺心、心膝、二角明、胆穴）**治疗外在**的头颈腰腿病。**中指阴面**的心常穴治心脏；脾肿穴治脾脏等**内脏病**。

其余穴位之阴阳排列皆与功能有关。董氏奇穴在五指之阴面与阳面皆有穴位，其他几个手指阴面与阳面穴位的主治及作用，皆是依功能划分。

四、"杨维杰三焦思路"对手掌手指之穴位的定位

每个局部不但有纵三焦的微太极，也有横三焦的微太极，多年来我在讲座及学校授课早就有过讲授，例如大白至灵骨是一个微太极，有三焦，两穴深针又透过掌部之上中下焦，疗效更大、更广，这个在我的相关书籍都有介绍。手掌有三焦的观念，早在1978年《杨维杰中医诊所学报》第一期颜戊邨中医师写的《杨氏

掌诊学》(34~35页)里就有叙述,也是我更早期发现小节穴的由来。

可以说,几乎每个地方都如此,大指有微太极纵三焦,例如五虎穴、土水穴都可以按排列分为三焦主治。也有横三焦,如拇指第一节阳面的三个穴:止涎穴在桡侧骨旁治上焦之多涎,制污穴在中间偏于脾主肉,妇科穴在尺部骨侧治下焦。但这种排列最主要还是按开阖枢来的,止涎穴与脾(太阴)有关,属阴开,五虎穴与脾主四肢有关,紧临止涎旁边,妇科与膀胱经(太阳)有关,主阳开,在偏小指侧,制污与脾(主肉)、肺(主皮)有关,就介于两者之间,或说与中焦脾胃有关,所以在中间。其他手指亦如此。还有食指之五间穴,大小外浮间治疗偏下焦;木穴偏于上焦;中间穴则介于中焦。

五、"杨维杰八卦思路"诠释掌指董氏奇穴分布

余个人对手掌主治作用,运用八卦思路,可以对董氏奇穴掌指穴位的分布及作用,做出合理的诠释。一般是以后天八卦为用,但先天八卦有时也要参考,如**大指的穴位与艮卦脾胃有关**,所以大指上的穴位除考虑本经经过外,多半与脾胃有一定关联,如奇穴五虎穴治疗四肢痛系基于脾主四肢,制污穴治疗肉不收口,与脾主肌肉有关,止涎穴治疗小儿流口水,土水穴治疗胃病等。**食指的穴位除与大肠经有关之外,与巽卦肝胆有关**,如大间、小间、外间、浮间、木穴等穴的作用皆与木病、风病或肝病有关。中指的穴位与离卦心脏及乾卦督脉有关,如中指阴面心常穴主治心脏病,阳面穴位胆穴、心膝主治与心有关,二角明、肺心、木火治疗与督脉及头有关病等。再把脏腑别通加进去,就可绝大部分解决董氏奇穴的主治来由,也能发挥治疗更多疾病(图1-5、图1-6)。

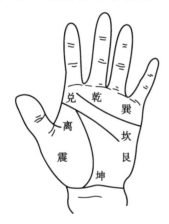

图 1-5 先天八卦图

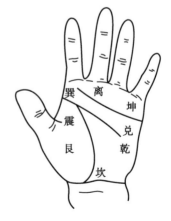

图 1-6 后天八卦图

六、维杰对手掌手指穴位编次之调整
——取穴记穴更为方便

《董氏针灸正经奇穴学》原书编次略显杂乱。从**食指阴掌**治疗疝气的大间、小间、浮间、外间、中间起，**接下来是无名指**治妇科病的的还巢穴。然后是**食指背**（掌背）的指驷马、指千金，然后**从中指背**的心膝穴、木火穴、肺心穴、二角明穴、胆穴，**无名指背**的指三重穴、指肾穴，到**小指背**的火膝穴止。然后从**食指阴掌**的木穴开始，然后是**中指阴面**的脾肿穴、心常穴，**无名指阴面**的木炎穴、三验穴、复原穴，然后到**小指阴面**的眼黄穴止。最后是**大指**的几个穴，从小侧往大侧排列：如妇科、止涎、制污、五虎穴等。

这里分为四个次序面：

1. 从**食指**阴掌治疗疝气的大间、小间、浮间、外间、中间起，接下来是治妇科病的**无名指**的还巢穴。

2. 跳回**食指**阳掌背（掌背）的指驷马、指千金起，然后是中指、无名指，到**小指**的火膝穴止。

3. 接着跳到**食指**阴掌的木穴开始，然后是中指、无名指，然后到小指的眼黄穴止。第3部分全部是阴掌穴。

4. 最后是**大指**的几个穴，从小侧往大侧排列：如妇科、止涎、制污、五虎穴等。

老师当时这样安排有一个比较简单的理由：

1. 从食指阴掌治疗疝气的大间、小间、浮间、外间、中间起，接下来是治妇科病的无名指的还巢穴。针刺深度可由一分至二分半或三分。

2. 然后从食指阳掌背（掌背）的指驷马、指千金起，然后是中指、无名指，到小指的火膝穴止。然后从食指阴掌的木穴开始，然后是中指、无名指，然后到小指的眼黄穴止。这些穴一般都是针深半分。

3. 最后是大指的几个穴，从小指侧往大指侧排列：如妇科、止涎、五虎穴等。针深都是二分。

这种编排颇难记忆，其实针刺深度不是那么死板，老师本亦欲于再版时重新调整，可惜未待二版，老师即已过世。在余1979年出版之《董氏奇穴学发挥》已尊师意做了调整。按照手掌太极圆周顺序，仍然自食指阴掌之大间起，但后续则接着食指其他穴位，接着中指、无名指、小指，阴掌排完，然后阳掌，接着小指、无名指、中指、食指、大指，恰好环掌一周，也就是本书的编次，这样较有次序，极为便利于寻找及记忆穴位。

七、手掌手指穴位位置之调整

余经数十年临床,发现有些奇穴穴位或前后移动位置,或改为贴筋贴骨后,效果作用更大,文中仍保留老师原来穴位位置之叙述,另起一行"维杰新××穴"叙述新位置及新作用。

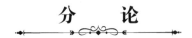

分 论

以下根据董老师 1973 年版《董氏针灸正经奇穴学》之原文,以【董师原文】先列于前,此为老师唯一原著,一字不改。再将【诠解发挥】列于后段,此为维杰解说及创建发挥部分,以下皆同。

由于董氏奇穴原书之"解剖",系老师顺应潮流而设,但出书时间仓促,其间错误及矛盾甚多,而且不太完全,并略显混乱,老师原准备于再版时去掉或大幅修改。当年老师原书之助编——袁国本师兄亦表示此一部分并无意义。为了避免读者学习的混淆,本书去掉了此一部分。

一一部位总图见图 1-7。

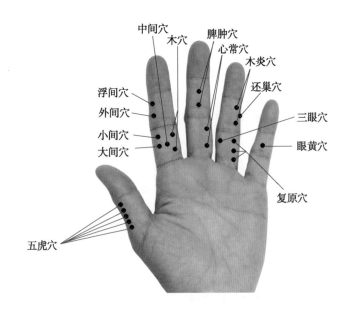

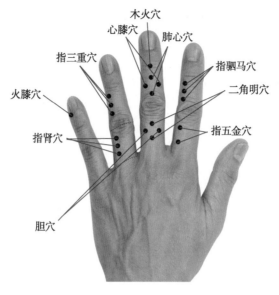

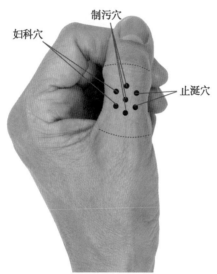

图 1-7 一一部位总图

❀ 大间穴（图 1-8）

【董师原文】

部位:食指第一节正中央偏向大指外开三分。

主治:心脏病、膝盖痛、小肠气、疝气（尤具特效）、眼角痛、睾丸坠痛。

取穴：平卧或正坐、手心向上、取食指第一节中央偏向大指三分是穴。

手术：针一分至二分治心脏病变，针二至三分治小肠病、疝气及膝痛。左病取右、右病取左。

注意：禁忌双手取穴。

【诠解发挥】

穴名阐释：大间显然系从大肠经二间穴而来，本穴位置近于大肠经之二间，前穴谓之大间，后穴谓之小间。

定位及取穴：本穴位于食指阴掌第一节B线，在食指第一节之正中央，与中间穴平行。针入一分至三分。

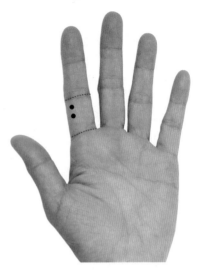

图1-8　大间穴、小间穴

现代解剖：肌肉：有屈指深浅肌腱。血管：在食指桡侧指掌关节前方，有来自桡动脉的指背及掌侧动、静脉。神经：布有桡神经的指背侧固有神经，桡神经的指掌侧固有神经。

维杰新用：睾丸坠痛、睾丸炎、腮腺炎、对侧手指麻木、前列腺炎。（按：此乃维杰自己研究之补充发挥）

解说及发挥：

1. 原书说位于食指第一节正中央偏向大指外开三分，不易准确寻找穴位。为求寻找方便特将一一部位以特别方法定位，所谓之：①阴掌五线；②阳掌三线；③四项分点，已如前述。食指阴面第一节原有三穴，因下面之穴位不用，剩下上面两穴，取穴仍按四分点法，大间穴在中间，小间在两指纹间之上四分之一。

2. 食指属大肠经，透过**大肠与肝通**，本穴能治肝经之病变，如疝气、睾丸坠痛等。

3. **位置当井荥之间**，基于太极对应之**手躯顺对法**，治小肠气、疝气、睾丸坠痛甚效。

4. 透过太极对应之**手躯逆对**能治眼角痛（大太极对应之手躯逆对，荥输穴对应五官，荥穴善治五官病。大肠经之二间穴、三间穴能治眼痛，其理相近）。

5. 本穴透过大肠与肝通，与脚上行间穴对应，治疗膝盖痛与心脏病，为同样道理。行间穴素为治疗膝盖痛与心脏病效穴。

6. 在原主治基础上，余个人补充了睾丸炎及腮腺炎。这其实仍是透过大肠与肝通，达到治疗目的的。另能治对侧手指麻木。

7."手术"之针一二分治心脏病变,针二三分治小肠病疝气及膝痛,这里举示取穴之"进针浅治较近较浅,进针深治较远较深"(可参看余著之《董氏奇穴原理解构》手法章节),其他的董氏奇穴也都有着这样的含义与内容,十四经穴亦同此理,详见前述原理学部分。

8."注意"说"禁忌双手取穴",原意在尽量少取穴,减轻进针痛楚,一般可采用以左治右,以右治左,两边皆病,男左女右为主。

小间穴（图1-8）

【董师原文】

部位:食指第一节外上方,距大间穴高二分。

主治:支气管炎、吐黄痰、胸部发闷、心跳、膝盖痛、小肠气、疝气、眼角痛、肠炎。

取穴:平卧、手心向上、取食指第一节外上方,距大间穴上二分是穴。

手术:五分针,针一分至二分治心肺病变,二分至二点五分治小肠气、疝气、膝痛。

注意:禁忌双手取穴。

【诠解发挥】

穴名阐释:大间、小间显然系从大肠经二间、三间而来,本穴位置在大间之后,故谓之小间。

定位及取穴:本穴位于阴掌食指第一节B线,取穴采用四分点法,即以两指节距离之上1/4处取一穴。食指阴面第一节原有三穴,因下面之穴位不用,剩下上面两穴,取穴仍按四分点法,大间穴在中间,小间在两指纹间之上四分之一。

现代解剖:肌肉:有屈指深浅肌腱。血管:在食指桡侧指掌关节前方,有来自桡动脉的指背及掌侧动、静脉。神经:布有桡神经的指背侧固有神经,桡神经的指掌侧固有神经。

维杰新用:肠炎、睪丸坠痛、前列腺炎。

解说及发挥:

1. 大肠与肺表里,故能治支气管炎、吐黄痰、胸部发闷,还能治支气管扩张。本穴在阴掌,位置当荥穴位置,作用与肺经荥穴鱼际类同,能清肺热,治疗支气管炎、吐黄痰、胸部发闷等甚效。

2. 透过"大肠与肝通",能治小肠气、疝气、眼角痛,睪丸坠痛、前列腺炎。其对应运用关系同大间穴。

3. 本穴能治心悸(董师之心跳系指心悸)。本穴还能治膝盖痛,理同大间穴。

4. 本穴针浅治心肺病,针深治较远病,小肠气、疝气、膝痛等。以下各穴皆针浅治近治浅,针深治较远,可类推。

5. 治疗补充:本穴在食指大肠经边,属大肠经流域所经,故能治肠炎。

外间穴(图1-9)

【董师原文】

部位:食指第二节正中央线外开二分,距第三节横纹六分六。

主治:疝气、尿道炎、小肠气、牙痛、胃痛。

取穴:当食指第二节正中央线外开二分,距第三节横纹六分六是穴。

手术:五分针,针二分至二点五分。

注意:禁忌双手同时取穴。

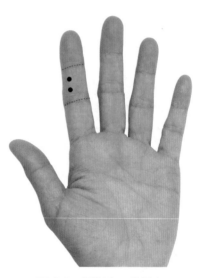

图1-9 浮间穴、外间穴

【诠解发挥】

穴名阐释:本穴亦系从二间而来,大间之后谓之小间。小间之后为外间,外间为五间穴之较外,故称之外间。

定位及取穴:浮间、外间两穴均在阴掌(掌心)食指第二节之B线,取穴采用三分点法,下穴为外间,上穴为浮间。

现代解剖:肌肉:有屈指深浅肌腱。血管:在食指桡侧指掌关节前方,有来自桡动脉的指背及掌侧动、静脉。神经:布有桡神经的指背侧固有神经,桡神经的指掌侧固有神经。

维杰新用:前列腺炎。

解说及发挥:

1. 治疗疝气、尿道炎、小肠气。系透过肝与大肠通及"手躯顺对"而发挥的。本穴比大间、小间更接近井穴,开窍作用较前两穴为强,故能治尿道炎。

2. 治牙痛与胃痛,系透过本经主治及手足阳明通而作用的。治牙痛亦有手躯逆对之意。

浮间穴（图1-9）

【董师原文】

部位: 食指第二节中央外开二分。

主治: 疝气、尿道炎、小肠气、牙痛、胃痛。

取穴: 食指第二节正中央线外开二分,距第三节横纹三分三处是穴。

手术: 五分针,针二分至二点五分。

注意: 禁忌双手同时取穴。

【诠解发挥】

穴名阐释: 浮间穴名阐释与大间、小间有关,因位置较高有上浮之义,故谓之浮间。

定位及取穴: 本穴位于阴掌食指第二节之 B 线,取穴采用三分点法,在两指纹距离之上三分之一为穴。

现代解剖: 肌肉:有屈指深浅肌腱。血管:在食指桡侧指掌关节前方,有来自桡动脉的指背及掌侧动、静脉。神经:布有桡神经的指背侧固有神经,桡神经的指掌侧固有神经。

维杰新用: 前列腺炎。

解说及发挥:

1. 透过肝与大肠通及手躯顺对,可以治疗疝气、尿道炎、小肠气。

2. 透过本经(大肠经)主治及手足阳明经相通,能治牙痛与胃痛。

3. 本穴比大间、小间更接近井穴,开窍作用较前两穴为强,故治疗尿道炎甚佳。

4. 所谓禁忌双手取穴,原意在尽量少取穴,减轻进针痛楚,一般可采用以左治右,以右治左,两边皆病,男左女右为主。据经验,本穴双手取穴并无大碍。

中间穴（图1-10）

【董师原文】

部位: 食指第一节正中央。

主治: 心悸、胸部发闷、膝盖痛、头晕、眼昏、疝气。

取穴: 当食指第二节正中央是穴。

手术: 五分针,针深一分至二分治心胸头眼病,针二分半治疝气及膝痛。

运用: 治疝气成方——外间、大间、小间、中间四穴同时用针为主治疝气之特效针。

注意:禁忌两手同时取穴。

【诠解发挥】

穴名阐释:本穴亦系从二间而来,本穴在食指第一节正中央,故称之中间。

定位及取穴:中间穴位于阴掌食指第一节正中央,即 C 线之中点。

现代解剖:肌肉:有屈指深浅肌腱。血管:在食指桡侧指掌关节前方,有来自桡动脉的指背及掌侧动、静脉。神经:布有桡神经的指背侧固有神经,桡神经的指掌侧固有神经。

维杰新用:治疗前列腺炎。

按:以上诸穴目前用治前列腺炎甚多,较治疝气机会为多。

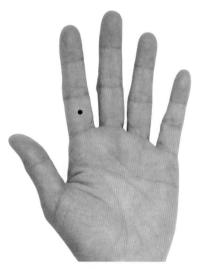

图 1-10 中间穴

解说及发挥:

1. 上述之大间、小间、外间、浮间、中间等穴均忌双手取穴,一般而言,单手取穴,以男左女右为准则。治疗疝气以偏坠之对侧为主。

2. 上述诸穴为治疝之特效穴。若能配合三棱针在内踝及内踝周围点刺放血,效果更佳。

3. 依据太极对应针法第四种之"手躯顺对法"之手指与阴部相对,董师以五个"间"穴治疗疝气,具有一定的道理。此五穴均在食指上,与大肠经有关,透过"肝与大肠通"之理论,治疗疝气当然有效。再从经络循行部位来看:足厥阴肝经"循阴股,入毛中,环阴器,抵少腹";足厥阴络脉"其别者循经上睾,结于茎",足厥阴经脉"循阴股,结于阴器,络诸筋",因此,肝经与阴器关系非常密切,肝经出现病变也可以影响阴器功能,甚而出现小便失调。(**按:**肝经之大敦穴为治疗疝气第一特效针)

4. 透过"大肠与肝通"及"手躯逆对"能治头晕眼昏。

5. 肝经之行间治膝痛特效。"大肠与肝通",此穴治膝痛亦系与行间相通互应之理。

6. 此穴能治疗"心悸、胸部发闷、膝盖痛、头晕、眼昏、疝气",悉为肝经荥穴行间穴所能治之。行间穴为荥穴,本穴亦当荥穴位置,透过"大肠与肝通",可谓有取代作用。

7. 本穴再次强调针浅治近,针深治远。针深一二分治头面心胸病,针深二分半治疝气及膝痛。

8. 虽然董老师说治疝气成方："外间、大间、小间、中间四穴同时用针为主治疝气之特效针"。但余之经验,几个间穴不必全用,可以每次选两三穴并用,临床再以大敦穴或太冲穴配伍牵引,效果尤佳尤速,如此不必在内踝周围点刺刺血亦甚效。

比较：

1. 五个"间"穴位在食指阴面,董师以阴面穴治疗肝经病;而指五金、指驷马位于食指的阳面,以阳面治肺经病。此与经络及卦象有关。

2. 五个"间"穴位在井荥之间,仍不失开窍去寒之义,然并非井穴,其对应在窍之稍上,故可治疝或尿道炎。

木穴（图1-11）

【董师原文】

部位：在掌面食指之内侧。计有二穴点。

主治：肝火旺、脾气躁。

取穴：当掌面食指之内侧,距中央线二分之直线上,上穴距第二节横纹三分三,下穴距第二节横纹六分六,共二穴。

手术：针深二分至三分。

【诠解发挥】

穴名阐释：本穴取名木穴,功能及主治皆与肝或风有关,肝及风皆属于木,且本穴处于后天八卦巽卦之处,巽卦五行属木。

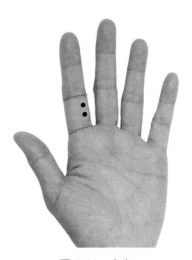

图1-11　木穴

定位及取穴：本穴位于阴掌食指第一节D线,计有二穴,取穴采用三分点法,维杰经验一般只取下穴即可。

现代解剖：血管：指掌侧固有动、静脉形成之血管网。神经：正中神经之分支指掌侧固有神经。肌肉：屈指浅肌及屈指深肌肌腱、蚓状肌骨间肌。

维杰新用：手掌皲裂特效、手汗、鼻塞、眼发干、眼流泪、流鼻涕、止汗、出汗、感冒、手皮发硬、手皮肤病、鹅掌风。

解说及发挥：

董师书中仅列"肝火旺、脾气躁",显系根据作用于肝而来,此穴在食指上,食指为大肠经所经,透过大肠与肝经通,穴在食指第一节约当荥穴水平,故能清肝火、治脾气躁。此穴之主治与手掌八卦巽部亦有关。大间、小间、外间、浮间、中间皆系巽卦之影响所及,但基本上仍然应**以脏腑别通肝经**为主。本穴具有清利头目,开窍疏肝的作用,位在食指上,为大肠经区域,又透过"肝与大肠通"之关系治疗多种疾病。

1. 本穴为掌面常用穴道之一,对于**眼睛发干**、**眼易流泪**等有效,一系与大肠与肝"脏腑别通",肝开窍于眼睛有关。二系太极对应之本穴对应于五官,大肠经循行至鼻,所以也治**鼻窍病**。

2. 本穴治**手汗**等有效,**感冒**亦有疗效。大肠经属金,与肺表里,且本穴为荥穴水平,荥穴善治外感病,止汗机制与肺经荥穴鱼际穴类同。

3. 本穴治疗手皮发硬、手掌皲裂、手皮肤病尤具特效。本穴属大肠经,与肺表里,肺主皮肤,大肠阳明多气多血,治皮肤亦佳。余以此穴治愈数十例"富贵手"(易干裂),平均三四次即愈。

4. 本穴治疗鼻病甚效。治鼻涕多,不论清涕浓涕皆有效,一则大肠经循鼻而过,一则大肠与肝脏腑别通,肝经走鼻之内部(颃颡),故本穴治疗鼻病甚佳,能通鼻塞,止鼻涕。治感冒流涕可止于顷刻。因穴位属巽卦属风,"木"主风之故,本穴治感冒流涕可止于顷刻。

5. **特殊手法**:木穴虽有两穴,但余之经验仅取下穴即可。本穴治手皮肤病及手掌皲裂,以患侧为主。治其他各病则以对侧为主。

6. 本穴对外感风邪所致之皮肤瘙痒亦有著效。

7. 总之,本穴具有清利头目,开窍疏肝的作用,原理:

(1)位在食指上,系透过"肝与大肠通"之关系治疗多种疾病。

(2)其治鼻病,一系经络作用,通过大肠经所过及与肺相表里,而且位处先天兑卦位置主肺;故治手皮肤病及皮肤瘙痒有效。

(3)一则脏腑别通,大肠经与肝通,与疏肝亦有关,位处后天巽卦位置亦主肝。

8. 案例:余曾治一严重手足干燥翻裂出血之妇人,已在数家医院治疗三月无效,手不能触物,足不能着地,经其子背负而来,仅在尺泽及委中三棱针点刺,二次即皮肤收口而愈,见者无不称叹刺血之妙。至于治一般手掌干裂,仅针木穴,轻者两三次即愈,重者亦仅数次即愈。

引申:

1. 从上述食指之五穴看来,**皆与木有关**,印证了**肝与大肠通**的理论。其能治心脏,一系太极相对应于足之行间太冲位置,能治心脏病,一则在食指之阴面,相当于阴经荥穴火穴与心亦相应,抑或为补木生火之故。

2. **木穴之所以治疗鼻眼病**,究其原因,从经络看:综观大肠经各穴的主治症,从它的循行,可以知道多见效于鼻、齿、咽喉等病症(大白治疗鼻眼病,都是此一道理)。

3. 本穴**为什么能治感冒**? 本穴在大肠经,与肺经相表里,肺与外感有关,这与荥穴有关,大肠经之二间及肺经之鱼际皆属荥穴,《灵枢经·邪气脏腑病形》篇曾说:"荥输治外经,合治内府。"一系指荥输部位较浅,所以用治各经所过的体表及经脉病,其次是与荥输的五行属性有关,盖阴经之荥穴属火,阳经之荥穴属水,水火与寒热有关,亦即是与外感有关,而善治外感病。

4. 本穴**为什么能治疗流鼻涕、眼泪及鼻干、眼干**? 这就要从《灵枢经·经脉》所说:**手阳明大肠经主"津"**所生病(小肠主液所生病)来理解。"津"是指向外分泌的液体,包括汗液、涕唾等。而"液"则主要停留于内部骨节、脑髓、孔窍等处,起润滑及滋养作用。

《灵枢经·经脉》所述手阳明大肠经主"津"所生病,所述病症有齿痛、颈肿、目黄、口干、衄衄、喉痹等,其涉及部位为口齿、鼻、眼、咽喉,这些都是手阳明经循行所过,皆为"津"所敷布之处。本穴所治之眼睛发干、眼易流泪、手汗、鼻涕多、手皮干硬皲裂,皆与外流之津有关。

5. 木穴**原主治仅有肝火旺、脾气躁**,虽说后来董老师对本穴做了一些补充,但事实在此之前,余已经用此穴治疗这些疾病,这是**怎样发挥发展本穴主治**的呢? 这里略加举述,其他各穴亦可参考发挥应用。

首先要:①尊重原文定病**抓主证**;②其次是定病**抓病机**;③然后是**明经络**:一个穴位所在要从本经所在,表里经,手足同名经,脏腑别通经多方面思考;④**知部位**:这个可从**体应与对应**思考,先看在筋在骨在脉,在筋能治筋,在骨能治骨······再看在哪一**节段**,在上能治上,在下能治下;⑤**识五行**:该穴位之命名与五行之关系,该穴与附近十四经穴位之五行关系。掌握了这些关系,一个穴的应用就可发挥得最大最多。

这个次序应用时也未必要如此死板,可以前后灵活变化,或先定病位再定病机病证,也可先定病机再定病证。

根据上述原则可将木穴进行下述之发挥:

(1)**定病**:定病即指董氏奇穴中的某穴针对某一特定的、具体的疾病有特殊疗效,或可谓之专病专穴。基本上每一穴位对于主治所列之病证皆有治疗效果,应该做最低掌握。木穴主治肝火旺、脾气躁,也就是肝脾不和,可见本穴有疏肝理脾、清利头目、开窍疏肝的作用。

(2)**定位**:这也可以从两点来看。

1)**明经络脏腑**:所谓"不知脏腑经络,开口动手便错"。经络、脏腑是治病用穴首先要考虑的,在针灸治疗中,经络尤重于脏腑,由于经络与脏腑相连,因此常一起并提。这方面首先考虑某穴位在某一经络,它即能治疗该经及所属该脏腑之病变。其次考虑与该经相表里之经络,再其次考虑与其手足同名相通之经络,然后再看与哪一经别通。例如该穴属于大肠经,当然能治疗大肠经及大肠腑之病变;大肠与肺表里,当然能治疗肺经的病变,例如木穴治疗手皮肤皲裂便是透过表里经脉关系发挥的;大肠手阳明经与足阳明胃经为同名经相通,也能治疗胃经病;大肠经透过与肝经通,也能治疗肝经病。余个人深入研究发现,董师虽未提过脏腑别通,但奇穴特殊之处确实是运用脏腑别通理论相合之处甚多,效果既奇又高。例如在背部三金治疗膝痛,其实就是透过脏腑别通包络与胃通而发挥作用的。木穴位于食指,系属大肠经穴,与肺经表里,与胃经手足同名经,与肝经脏腑别通。透过"肝与大肠通"之关系治疗多种疾病;其治鼻病甚效,一系经络作用(大肠经至鼻外窍,肝经上循颃颡走鼻内窍),一则与疏肝亦有关。其治眼病——眼干、眼多泪也与肝经循行有关。通过大肠与肺表里,故治手皮肤病及皮肤瘙痒甚效。

2)知部位所在:木穴在食指井穴与荥穴之间,下穴与荥穴接近同一水平,试看荥穴多能治哪些病,这个从五输穴与空间对应来思考,**井穴对应于:**①头顶;②阴窍;③心下。也就能治疗这些部位的病变,因而善治神志病、阴窍病、心下满。**荥穴对应于:**①五官面目鼻喉(详见余2006年之著作《董氏奇穴讲座治疗学》谈太极全息与对应一章,或余2017年之著作《董氏奇穴原理解构》,以下皆同);②外经。也就能治疗这些部位的病变,从而善治外感病、五官病。**腧穴对应于:**①五官;②身体关节;③半表半里(少阳阳明合病或兼病),也就是说能治疗这些部位的病变,董氏奇穴之大白治头痛、面痛、肩痛、坐骨神经痛;中白治偏头痛、肩痛、腰痛;火主穴治鼻病、喉痛、膝痛;门金穴治头痛、鼻塞等,都与此有关。其他经穴能治疗发音有关之器官及部位,主要是肺及喉舌口齿。也就能治疗这些部位的病变。合穴对应于脏腑。也就是说能治疗脏腑的病变;除此之外,善治肠胃有关消化之病;瘀血之病。

(3)定性:①识五行:名之为木,与风相应能治风,本穴对外感风邪所致之感冒及皮肤瘙痒亦有著效;治感冒流涕可止于顷刻,亦系因"木"主风之故。②辨穴性五行:此外,也要注意穴位所在与附近十四经穴位之五行关系。例如木火穴在木穴与火穴之间,故称木火。灵骨在合谷(属木)与阳溪(属火)穴之间,即在木火穴之间,有木火之性,因此也能治疗中风后遗之证,为治疗半身不遂之要穴。又如肾关治疗多尿即是透过五行关系,穴近阴陵泉属土水,善治土水两虚之病,能补土制水,且土主收涩(脾也主闭藏),肾亦主闭藏而发挥作用的。

(4)**其他**:所谓一穴一太极;一穴一阴阳;一穴一三才;一穴一五行;一穴一八卦;知悉太极对应,三才节段,五行属性当然最为重要。若能再了解穴位八卦,则对于穴位的解说及发挥,则将更为灵活。木穴位置所在之卦位,先天卦为兑卦,属阴金,应肺;后天卦为巽,属阴木,应肝,如此对于此穴之应用,也就能解说得更明白清楚了(参见本章前之手掌卦位图)。

特别注按:原书编次从木穴以下接着是还巢穴,这是一种错位的编排。老师本亦欲于再版时重新调整。可惜未待二版,老师即已过世,在余1979年出版之董氏奇穴学已尊师意做了调整。按照圆周顺序,先阴掌,从食指、中指、无名指、小指,然后阳掌,接着小指、无名指、中指、食指到大拇指结束。也就是本书的编次。

脾肿穴(图1-12)

【董师原文】

部位:在掌面中指第二节中央线。

主治:脾肿大、脾炎、脾硬化。

取穴:当掌面中指第二节中央在线,距第三节横纹三分三一穴,六分六一穴,共二穴。

手术:针深一分至二分。

【诠解发挥】

穴名阐释:取名脾肿穴,主要是本穴能治脾肿大。

定位及取穴:脾肿穴位于阴掌中指第二节C线,计有二穴,取穴采用三分点法。

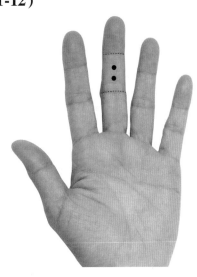

图1-12 脾肿穴

现代解剖:血管:有指掌侧固有动、静脉所形成的动、静脉网。神经:为正中神经之指掌侧固有神经分布处。

维杰新用:呃逆。

解说及发挥:

1. 本穴治脾肿大、脾炎、脾硬化皆为脾病。因本穴在中指荥穴位置区域:①五行属火,有补火生土之效;②中指为心包经穴位,心包与胃通。但其效不若上三黄、三重、木斗、木留等穴。

2. 本穴配通关、通山治消化不良腹胀,意取其补火生土。

3. 本穴尚能治**呃逆**甚效,盖"胃与胞络别通"也。

4. 本穴在中指阴面治疗脾病。

心常穴(图1-13)

【董师原文】

部位:在掌面中指第一节之中线外开二分处。

主治:心跳、心脏病、心脏性之风湿病。

取穴:当掌面中指第二节之中线向小指侧外开二分,距第二节横纹三分三一穴,六分六一穴,共二穴。

手术:针深一分至二分。

【诠解发挥】

穴名阐释:本穴能治心悸、心脏病,使心悸正常,故称心常。

定位及取穴:心常穴位于阴掌中指第一节 D 线,计有二穴,取穴采用三分点法。

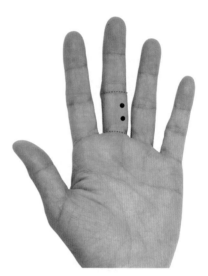

图1-13 心常穴

现代解剖:血管:有指掌侧固有动、静脉所形成的动、静脉网。神经:为正中神经之指掌侧固有神经分布处。

维杰新用:心律不齐、心跳过速、心脏扩大、心跳过慢。

解说及发挥:

1. 本穴顾名思义,有治疗心悸及心律不齐之功。能治心跳过速、心脏扩大、心跳过慢亦有疗效。曾于上课时治一学员,每日中午至下午心跳太快,必须午睡,至四点方能来上课至六点,经针其心常穴后,即能不需午休而能来上课至六点课程结束。

2. 本穴在心包经上,位置邻近心包经之荥穴,为火中火,治心脏病当然有效。

3. 对于心脏扩大,可在背部心脏附近穴位,如三金等穴点刺出血后再针此,有良效。

4. 此穴当火经之火穴位置,为真五行之真火穴。真五行即指金中真金,土中真土,火中真火……也就是指各经的本穴而言,这些穴位治疗的范围虽较其他四种同气相求的疗效来得单纯,但效果则加倍,治疗本经之病尤为有效。

三眼穴(图1-14)

【董师原文】

部位:在掌面无名指之内侧。

主治:补针,功同足三里穴。

取穴:当掌面无名指中央线之内开二分,距第二节横纹二分处是穴。

手术:针深二分至三分。

【诠解发挥】

穴名阐释:本穴功同足三里,取穴也是在1/3处,故以三名之。眼者,穴眼也,与穴同意。

定位及取穴:三眼穴位于阴掌无名指 B 线,此穴虽仅一穴,但不采二分点取穴,不取中点,反取无名指第一节 B 在线1/3处。

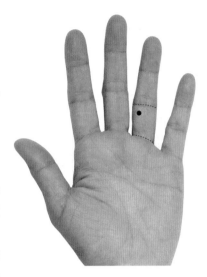

图1-14　三眼穴

现代解剖:血管:指掌侧固有动、静脉形成之血管网。神经:正中神经之分支指掌侧固有神经。肌肉:屈指浅肌及屈指深肌肌腱、蚓状肌骨间肌。

解说及发挥:

虽曰"补针,功同足三里",但在"指"上以其肌肉较薄,气血较手三里、足三里皆较少,补虚效果虽有但略逊。

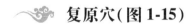

复原穴(图1-15)

【董师原文】

部位:在掌面无名指之中线外开二分处。

主治:消骨头胀大。

取穴:当掌面无名指之中央线外开二分直线之中点一穴,其上三分一穴,其下三分一穴,共三穴。

手术:针深半分。

【诠解发挥】

穴名阐释:"复原"者,使已肿之骨胀大复原也,此处之消骨头胀大,系指"指关节胀大"。

定位及取穴：复原穴位于阴掌无名指第一节 D 线，计有三穴，采用四分点法取穴。针深二分至三分。

现代解剖：血管：有指掌侧固有动、静脉所形成之血管网。神经：尺神经之分支指掌侧固有神经。肌肉：屈指浅肌及屈指深肌、蚓状肌、骨间肌之肌腱。

解说及发挥：

1. 本穴在无名指三焦经上，透过"三焦与肾通"，能治骨病（**肾主骨也**）。

2. "复原"者，使已肿之骨胀大复原也，此处之消骨头胀大，系指"指关节胀大"，此穴配五虎穴，治疗类风湿关节炎之指关节骨头胀

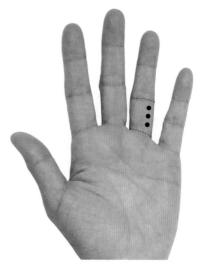

图 1-15　复原穴

大初期有效。余之经验，刺本穴必须针入抵于骨，所谓"以骨治骨"，疗效较佳，此即余研创之"体应针法"，个人四十年来以此针法应用董氏奇穴于临床，疗效绝佳。

引申："以骨治骨"相当于古法之刺骨法，《素问·刺齐论》说："刺骨无伤筋。"此一刺法之要则有二：一是进针抵骨，此法相当于《内经》之"输刺法"。《灵枢经·官针》说："输刺者，直入直出，深内之至骨，以取骨痹。"二是贴骨进针，此法相当于《内经》之"短刺"，《灵枢经·官针》说："短刺者，刺骨痹，稍摇而深之，致针骨所，以上下摩骨也。"这是从董氏奇穴灵骨穴贴骨进针治疗坐骨神经痛所得之启示，余将董氏奇穴之甚多穴位做了调整，调整后贴骨之穴位甚多，进针抵骨之穴位也不少，这个在后面将以"杨维杰调整穴位"标明。清代周孔四先生在《周氏经络大全》说："凡病在内而上下行者，经脉也；左右行者，络气也。其为穴也，经行至此而为之凝，故穴必附于骨。"近代研究有"骨膜传导"之说，骨膜富含神经及血管，针刺抵骨或贴骨，透过骨膜传导，治疗一些骨关节的疾病，效果甚佳。例如，除了灵骨穴贴骨治坐骨神经痛特效（配大白贴骨更佳）外，人中、后溪、束骨均能治疗腰颈骨刺，配风市穴抵骨更佳。灵骨贴骨治疗脚跟骨刺甚效，加取束骨穴贴骨牵引更佳。曲池穴贴骨（余将此定名为曲后穴）进针治肱骨外上髁炎（网球肘）；太冲贴骨治手脚痛，尤其是治疗膝痛更有效。

木炎穴（图 1-16）

【董师原文】

部位：在掌面无名指第二节中央外开二分处。

主治：肝炎、肝肿大、肝硬化。

取穴：在掌面无名指第二节中央线外开二分，距第三节横纹三分三一穴，六分六一穴，共二穴。

手术：针深半分。

【诠解发挥】

穴名阐释：木为肝，炎指其病。本穴能治肝火炎上之病，故称为木炎。

定位及取穴：木炎穴位于阴掌无名指第二节 D 线，计二穴，取穴采用三分点法。针深二分至三分。

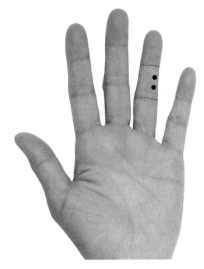

图1-16 木炎穴

现代解剖：血管：有指掌侧固有动、静脉所形成之血管网。神经：尺神经之分支指掌侧固有神经。肌肉：屈指浅肌及屈指深肌、蚓状肌，骨间肌之肌腱。

维杰新用：口苦，易怒、烦躁、胁痛、失眠。

解说及发挥：

1. 本穴在少阳经，其下部掌面先天卦为巽卦，为阴木，主肝木，可诊断及治疗肝病。故治肝炎、肝肿大、肝硬化。本穴名阐释为木炎，顾名思义能治肝火旺之病。

2. 本穴名阐释为木炎，穴在荥穴位置，故能清火，清肝火，顾名思义能治肝火旺之病，如口苦，易怒、烦躁之病。有丹栀逍遥散之意味。《伤寒论》少阳病之提纲："少阳之为病，口苦，咽干，目眩。"本穴相当于少阳经荥穴位置，主少阳病，其实所主者系少阳之火病。

3. 本穴能疏肝清火，除治上病外，因本穴在少阳经上，治胁痛有效，亦能治失眠。

4. 此木炎并非肝炎，治肝炎另有其他效穴。

还巢穴（图1-17）

【董师原文】

部位：在无名指中节外侧（靠近小指之侧）正中央。

主治：子宫痛、子宫瘤、子宫炎、月经不调、赤白带下、输卵管不通、子宫不正、小便过多、阴门发肿、安胎。

取穴:当无名指外侧正中央点是穴。

手术:五分针,针深一至三分。

注意:禁忌双手同时取穴。

【诠解发挥】

穴名阐释:还巢原来源于凤还巢,原穴有二,在偏中指侧为凰巢,在偏小指侧者为凤巢,后来老师合为一穴,仅取小指侧者之凤巢,并改名为还巢,一穴而有凤还巢之意,顾名思义为治妇科要穴。

定位及取穴:还巢穴位于阴掌无名指第二节 E 线,仅一穴,取穴采用二分点法,即无名指第二节靠近小指之侧黑白肉际中点。五分针,针二至三分。

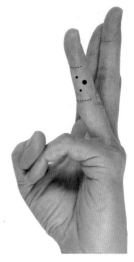

图 1-17 还巢穴

现代解剖:血管:在无名指尺侧,平爪甲根切迹,有指掌侧固有动脉形成的动脉网。神经:布有来自尺神经的指掌侧固有神经。

维杰新用:不孕症。

解说及发挥:

1. 本穴在无名指三焦经上,三焦与肾通,本穴能理三焦补肾。

2. 无名指之经穴皆能作用于肝。主要系无名指其下部掌面先天卦为巽卦,为阴木,主肝木。

3. 本穴因能补肝肾、理三焦、疏肝理气,故治妇科病症甚效。包括子宫痛、子宫瘤、子宫炎、月经不调、赤白带下、输卵管不通、子宫不正、小便过多、阴门发肿、安胎等。

4. 本穴配妇科穴,左右交替(即针左妇科配右还巢;针右妇科则配左还巢),治不孕症有极佳疗效。余以本穴配妇科穴,左右交替应用,治愈不孕症使之怀孕者达数百对之多。由于本穴有安胎作用,所以在早期验孕不发达时期,有人不知已怀孕仍续针之而无碍。

5. 此穴在指缝至指尖间,善治少腹部之病;如子宫卵巢等,理同食指穴位治疗睾丸。三焦与肾通,本穴在三焦经,能理三焦补肾。

引申:

1. 无名指四穴,除三眼穴内开(中指侧)治脾胃(后天坤卦属土)外,外开穴位(无名指侧)皆治肝肾(先天巽卦属木)。此与手指之卦象有关。

2. 还巢穴的定位也牵涉到经络,前辈郭家梁 1970 年的《针灸经穴学》中就附录了董氏奇穴凤巢(靠近中指)及凰巢(靠近小指)(在老师更早的讲义中也是这样附录的,只是只有董门学生才能看到),但在1972年董老师出版的《董氏正经奇穴学》中却只提到位于无名指E线的还巢穴。也就是简化去掉了凤巢,保留了凰巢(靠近小指),并改名为还巢,进针用透针法,事实上是一针两穴,效果更强。为什么去掉了凤巢,保留了凰巢(靠近小指),并改名为还巢呢?这就是把本穴定位在三焦经上,主要还在透过三焦与肾脏通,能理三焦补肾而起治疗作用。三焦经起于无名指爪甲靠小指边(关冲穴),沿着无名指靠小指侧进入液门穴,还巢正位于此一经线上,保留凰巢(靠近小指)是合理的,改名还巢有凤还巢之意,更能凸显其治疗妇科的效用。

眼黄穴(图1-18)

【董师原文】

部位:在掌面小指第二节之中央点。

主治:眼发黄。

取穴:当掌面小指第二节之中央点是穴。

手术:针深半分。

【诠解发挥】

穴名阐释:本穴能治眼睛发黄,顾名思义直取眼黄。

定位及取穴:眼黄穴位于阴掌小指第二节C线中央点上。五分针,针一分至二分。

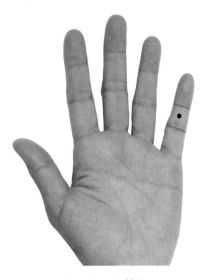

图1-18 眼黄穴

现代解剖:血管:在无名指尺侧,平爪甲根切迹,有指掌侧固有动脉形成的动脉网。**神经:**布有来自尺神经的指掌侧固有神经。

解说及发挥:

1. 本穴在小肠经上,"脾与小肠通",能祛湿,理同腕骨穴之祛黄亦在小肠经上,皆能祛湿。

2. 眼发黄多系脾湿之故,或为黄疸,或为便溏,皆易见眼黄之症。实则系与小肠经有关,本穴在小肠经上,小肠为分水之官,主湿。"脾与小肠通",脾能祛湿,其理与腕骨穴之祛黄同理,腕骨穴为历代治疗黄疸第一要穴(见《通玄指要赋》《玉龙歌》《玉龙赋》),亦在小肠经上,亦能祛湿之故。

3. 本穴配肝门穴可治急性黄疸;配上三黄能治慢性黄疸。

引申:小肠经穴位能袪湿治黄,这与《灵枢经·经脉》所说:**手太阳经主"液"所生病**有关,手太阳经主"液"所生病,所述病症有耳聋,目黄,颊肿,颈、额、肩、臑、肘臂外后廉痛等。《灵枢经·口问》说:"液者,所以灌精濡空窍者也。"耳、目、关节的病症与"液"的不能"灌精濡空窍"有关,也可说是"液竭"所致。病症所涉部位即为手太阳经循行所至。这些并无小肠腑证,因此不能说成主"小肠"所生病,而以主"液"所生病较为合理。"液"怎样与小肠联系呢?张景岳注说:"小肠主泌别清浊,病则水谷不分而流衍无制,是主液所生病也。"张隐庵注说:"小肠为受盛之官,化水谷之精微,故主液所生病。"皆从"腑"立论,但本经并未及于小肠腑病,此解并不合原意。而杨上善编注的《太素》从经脉部位去解释比较能抓住要点:"两大骨相接之处,有谷精汁,补益脑髓,皮肤润泽,谓之为液,手太阳主之。邪气病液,遂循脉生诸病也。"

位于小肠经上的几个董氏奇穴眼黄穴治目黄,腕顺二及肠门、肝门皆治肝病(包括眼黄)。

火膝穴(图1-19)

【董师原文】

部位:在小指甲外侧角后二分。

主治:膝盖痛、关节炎、心脏性之风湿病。**董师增补**:因生病而痰迷心窍之神经痛(两边通用针)。

取穴:当小指甲外侧角之后二分处是穴。

手术:针深半分。

【诠解发挥】

穴名阐释:本穴在火经(小肠经)上,能治膝盖病,故名火膝。

定位及取穴:火膝穴在小肠经上,即少泽穴后一分。五分针,针一分至二分。

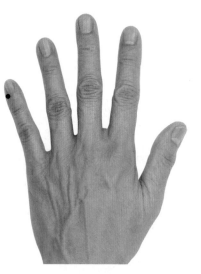

图1-19 火溪穴

现代解剖:血管:在小指尺侧爪甲根切迹,有指掌侧及背侧固有动脉和指背动脉形成的动脉网。神经:布有来自尺神经的指掌侧固有神经及指背侧固有神经。

维杰新用:肩臂不举。

解说及发挥：

1. 井主神志,此为井穴。心主神志,小肠与心相表里,本穴在小肠井穴附近,双重治疗。此穴是董老师少用之井穴之一。亦具开窍作用,本穴董师用治痰迷心窍之精神病有效。奇经之督脉与小肠亦相关,因此本穴治疗神志作用极好。(生气所致之疼痛亦有效)

2. 本穴治肩臂不举,手太阳经疼痛者有殊效。("小肠与脾通",祛湿甚佳。小肠经穴位治肩臂病有效)

3. 本穴用治变形性膝关节炎亦极有效。小肠经穴位能祛湿,又手太阳经主"液"所生病,变形性膝关节炎多与风湿及滑囊液不足有关,故本穴能治之。此外,日本的泽田健用小肠俞治疗膝痛,认为关节炎是小肠热引起,亦可做参考。

指肾穴（图 1-20）

【董师原文】

部位:在无名指背第一节之外侧。

主治:口干、肾亏、心脏衰弱、背痛。

取穴:当无名指第一节中央线外开二分之中点一穴,其上三分一穴,其下三分一穴,共三穴。

手术:针深半分。

运用:治背痛宜三针同下。

【诠解发挥】

穴名阐释:本穴为手指治疗肾病穴位,称之为指肾穴。

定位及取穴:指肾穴位于阳掌无名指第

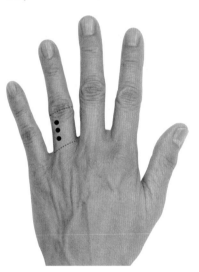

图 1-20 指肾穴

一节小侧,计有三穴,取穴采用四分点法。五分针,针一分至二分。

现代解剖:血管:在无名指尺侧,平爪甲根切迹,有指掌侧及背侧固有动脉形成的动脉网。神经:布有来自桡神经及尺神经的指背侧固有神经。

解说及发挥：

1. 本穴透过"三焦与肾通",能治口干、肾亏病有效。口干者,肾主液也。其实回归经络,本穴在无名指,属少阳经,在经络与少阳有关,少阳病之提纲病即有口干。

2. 本穴董师亦用治背阔肌(膏肓穴附近)疼痛。

3. 本穴与大腿部位之通肾穴主治多类同,唯效果略小。通肾穴亦为治疗肾病要穴。

指三重穴（图 1-21）

【董师原文】

部位:在无名指中节之外侧。

主治:驱风、脸面神经麻痹、乳肿大、肌肉萎缩。

取穴:当无名指中节中央线外开二分之中点一穴,其上三分一穴,其下三分一穴,共三穴。

手术:针深半分。

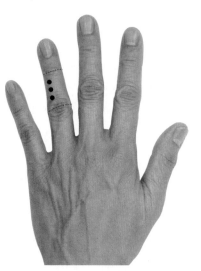

图 1-21 指三重穴

【诠解发挥】

穴名阐释:本穴功同小腿部位之三重穴,因在手指上,称之为指三重。

定位及取穴:指三重位于阳掌无名指背第二节小侧,计有三穴,取穴采用四分点法。五分针,针一分至二分。

现代解剖:血管:在无名指尺侧,平爪甲根切迹,有指掌侧及背侧固有动脉形成的动脉网。神经:布有来自桡神经及尺神经的指背侧固有神经。

维杰新用:偏头痛、头顶痛、后项痛。

解说及发挥:

1. 本穴功同小腿部位之三重穴,效果稍小。

2. 足三重亦与少阳经有关。本穴在无名指,属少阳经,经络亦与少阳有关,三焦与肾通,又作用于肾。

3. 本穴治偏头痛有显效。亦能治头顶痛及后项痛。治偏头痛与少阳有关,治后项痛则与手少阳经经别之"指天,别于巅"有关。

胆穴（图 1-22）

【董师原文】

部位:在中指第一节两侧中点。

主治:心惊、小儿夜哭。

取穴:当中指第一节两侧之中点,共二穴。

手术:以三棱针扎出血。

【诠解发挥】

穴名阐释:董师认为此穴能治胆虚心惊及小儿夜哭,故名之为胆穴。

定位及取穴:胆穴位于阳掌中指第一节大侧、小侧中点各一穴,取穴仍采用二分点法。五分针,针一分至二分。

现代解剖:血管:指掌侧及背侧固有动脉形成之血管网。神经:桡神经与正中神经之分支指背侧固有神经。肌肉:蚓状肌,骨间肌。

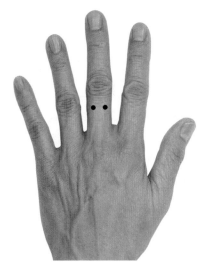

图 1-22 胆穴

维杰新用:治膝痛极效。

解说及发挥:

1. 胆穴治疗小儿夜哭、心惊甚效。

2. 本穴位于中指心包经上,治疗膝痛极特效(胃与包络通,治膝之理同内关)。

3. 心包经之穴位皆有安神强心作用,心包与胃通,胃不和则卧不安,故治上病。

4. 胆虚易不眠,透过心与胆通,尚能治疗胆虚之小儿夜哭及心惊。

5. 董师在手术中说:"以三棱针扎出血。"实则以毫针针之即有效,常见老师以毫针治疗诸病。

引申:本穴主治之病小儿夜哭、心惊,有认为与胆有关,其意亦通。实系肝气之病,心包与肝,手足厥阴经同名经相通,故能治之。

心包与肝同名经相通,故亦善治膝痛,盖膝为筋之腑,古人治膝痛之穴以太冲、行间为主,阳陵泉亦治之,皆与筋有关。包络与胃通,胃经通过膝眼,治膝亦同内关。

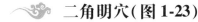

二角明穴(图 1-23)

【董师原文】

部位:在中指背第一节中央线。

主治:闪腰岔气、肾痛、眉酸骨痛、鼻骨痛。

取穴：当中指背第一节中央线，距第二节横纹三分三一穴，六分六一穴，共二穴。

手术：横针皮下半分。

【诠解发挥】

穴名阐释：二者火也，地二生火，天七成之。角者木音也，穴在中指井（属木）荥穴（属火）之间，即木火穴之间，穴性亦含木火，为了与木火穴区别，乃有此木火通明之名。

定位及取穴：二角明位于阳掌中指第一节中央在线，计有二穴，取穴采用三分点法。以五分针，皮下针从桡骨侧缘向外小指方向横刺。

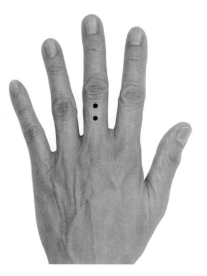

图 1-23 二角明穴

现代解剖：血管：指掌侧及背侧固有动脉形成之血管网。肌肉：伸指总肌。神经：桡、正中神经之背侧固有神经。

维杰新用：腰脊痛、眼压高。

解说及发挥：

1. 本穴治疗腰痛、闪腰岔气。眉棱骨痛、鼻骨痛（含前额痛），效果显著，针刺时向外沿皮刺。

2. 中指对应督脉及人之中央，故治腰脊痛。在中指微太极中，中冲穴对应头顶；木火穴对应风府穴；肺心穴对应肺心（及上段脊椎）；二角明穴对应腰脊。所以二角明穴治疗腰椎痛尤效。

3. 穴在中指心包经上，中指的穴位与后天离卦心脏，及先天乾卦督脉有关，如心常、脾肿主治心脏病，胆穴、心膝主治亦与心有关，而二角明、肺心、木火治疗则与督脉与头有关病等，故能治闪腰岔气及肾亏腰痛，及面部之眉棱骨痛、鼻骨痛。还能治眼压高。

心膝穴（图 1-24）

【董师原文】

部位：在中指背第二节中央两侧。

主治：膝盖痛、肩胛痛。

取穴：当中指背第二节两侧之中央点共二穴。

手术：针深半分。

【诠解发挥】

穴名阐释：穴在中指，与心包经有关，与离卦心亦有关，常用于治膝痛，故称心膝穴。

定位及取穴：心膝穴位于阳掌中指第二节大侧、小侧之中央各一穴，取穴采用二分点法。五分针，针一分至二分。

现代解剖：血管：指掌侧及背侧固有动脉形成之血管网。神经：桡神经与正中神经之分支指背侧固有神经。肌肉：蚓状肌，骨间肌。

维杰新用：脊柱痛。

解说及发挥：

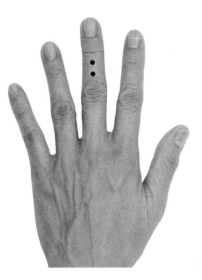

图 1-24　心膝穴

1. 本穴位于中指上，治脊柱痛亦有效，本穴为董师最常用治膝痛之穴。治膝无力及变形性膝关节炎疗效极佳。此亦与中指的穴位与后天离卦心脏，及先天乾卦督脉有关。

2. 本穴在心包经上，包络与胃通，胃经通过膝眼（犊鼻穴），与膝关系最密切，余以内关穴治膝痛特效，道理亦同。

肺心穴（图 1-25）

【董师原文】

部位：在中指背第二节中央线。

主治：脊椎骨疼痛、脖颈痛、小腿胀疼。

取穴：当中指背第二节中央线，距上下横纹三分三各一穴，共二穴

手术：横针皮下半分。

【诠解发挥】

穴名阐释：本穴在中指上，与先天乾卦及后天离卦有关。乾卦代表督脉，也代表肺。后天离卦则代表心，因此称为肺心穴。

定位及取穴：肺心穴位于中指背第二节中央在线，计二穴，取穴采用三分点法。皮

图 1-25　肺心穴

下针从桡骨侧缘向外小指方向横刺。

现代解剖:血管:指掌侧及背侧固有动脉形成之血管网。**肌肉:**伸指总肌。**神经:**桡、正中神经之背侧固有神经。

解说及发挥:

1. 本穴取名肺心,但少用于治疗肺心病,常用于治疗脊椎痛,尤其是腰椎及尾椎,疗效颇佳。

2. 本穴在中指之中节,对应于脊椎,为中央之中央,又与乾卦有关,乾卦代表督脉,故治脖颈痛、脊椎痛及尾椎痛,可说整个脊椎皆为主治范围。

3. 本穴亦能强心,故能治小腿胀痛。

引申:此穴之命名,有人会认为董师之解剖为心脏及肺分支神经,而当然取名之肺心,如此说似过于粗浅,实则深层关系为与卦象乾卦及离卦有关。乾卦代表督脉,也代表肺。后天离卦则代表心,因此称为肺心穴。

木火穴（图1-26）

【董师原文】

部位:在中指背第三节横纹中央。

主治:半身不遂。

取穴:当中指第三节横纹中央点是穴。

手术:横针皮下半分。

注意:第一次限用五分钟,五日后限用三分钟,又五日后限用一分钟。时间及次数均不可多用。

【诠解发挥】

穴名阐释:木火穴是治疗半身不遂的一个要穴,其所以命名为木火,并定位在中指,而不在其他手指上,根据五行思路,其理由如下:本穴在火经(心包经)上,接近井木穴,此为其取名木火道理之一。本穴介于本经之井(属木)穴与荥(属火)穴之间,故属木火。

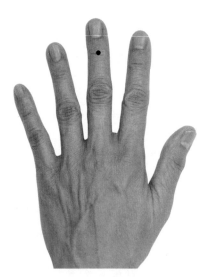

图1-26 木火穴

定位及取穴:当中指第三节横纹中央点是穴,皮下针从桡骨侧缘向外小指方向横刺。

现代解剖:血管:指掌侧及背侧固有动脉形成之血管网。**肌肉:**伸指总肌。

神经:桡、正中神经之背侧固有神经。

维杰新用:四肢寒。

解说及发挥:

1. 本穴接近中冲穴,有强心活血作用,中冲穴为井穴,主治最急之症,善治中风发作之急救。本穴在中冲穴之后,治疗次急之证,治疗中风后遗症对其他各针有加强作用。本穴在中指的微太极中,对应风府穴,单用治中风后下肢无力颇有效,尚能治膝内侧痛及小腿肚酸痛。

2. 中风与风(木)痰(火)关系最密切,阳经皆上至于头,阴经仅肝(木)心(火)两条阴经上行至头,肝风(肝阳上亢——脑出血)与痰火(痰迷心窍——血管栓塞——脑栓塞)为引起中风主因。本穴为木火,治疗与风(木)痰(火)有关。

3. 本穴在火经(心包经)上,接近井木穴,亦为其取名木火之理。或说本穴介于本经之井木穴与荥火穴之间,故属木火,而名之木火穴。

4. 补木火即温阳(同理补金水即养阴)。

5. 穴名木火,有木火之性,有温阳作用,治半身不遂甚效。余治疗半身不遂,皆先在此穴针后,再针灵骨、大白,颇为有效。

6. 穴性:木火能温阳,治四肢寒亦甚效。

引申:

1. 木火穴能治中风后遗症之理由

中风与风(木)痰(火)关系最密切,阴经只有木(肝)火(心)两经上行至头,肝风(木)与痰火(火)为引起中风主因。治疗中风及中风后遗症亦最好从木火经或木火穴着手。

木火穴之命名,一系在火经(心包经)上,接近井木穴,故名之木火。一系本穴介于本经之井(属木)穴与荥(属火)穴之间,故属木火,而名之木火穴。木火穴接近中冲穴,有强心活血作用,治疗中风后遗症对其他各针有加强作用。补木火即温阳,如同补阳还五汤、真武汤之治中风。

本穴在中指的微太极中,对应风府穴,风府自古为治疗下肢无力之要穴。

2. 关于留针时间

木火穴位于井荥之间,较适于治新病,且不宜久留针。第一次限用五分钟,此留针时间与五输穴区位有关。请参看余著《董氏奇穴原理解构》之手法篇详述。

指五金、指千金穴(图1-27)

【董师原文】

部位:食指背第一节中央外开二分直线上。

主治:肠炎、腹痛、鱼刺鲠喉。

取穴:当食指背第一节中央线外开二分直线上,距第二节横纹三分三为指五金穴,六分六为指千金穴。

手术:针深半分。

【诠解发挥】

穴名阐释:指五金、指千金穴的穴义同足五金、足千金,因在手指上,故名之指五金、指千金。

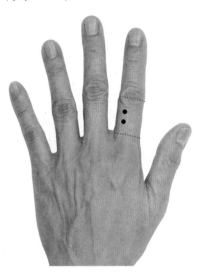

图1-27 指五金、指千金穴

定位及取穴:指五金、指千金位于食指背第一节小侧(尺侧),计二穴,取穴三分点法,下穴为指五金,上穴为指千金。贴骨旁下针,针深二分至三分。

现代解剖:血管:指掌侧及背侧固有动脉形成之血管网。**神经:**桡神经与正中神经之分支指背侧固有神经。**肌肉:**蚓状肌,骨间肌。

维杰新用:胃及十二指肠溃疡。

解说及发挥:

1. 穴在食指大肠经上,大肠与肺相表里,肺、大肠五行属金,故穴名阐释为"金",作用于肺、大肠。治疗肺及大肠病。

2. 肺主喉系,大肠主肠腹,故治:肠炎、腹痛、鱼刺鲠喉。

3. 手阳明大肠与足阳明胃为同名经相通,治胃及十二指肠溃疡亦甚效。

指驷马穴(图1-28)

【董师原文】

部位:食指背第二节外侧,中央线外开二分之直线上。

主治:肋膜炎、肋膜痛、皮肤病、脸面黑斑、鼻炎、耳鸣、耳炎。

取穴:当食指第二节中线外开二分之中点一穴,其上三分一穴,其下三分一穴,共三穴。

手术:针深半分。

【诠解发挥】

穴名阐释:指驷马穴义同足驷马,因在手指上,故名之指驷马。

定位及取穴:指驷马位于食指背第二节小侧(尺侧),计三穴,取穴采用四分点法。贴骨旁下针,针深二分至三分。

现代解剖:血管:指掌侧及背侧固有动脉形成之血管网。神经:桡神经与正中神经之分支指背侧固有神经。肌肉:蚓状肌,骨间肌。

维杰新用:肩痛、退乳回奶。

解说及发挥:

1. 本穴配木穴治疗掌指之皮肤病极特效。

2. 本穴治肩痛效果甚佳。

3. 穴在大肠经上,与肺相表里,肺主皮肤,故治皮肤病。

4. "大肠与肝通",本穴能疏肝,故能治胁痛,亦能治乳病。本穴亦有退乳回奶之功效。

5. 本穴之作用同足驷马,唯功能略小,但取穴方便。

引申:

1. 大肠与肝别通,乳头属肝所主,但这只是作用机制的一方面。从经别来看,手阳明经别"循膺乳",说明经别与乳房有直接联系,这样,以本穴治疗乳病有着"经络所过,主治所及"的意义。

2. 食指阳面与先天卦乾卦有关,乾属金,所以指五金、指千金穴及指驷马穴,治疗之病以肺、大肠为主。

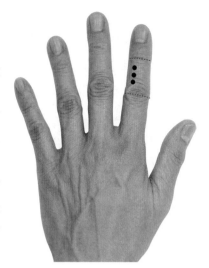

图 1-28 指驷马穴

 妇科穴（图 1-29）

【董师原文】

部位:在大指第一节之外侧。

主治:子宫炎、子宫痛(急、慢性均可)、子宫肌瘤、小腹胀、妇人久年不孕、月经不调、经痛、月经过多或过少。

取穴:当大指背第一节之中央线外开三分,距前横纹三分之一处一穴,距该横纹三分之二处一穴,共二穴。

手术:五分针,针深二分,一用两针。

【诠解发挥】

穴名阐释:本穴专治妇科病,为妇科病首选穴,故称妇科穴。

定位及取穴:妇科穴位于大指背第一节小侧,计二穴,取穴采用三分点法。贴于骨旁下针,针深二分至三分,一次两针齐下,谓之倒马针。

现代解剖:血管:指掌侧及背侧固有动脉形成之血管网。神经:桡神经与正中神经之分支指背侧固有神经。肌肉:蚓状肌,骨间肌。

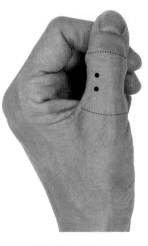

图 1-29 妇科穴

维杰新用:子宫位置不正之屈倾。

解说及发挥:

1. 本穴为妇科常用穴,效果显著。配门金或内庭治经痛极有效。配还巢穴,治疗不孕症疗效极佳。余以此组配穴治疗不孕症之夫妻已有数百对之多。

2. 本穴能调治子宫位置不正之屈倾。此亦治不孕有效之原因。

3. 肺与膀胱通,通于子宫。从临床子宫蓄血之证用桃核承气汤及妇科病用桂枝茯苓丸,此两方皆用桂枝,桂枝为膀胱经药,却能治子宫病,即可证之,重子穴治子宫病亦同此理。

4. 手术:贴于骨旁下针,针深二分至三分,一次两针齐下,谓之倒马针。

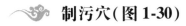

制污穴(图1-30)

【董师原文】

部位:在大指背第一节中央线。

主治:久年恶疮、恶瘤开刀后刀口流水不止,不结口。

取穴:当大指背第一节中央在线。

手术:以三棱针刺出黑血当时见效。

【诠解发挥】

穴名阐释:制污者,控制污水也,本穴以作用命名。

定位及取穴:制污穴位于大指背中央线,计三穴,取穴采用四分点法。以采血片刺出黑血。

现代解剖：血管：指掌侧及背侧固有动脉形成之血管网。肌肉：伸指总肌。神经：桡、正中神经之背侧固有神经。

维杰新制污穴：制污穴位于大指背第一节与第二节之连接处。容易充血出血，以采血片刺之，一穴即足，效果亦好。

维杰新用：中耳炎及带状疱疹。

解说及发挥：

1. 本穴治疗一切疮疡、刀伤、烫伤或手术后伤口溃疡出水，久不收口，点刺出血，极有效验。余尝治一厨师，不慎切伤食指，历数月而不收口，仅以患侧制污穴点刺两次即见痊愈。又治一高中生，脚底

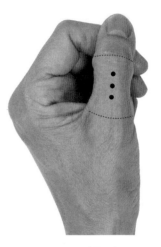

图 1-30　制污穴

溃破出水三年不收口，久治未愈，经于制污穴刺血三次而痊愈，此类病例已有数十例之多（**按：此处所指之疗效皆系应用调整后的穴位之疗效**）。曾治糖尿病足患者，本应从膝以下手术割除之，手术前在制污穴点次三次，手术时仅割除一大踇趾。

2. 穴在肺经上，故治皮肤病。接近少商穴，尤适点刺出血，效果尤佳。亦可治中耳炎及带状疱疹、效果亦佳。治内部之脓疡亦有效果。

引申：制污穴原位于大指背中央线，计三穴，此穴区采用刺血疗法疗效甚好。若用毫针，效果虽有，但费时次数较多，之所以用毫针，此即不了解血分气分之别。维杰新制污穴仅用一针，且疗效更高。盖第一指节皆属井穴范围，第二指节以下属荥穴范围，此处则井荥并治，肺属金主皮肤，井能开窍，荥穴属火应心，"诸疮痛痒，皆属于心"，此处能调营卫，盖依经验若无针灸则用中药，中医方剂治疗创口不收，余应用唐宗海（唐荣川）之麦冬养荣汤治溃疡经久不愈，甚效，重点亦在调气血营卫。

止涎穴（图 1-31）

【董师原文】

部位：大指第一节之桡侧。

主治：小孩流口水。

取穴：当大指背第一节之内侧（中央线内开二分），距前横纹三分之一处一穴，又距该横纹三分之二处一穴，共二穴。

手术:针深二分。

【诠解发挥】

穴名阐释:涎者口水也,本穴能治口水多,以作用命名。

定位及取穴:止涎穴位于大指背第一节内侧,计二穴,取穴采用三分点法。贴于骨旁下针,针深一分至二分。

现代解剖:血管:指掌侧及背侧固有动脉形成之血管网。神经:桡神经与正中神经之分支指背侧固有神经。肌肉:蚓状肌,骨间肌。

解说及发挥:

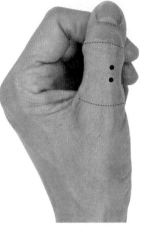

图 1-31 止涎穴

1. 本穴治小儿流口水有效,治大人则以水金或水通疗效更佳。盖小儿之流涎多热,大人之流涎多寒。本穴位当荥穴水平。荥穴善于清热。

2. 本穴在肺经,亦有补气收摄之效,本穴与制污皆有补气收摄之效,亦是治疗口水多有效之因。

3. 从作用来看,脾主涎,本穴在手太阴,透过手足同名经相通,通足太阴脾,故本穴治疗小孩流口水有效。

五虎穴(图 1-32)

【董师原文】

部位:在大指掌面第一节之桡侧。

主治:治全身骨肿。董师增补:脚跟痛、脚痛、手痛、头顶痛。

取穴:当大指掌面第一节之外侧,每二分一穴,共五穴。

手术:针深二分。

【诠解发挥】

穴名阐释:本穴组由五个穴位组成,且作用甚大,犹似五只小老虎,故名五虎穴。又虎属寅,肺经主寅时,此五穴在肺经上,亦取名五虎之原因也。

定位及取穴:五虎穴位于阴掌大指第一节 Ａ 线,

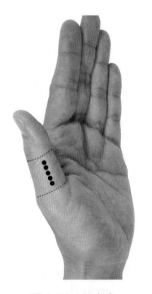

图 1-32 五虎穴

计五穴,取穴采用六分点法,已如本节前言所述,自上而下,即自指尖向手掌顺数,依序为五虎一、五虎二、五虎三、五虎四、五虎五。

现代解剖:血管:指掌侧及背侧固有动脉形成之血管网。神经:桡神经与正中神经之分支指背侧固有神经。肌肉:蚓状肌,骨间肌。

维杰新五虎穴:五虎穴位于阴掌大指第一节指纹至第二节指骨前缘(非第二节指纹)之间,取穴采用六分点法,即自指尖向手掌顺数,依序为五虎一、五虎二、五虎三、五虎四、五虎五。

按:五虎穴位于阴掌大指第一节 A 线,计五穴,取穴采用六分点法,即自指尖向手掌顺数,依序为五虎一、五虎二、五虎三、五虎四、五虎五。则五虎四及五虎五皆在骨头上很难进针。如此调整则容易进针,且效果亦佳。于大指桡侧黑白肉际下针,每穴可下针二至四分,依治疗远近而定。

维杰新用:脚跟痛、腱鞘炎、扳机指、类风湿关节炎、手指痛、足趾痛酸、脚踝、脚背酸痛、脚跟酸痛,肺炎咳嗽、瘰疬、扁桃体炎。(此处之主治全系按维杰新五虎穴位置应用)

解说及发挥:

1. 五虎穴应用广泛,对于脚跟痛、脚痛、手痛,效果显著。

2. 五虎一治手指痛酸、腱鞘炎、扳机指、类风湿关节炎及手指痛甚效,五虎三治足趾痛酸,五虎四治脚踝、脚背酸痛,五虎五治脚跟酸痛皆极有效,五虎二则作为五虎一或五虎三之倒马针。五虎三尚可治头痛,五虎一也可治头痛。

3. 本人以此穴组治愈篮球、体操、网球运动员多人,有些病例病已多时,仅针一二次即愈。

4. 手为劳动器官、足为运动器官,与脑神经联系密切,因此手足部位之穴道治疗作用甚强。手部更以大指之活动力最强,大指有妇科、制污、止涎、五虎等穴,均为有效常用之穴。

5. 本穴能作用于肺脾,穴位于手太阴肺经,透过手足同名经亦作用于脾,脾主四肢,虽曰“治全身骨肿”,但以四肢为主。

6. 五虎穴之排列及主治,全息意义甚强。

7. 由于在肺经上,兼以全息而论,五虎一二部位在上,故亦能治肺炎咳嗽、瘰疬、扁桃体炎等。

引申:

1. 本穴在大指侧黑白肉际,从与土水穴(作用于脾肾)位于同一延伸线来看,五虎穴亦作用于脾是有其相关性的。

2. 本穴善治手脚之病,系与艮卦、震卦有关。大指先天卦为震卦所在,震卦属木;后天卦为艮卦所在,艮卦属土。

3. 艮震两卦的卦象,艮覆碗(☶),像个碗一样的东西扣在那儿,上边一横是大拇指,下边是其他四个灵活的手指,故艮为手。

4. 震仰盂(☳),上空底实之象,震之一阳动在下,故凡动之在下者,皆以震卦,故震为足。

5. 本穴与艮卦、震卦有关,因此本穴善治手脚之病,亦为原因之一。

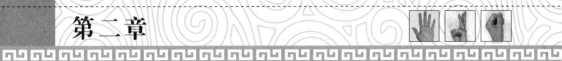

第二章

二二部位（手掌部位）

总　　论

在深一步研究二二手掌部位之前，必须先认识一下与手掌部位取穴有关的一些比较高级的原理，这样会更方便准确取穴，并对主治功用有一个更深的了解，方便于深入学习及发挥应用。

一、手太极（小太极）定位

这个虽然已在一一手指部位介绍过，这里还是有必要简单重复。整个手掌都可算是一个太极，这里以"手太极"名之。从三间至后溪穴作一连线，为腰脐线，位于这条线的穴位皆能治疗腰痛，包括十四经的中渚、后溪等，以及奇穴大白、腕顺皆治腰痛。正象则此腰脐线以上至指缝间为心胸胃脘部，主上焦；指缝至指尖间治五官病；指尖治疗头部及神志病；此区域（腰脐线）以下至掌根间为小腹少腹部，掌根为阴部。如三叉三、液门皆治五官病；少府、劳宫治胃病，掌根治子宫病，坐骨神经痛等（图2-1）。

同样手掌也有倒象，掌根为头部。腰脐线以下至掌根间为心胸部。腰脐线（方亭区）以上至指缝间为小腹部，指缝至指尖间治少腹部病；指尖主阴部病。例如掌根大陵穴治疗口腔炎口臭；重子重仙治疗颈肩胸背特效等（图2-2）。

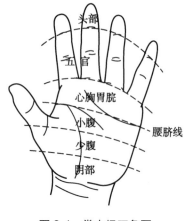

图 2-1　掌太极正象图

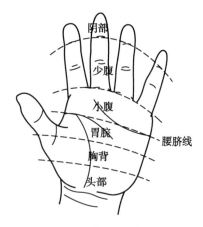

图 2-2　掌太极倒象图

二、微太极及第二掌骨侧全息

根据张颖清研究之第二掌骨侧（图 2-3），可分别对应于头、颈、上肢、肺、肝、胃、十二指肠、肾、腰、下腹、腿、足等各部位穴位，第五掌骨侧也有这样的对应。一般分为十一个定位。

从这里可以看到正象头点与奇穴大白相同，腿足点与灵骨穴相同。说明董氏奇穴大白治头面病，灵骨治腿足病如坐骨神经痛、足跟痛，是有根据的。倒象则腿足点与奇穴大白相同，头点与灵骨相同，如此则灵骨、大白皆能治坐骨神经痛，一起并用，效果更强。

这样的划分似乎过细了一点，我个人应用时简单地以三焦划分即可。也就是说部位的划分，每个局部都只分为三部分即可，即上、中、下三部分。

董氏奇穴除众所周知的小倒马有这种现象外，其他一些小倒马也有这种现象，例如土水穴、五虎穴、后溪、腕顺一二、腕骨穴也有此种现象。

每个局部不但有纵三焦的微太极，也有横三焦的微太极，多年来在我的讲座及学校授课早就有过讲授，例如大白至灵骨是一个微太极，可以分为三焦，对应的手掌也可区分三焦，手掌去除手指，单以手掌区分部位，则心肺线（即感情线）以上为五官，心肺线至横膈线（即智慧线）为心肺，横膈线与肚脐线（即生命线）之间为中焦，肚脐线以下为下焦（图 2-4）。

大白至灵骨即是一个微太极，可分为三焦，则两穴深针又透过掌部之上中下焦疗效更大更广，这个在我的相关书籍都有介绍。早在 1978 年之前，我已有手掌三焦的观念，已在一一部位总论中说明，此处不再多述。

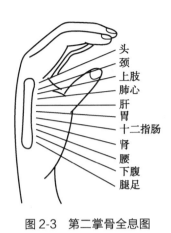

图 2-3 第二掌骨全息图

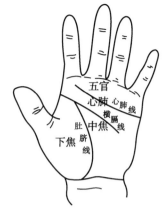

图 2-4 手掌三焦分布图

三、维杰八卦思路诠释掌指董氏奇穴分布

据维杰对手掌主治作用,运用八卦思路,可以对掌指穴位的分布及作用,做出合理的诠释(图 2-5、图 2-6)。余之经验,掌面一般是以后天八卦为用,但先天八卦有时也要参考。掌背一般是以先天八卦为准,后天卦也要考虑。如大拇指掌心区域的重子与震卦、艮卦有关。重仙穴及土水穴与艮卦、坎卦有关,掌面上的大白与震卦、离卦有关。针入穿过兑卦及坎卦。

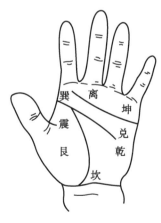

图 2-5 后天八卦图

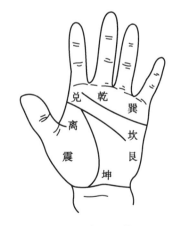

图 2-6 先天八卦图

灵骨与震卦有关,针入穿过艮卦抵达乾卦,这就决定了它们的主治作用。食指、中指间的上白穴除与大肠经有关外,介于乾兑卦之间。中白穴介于乾巽卦之间。

腕顺穴之位置不论先天(坤兑)或后天(巽),皆位于阴卦(女人卦),所以女人针之特效。以上这些如果再把经络及脏腑别通加进去，就可解决绝大部分董氏奇穴的主治来由，也能发挥治疗更多疾病。

四、手掌横太极（横三焦）与足部五行对应

根据脚上五行的排列，我在手上做了补充，而有次白穴的发现，使手上部位穴位的分部也与足部呈一样的对应，如脚上大踇趾内侧为火菊、火连、火散，系泻火之穴，手上大指内侧亦为泻火之穴（土水穴）；脚上大趾二趾间为火主、火硬，系壮火之穴，手上大指二指间亦为壮火之穴（大白、灵骨为木火之穴）；脚上二三趾间为土金之穴门金，手上二三指间为土金之穴（上白）；脚上三四趾间为调木之穴木斗、木留，手上三四指间为调木之穴（次白），善治腿抽筋；脚上四五趾间为补水之穴六完、水曲，手上四五指间亦为补水之穴（中白、下白）。这种五行对应，是我根据易理思路推衍而来，认为手脚都是按照三焦从上至下排列，这其实还是一个太极，这是横太极，也可以说是横三焦，在太极部分也有提过，在此叙述更详。作表如下（表6）：

表6　手掌横太极（横三焦）与足部五行对应表

	大趾（指）内侧	一二趾（指）间	二三趾（指）间	三四趾（指）间	四五趾（指）间
五行	泻火	壮火	金土	调木	补水
足部	火菊、火连、火散	火主、火硬	门金	木斗、木留	六完、水曲
手部	土水	大白、灵骨	上白	次白（维杰补充新穴）	中白、下白

五、维杰对手掌穴位编次之调整
——取穴记穴更为方便

二二部位老师原书从阴掌的重子、重仙开始，接着是阳掌二三指间的上白穴，然后是返回大指二指间的大白、灵骨穴，再来是跳过二三指，到四五指间的中白穴。如此也是一种错位的编排。在余1979年出版之《董氏奇穴学发挥》中已做调整，即先从阴掌的重子、重仙开始，接着是阳掌大指二指间的大白、灵骨穴，二三指间的上白穴，到四五指间的中白穴。接着其他穴次序不变，亦成环掌一周，也就是本书的编次，极为便利于寻找及记忆穴位。

分 论

二二部位总图见图 2-7。

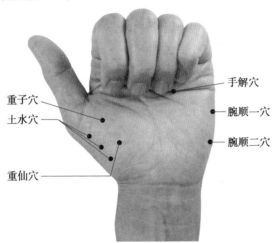

重子穴
土水穴
重仙穴

手解穴
腕顺一穴
腕顺二穴

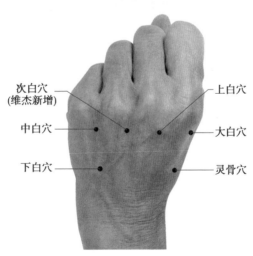

次白穴
（维杰新增）
中白穴
下白穴

上白穴
大白穴
灵骨穴

图 2-7 二二部位总图

重子穴（图 2-8）

【董师原文】

部位：虎口下约一寸，即大指掌骨与食指掌骨之间。

主治:背痛、肺炎(有特效)、感冒、咳嗽、气喘(小孩最有效)。

取穴:手心向上,在大指掌骨与食指掌骨之间,虎口下约一寸处是穴位。

手术:一寸针,针深三至五分。

【诠解发挥】

穴名阐释:重者,一起并用也,如三重穴之重。部位在艮卦(见卦象图),艮者山也。仙子者,喻其效果高也。

定位及取穴:五指并拢,阴掌食指之中央线(即图之C线)之延长线,与大拇指本节高骨做一垂直线之交叉点,即重子穴。自重子穴与掌缘平行斜下一寸即重仙穴。

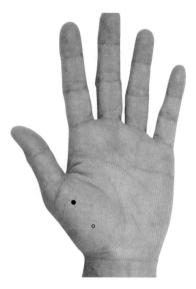

图2-8 重子穴

现代解剖:血管:指腹侧及背侧动、静脉血管网。肌肉:对掌拇肌、屈拇短肌、外展拇短肌。神经:正中及桡神经之表浅支,正中神经之末梢支。

维杰新用:治疗肩痛、颈痛、落枕,支气管炎、支气管哮喘、痰稠不易咳出,子宫瘤、卵巢炎,胸痛。

解说及发挥:

1. 取穴及作用均详见"重仙穴"之诠解及应用,本穴为治疗背痛兼颈肩痛之特效针。

2. 当颈背肩有疼痛时,重子穴及重仙穴常有青筋浮现,既能反映病变,也能以之治疗该病。

重仙穴(图2-9)

【董师原文】

部位:在大指骨与食指骨夹缝间,离虎口两寸、与手背灵骨穴正对相通。

主治:背痛、肺炎、退烧、心跳、膝盖痛。

取穴:当大指骨与食指骨之间,距虎口两寸处是穴。

手术:一寸针,针深三至五分。

运用:重子、重仙两针同时下针,为治背痛之特效针。

【诠解发挥】

穴名阐释:重者,一起并用也,如三重穴之重。部位在艮卦(见卦象图),艮者山也。仙子者喻其效果高也。

定位及取穴：五指并拢,阴掌食指之中央线（即图之 C 线）之延长线,与大拇指本节高骨做一垂直线之交叉点,即重子穴。自重子穴与掌缘平行斜下一寸即重仙穴。

现代解剖：血管:指腹侧及背侧动、静脉血管网。肌肉:对掌拇肌、屈拇短肌肌腹之间,外展拇指腹内。神经:正中及桡神经之表浅支。正中神经之末梢支。

维杰新用：肩痛、颈痛、落枕,支气管炎、支气管哮喘、痰稠不易咳出,子宫瘤、卵巢炎,胸痛。

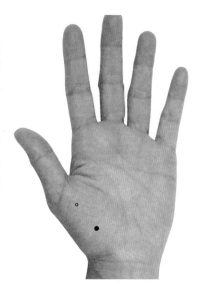

图 2-9　重仙穴

解说及发挥：

1. 手术:董师原写一寸针,针深三至五分。余个人经验一寸半针,针深一寸,一般针一针(重子)即可,二针同时下针,效果更佳。

2. 两穴单用皆治背痛。并用(两针一起针谓之倒马针)效果更为速捷,尤其治疗膏肓穴部位之疼痛,效果更是较一般穴位高出许多。重子、重仙两穴同时下针,为治背痛之特效针。

3. 透过肺与膀胱通,治肩背痛,本穴为治肩背痛之特效针,治疗颈痛亦有效。可以说治颈肩背痛皆特效。维杰四十年来以此穴治疗落枕患者不下百例,均有立竿见影之效,配承浆穴效果更佳、更速。

4. 本穴位于八卦艮卦之处,艮为山,艮主背,腿上之承山穴亦主背痛。凡有肩背痛及颈肩强硬,此处皆有明显青筋反应,病越重青筋越明显,此为董老师以此两穴治疗背痛之缘起,维杰常以此处青筋之走向,诊断颈肩背痛。

5. 本穴接近肺经鱼际穴,在肺经范围,对肺炎,支气管炎,支气管哮喘,痰稠不易咳出,针之亦有效。能治肺炎、退烧,系因本穴与鱼际穴位置接近,五行同性,鱼际穴为肺经荥火穴,善治肺热及外感之病,本穴亦同。

6. 肺主肩背及胸背,本穴治疗胸痛亦有效。可以说治疗胸背肩痛皆有效。根据手掌小太极,本穴对应于胸背部,也是能治胸背之原因。治疗胸背有双重效果,允为治疗胸背痛之特效针。

7. 透过肺与膀胱通,可治子宫病。重仙穴能治子宫病变,经络系透过肺与膀胱通而治子宫:①子宫蓄血之证用桃核承气汤及桂枝茯苓丸等入太阳经之方剂甚效,即可证之。②膀胱经井穴至阴穴灸之能纠正胎位不正,针之能治难产,盖能开子宫窍也,此又一证明膀胱经通于子宫之例。而根据中太极及手太极,本穴对应于小腹子宫及阴部,也是能治子宫病之原因。重仙穴下见及青筋及隆起诊断子宫后倾及子宫肌瘤等子宫病甚为准确,以之治疗亦甚效。此外治疗卵巢炎亦有效。

8. 本穴治疗膝痛效果亦佳,根据手掌三焦分位,对应于下焦,为此穴之所以能治膝痛及腿痛的原因。

9. 本穴治疗书痉亦极有效,余曾治某患者因渴酒后,手指拘挛不伸,针对侧重子、重仙立即见效。如病久者可在患侧尺泽穴泻针加强效果更佳。本穴也可治疗半身不遂。

10. 本穴接近肺经荥穴鱼际,鱼际为肺经火穴有金火两性,能理肺强心,作用于心肺(另见本人十四经著作有关鱼际穴之叙说)。

引申:

1. 维杰曾问过老师,这两个穴为什么叫做重子、重仙?老师一翻手,指着重子重仙所在的掌丘说:"你看像不像一座山,重重高山,山上有仙子,就这么简单。"又说:"这个重也是一起用的意思。"看看董氏奇穴取名多么直观,不但穴位所在有易理卦象,取名亦合乎易简之理。而老师的书上"运用"部分特别提到"重子、重仙两针同时下针,为治背痛之特效针"。这是手掌上唯一提到两针同时下针的穴位(手指部位则只有妇科穴写明一用两针),也为"重"字下了脚注。

2. 老师唯一一本正式著作中,只有在两个地方特别提到回马针,一是后椎首英。一是三重穴,特别强调三重穴三针同时下针,则更证明此"重"为重叠、重复,倒马同时下针之意。

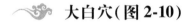

大白穴(图2-10)

【董师原文】

部位:在手背面,大指与食指叉骨间陷中,即第一掌骨与第二掌骨中间之凹处。

主治:小儿气喘、发高烧(特效)、肺机能不够引起之坐骨神经痛。

取穴:拳手取穴(拇指弯曲抵食指第一节握拳),当虎口底外开五分处取之。

手术:用一寸针,针四分至六分深,治坐骨神经痛;用三棱针治小儿气喘、发高烧及急性肺炎(特效)。

注意:孕妇禁针。

【诠解发挥】

穴名阐释：大指食指中间的大白穴，穴位与大肠经有关，大肠经属金，此白系指大肠之金（白），故称大白。

定位及取穴：老师《董氏针灸正经奇穴学》原书所载："大指与食指叉骨间陷中，即第一掌骨与第二掌骨中间之凹处。"即大肠经之合谷穴，原书之图亦绘于合谷穴位置。但老师针刺时则为三间穴。

杨维杰新大白穴：大白穴即大肠经之三间穴。但紧贴骨缘下针，效果尤佳。灵骨、大白之取穴法，必须立掌，虎口向上，针须一寸至一寸半以上，所谓治下焦如权，非重不沉，治疗坐骨神经痛必须深针，效果令人满意。

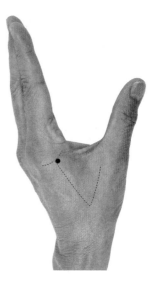

图 2-10　大白穴

现代解剖：肌肉：在食指桡侧，第二掌骨小头后方，有第一骨间背侧肌，内收拇肌。血管：有手背静脉网，指掌侧固有动脉。神经：布有桡侧神经浅支。

维杰新用：治疗高热、三叉神经痛、颜面神经震颤（面肌痉挛）、目痛、头痛[前头（额头）痛、偏正头痛]、落枕、咽喉、鼻病、牙痛、失眠、嗜睡、恶阻、肚子痛、腰痛、心口痛、咳嗽、手指痉挛等皆有效。还能治五十肩（肩关节周围炎）。

解说及发挥：

1. 本穴董老师很少单独应用，除用三棱针治疗小儿气喘发高烧及急性肺炎外，大多作为灵骨之倒马针，两穴配合应用效果极佳。

2. 三棱针点刺时，视大白附近之青筋血管，点刺出血即可。

3. 本穴取名"大白"，与肺经关系密切，故治肺病甚效（肺、大肠表里），亦常配灵骨补气治多种病痛。

4. 余治疗坐骨神经痛，常以贴骨之"杨维杰新大白穴"为主，此穴相当于第二掌骨全息之头点，倒象则为腿足点，故能治疗坐骨神经痛。

5. 余之新大白穴单独应用可治疗甚多病变。首先是治头痛甚效。余以此穴配合三叉三穴治疗各种头痛，多能于下针即止痛。盖本穴在第二掌骨侧全息，正象"大白"主头面。此亦谓之**"杨氏区位头二针"**，简称**"杨氏头二针"**。

6. 余个人根据此穴穴性为输穴，输主体重节痛，又根据此穴五行属木去风，用**新大白穴**治疗甚多疾病，如三叉神经痛、颜面神经震颤、目痛、头痛、咽喉、鼻病、失眠、嗜睡、恶阻、肚子痛、腰痛、心口痛、落枕、咳嗽、手指痉挛等皆有效。还能治五十肩。

引申：手掌太极之横全息，大二指间主头面，二三指间主上焦，三四指间主中焦，四五指间主下焦。五指掌缘主尾椎。

灵骨穴（图2-11）

【**董师原文**】

部位：在手背拇指与食指叉骨间，第一掌骨与第二掌骨接合处，与重仙穴相通。

主治：肺机能不够之坐骨神经痛、腰痛、脚痛、半面神经麻痹、半身不遂、骨骼胀大、妇女经脉不调、经闭、难产、背痛、耳鸣、耳聋、偏头痛、经痛、肠痛、头昏、脑胀。董师补充：脊椎骨痛、小便痛、次数过多。

取穴：拳手取穴，在拇指、食指叉骨间，第一掌骨第二掌骨接合处，距大白穴一寸二分，与重仙穴相通。

手术：用一寸五分至二寸针，针深可透过重仙穴（过量针）。

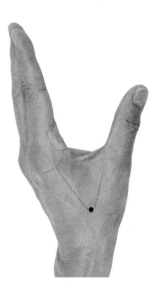

图2-11 灵骨穴

注意：孕妇禁针。

【**诠解发挥**】

穴名阐释：本穴紧贴骨头沿骨头刺入，主治作用很多，而且有效，称之灵骨。

现代解剖：肌肉：在第一掌骨和第二掌骨之间，第一骨间背侧肌中，深层有内收拇肌横头。血管：有手背静脉网为头静脉的起部，穴位近侧正当桡动脉从手背穿向手掌之处。神经：布有桡神经浅支的手背侧神经，深部有正中神经的指掌侧固有神经。

定位及取穴：灵骨之取穴法，紧贴骨缘下针，效果尤佳。必须立掌，虎口向上，针须一寸至一寸半以上，所谓治下焦如权，非重不沉，治疗坐骨神经痛必须深针，效果令人满意。

维杰新用：脚难举抬（无力）、腹胀、肘痛、鼠蹊胀痛、头晕、肩痛不举、食欲不振、脱肛、背痛、膝痛、腰痛、听力不足、胸部打伤、慢性咳嗽、上腹胀闷。网球肘、脚跟痛。

解说及发挥：（以下灵骨及大白配针，皆系以余之贴骨之新大白为主）

1. 本穴日本人称为泽田合谷，但泽田仅用治偷针眼，而董师则用之治全身许多大病。本穴在合谷后,紧贴大指与食指掌骨接合处之骨前缘取穴。

2. 所谓"肺机能不够"指气虚,一般指越动越痛者。脉诊则右寸虚而无力,或右寸过于浮大,掌诊则肺区色暗或青筋鼓起。

3. 灵骨、大白均在大肠经上(属金),阳明经多气多血,此二穴调理气血作用甚强。灵骨介于原穴(合谷)及经穴(阳溪)之间,能理气、调气,补气作用尤强。

4. 灵骨温阳作用极强,灵骨在合谷(属木)、阳溪(属火)之间,五行有木火之性。有温阳作用。大白穴穴性同三间属木,二穴木火同用,温阳作用更强,合用功同补阳还五汤、真武汤。治半身不遂以灵骨为主、大白为辅,特效。余个人临床治愈数十例半身不遂,皆以灵骨、大白为主(针健侧),或配风市(九里)或配肾关,间以背部五岭穴点刺,效果非十四经正穴所能比拟。

5. 本穴有疏活脑部血气之功。针刺头针后再针本穴(久留针),可使头针之效果加强甚多。

6. 功同补阳还五汤、真武汤。此两方皆善治坐骨神经痛。灵骨配大白治疗坐骨神经痛亦极特效。不论太阳经或少阳经走向之坐骨神经痛皆极有效,十四经穴无出其右者。针刺时以左治右、以右治左。治脚难举抬(无力)、腹胀、小便不节(次数过多)、小便痛亦极有效。

7. 灵骨穴单用治肘痛甚效,常用治网球肘甚效,盖以骨治骨也。余以对侧曲后(曲池后),配合同侧灵骨穴,治疗数十例网球肘,皆极快治愈。

8. 由于大肠与肝通、太极对应,余用治鼠蹊(腹股沟)胀痛、月经痛甚效,月经痛不论虚实,配伍门金,当即止痛,数次根治。治头晕等症有特效。治肘痛取患侧,鼠蹊痛取健侧,头晕双侧均取。

9. 灵骨穴单用尚可治肩痛不举、食欲不振、脱肛、背痛、膝痛、腰痛、脊椎痛,效果亦颇好。治胸部打伤慢性咳嗽、上腹胀闷亦甚有效。腹胀而心脏不适者针之特效。

10. 治疗耳鸣(听力不足)有效,功同益气聪明汤。

11. 大"白"通肺、灵"骨"应肾,两穴又有金水相通之意,治呼吸病甚效。调气补气温阳作用功同真武汤,治老慢支,余常用真武汤加减。故治疗老慢支针刺时则以灵骨、大白配水通,治之甚效。

12. 两穴皆贴骨进针能对应通于肾,透过"大肠与肝通",又能治肝筋之病,可谓筋骨皆治。治腰痛、坐骨神经痛,均甚效(按:余以治疗肝筋之药治疗坐骨神经痛亦甚效)。

13. 灵骨穴治网球肘甚效(以骨治骨),治脚跟痛亦特效(除系以骨治骨外,又有全息脚跟点之对应作用)。

14. 本穴位处震艮卦（先天艮,后天震）,作用同五虎穴,故善治手脚之病。可参看——部位五虎穴之分析。

15. 两穴合用,涵盖输原所经之处,又以全息论而言,大白主上焦,灵骨主下焦。又大白灵骨皆以深针为主,又深透上中下三焦,因此不论纵横,此二针皆涵盖三焦之用,效果之大,自有其理。

16. 总之,本穴组可说五脏皆治,为一应用极广之穴组。

引申:灵骨大白穴性穴用（图 2-12）。

1. 灵骨大白为何能理气补气?

大白通肺应金,穴在大肠经,经络亦属金,灵骨贴骨通肾,金水并治,理气作用甚强,灵骨大白两穴夹气原合谷肉多之处。合谷肉厚应土（应脾）,土性亦强,两穴夹之,可谓土金水皆治并调,故理气作用甚强。土金水皆治之穴最能理气补气。

2. 灵骨大白为何为温阳要穴?

有道是血虚无水便是阴虚;气虚无火便是阳虚。补气而能生火便是温阳。大白近三间穴属木,灵骨近阳溪穴属火,两穴并针,木生火旺,能生火温阳。两穴夹大肠经原穴合谷理气作用甚强,如同火硬火主夹太冲,理血作用甚

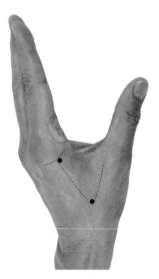

图 2-12　灵骨穴、大白穴

强一样。所谓补气补至极点即是补阳,观补阳还五汤未用温补阳药附子桂枝,但补气药黄芪用至四两,即是补阳。补阳还五汤为治疗半身不遂最常用之要药、效药,灵骨大白亦为治疗半身不遂最常用之要穴、效穴,实有异曲同工之妙。

3. 灵骨大白为何为整体调整要穴?

大白近输穴三间属木,灵骨近经穴阳溪（属火）,灵骨大白皆贴骨应肾（属水）,经络属金,穴夹气（应脾）原及合谷肉多之处（土性亦强）。故五行皆应,属整体调治要穴。

大肠经与肝经通,应于肝能治筋,两穴皆贴骨能治骨,因此筋骨并治,又大白属木亦应筋,两穴夹气（应脾）原及合谷肉多之处,可以说筋骨肉并治,也就是风寒湿并治。

两穴合用,包围涵盖输原所经之处,又以太极全息论,大白主上焦,灵骨主下焦。又大白灵骨皆以深针为主,又深透上中下三焦,因此不论纵横,此二针皆涵盖三焦之用,有整体调治效果。

4. 何以灵骨大白治疗坐骨神经痛特效？

(1)治疗取穴贵在专一，取穴不同经必须注意异经克伐。坐骨神经痛常牵涉三经，侧面(少阳木)、后面(太阳水)、前面(阳明土)，如同时下针则异经克伐(木克土，土克水)。其效果远不如单取膀胱经或胆经为佳。灵骨大白之倒马仅用一条经络，力专效弘。

(2)灵骨大白在第二掌骨侧，以全息来看，正象灵骨治下焦腰腿，以倒象来看，大白亦能治下焦腰腿，可以说两穴皆能治疗下部腰腿(包括坐骨神经痛)，合用可双治疗下焦腰腿，当然效果强大。

(3)从**手躯顺对**来看，手指对应阴部，手掌则对应髋部及下腰，因而能治疗坐骨神经痛。又从**手足逆对**来看，手亦与髋部对应，也能治疗坐骨神经痛。两种对应皆能治疗坐骨神经痛，因而以手部之灵骨大白治疗坐骨神经痛，当然特效。

(4)灵骨大白皆贴骨下针，此法合乎《灵枢经·官针》所说："短刺者，刺骨痹，稍摇而深之，致针骨所，以上下摩骨也。"即体应针法之以骨治骨，治疗骨痛包括坐骨神经痛，效果甚佳。

(5)从体应针法之"以体治象"法来看：大肠经与肝经(属木)脏腑别通，与木应而能治筋，大白属木亦治筋，有双重治筋之作用，又两穴皆贴骨治骨，可以说两穴筋骨(水木)并治，坐骨神经痛之病多属水(膀胱经)木(胆经)，痛在腹股沟者属肝经，透过大肠经与肝经脏腑别通，亦属其治疗范围。痛在阳明经，透过手足阳明同名经相通亦能有效治疗。

(6)至于为何有人治疗效果不佳，这多半是针法不当所致。所谓浅部天部治疗近部局部病变，中部人部治疗稍远处病，深部地部治疗更远处。以上部穴治疗下部病，必须有一定深度，灵骨大白皆必须针至地部，平均约一寸半或两寸以上，效果才好。深度不够，当然效果不佳，又如果未配合动气针法(让病者患部配合活动)则效果就更不可能太好。而且深度不够，不能调正气，所谓局部浅部天部泻阳部之邪，人部泻阴部之邪，地部扶谷气正气。坐骨神经痛多为久痼寒邪，应深刺入地部久留，扶谷气正气，如此疗效才能持久，深度不够、留针不长，当然疗效不能持久。

5. 灵骨大白倒马能治中风后遗症之理由

中风与风(木)痰(火)关系最密切，阴经只有肝(木)心(火)两经上行至头，肝风(木)与痰火(火)为引起中风主因。治疗中风及中风后遗症亦最好从木火经或属木火之穴位着手。

大白穴贴近三间穴，穴性同三间属木。灵骨在合谷(属木)、阳溪(属火)之间，介于木火之间，有木火之性，或说灵骨贴近阳溪(属火)，穴性同火，则大白穴属木,灵骨穴属火,二穴木火同用,有温阳作用,治半身不遂亦功同补阳还五汤、真武汤。而且,灵骨大白贴骨应肾通脑而能疏活脑部血气。

上白穴(图2-13)

【董师原文】

部位:在手背面,食指与中指叉骨之间,距指骨与掌骨接合处下五分。

主治:眼角发红,坐骨神经痛、胸下(心侧)痛。

取穴:手背向上,距指骨与掌骨接合处下五分,食指骨与中指骨之间是穴。

手术:一寸针,针深三分至五分。

【诠解发挥】

穴名阐释:食指、中指间的上白穴,除与大肠经有关外,介于乾兑卦之间。乾兑两卦皆属金,金与白相应,故称之白,在其他几个名为"白"的穴最上,故称为上白。

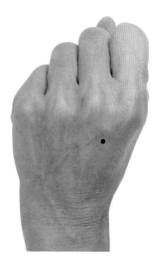

图2-13　上白穴

定位及取穴:在手背面,食指与中指叉骨之间,与大白穴平行,距指骨与掌骨接合处下五分。

现代解剖:肌肉:伸指肌、骨间肌、蚓状肌。血管:桡、尺动静脉之表皮分支形成之血管网。神经:桡骨神经、正中神经之末梢支。

维杰新用:腰连背痛、肩背痛、眼酸胀、易疲劳、患侧之手腕(桡侧)扭伤、颈痛(双侧并针)、脚无力。

解说及发挥:

1. 二三指间主上焦,本穴经络不离大肠经,大肠与肺表里,本穴取名曰"白",亦与肺及气有关。肺主肩背。本穴正在腰脐线,此线为手掌之活动中枢。此线之穴位皆治腰痛,因此治腰连背痛甚效。治肩背痛亦甚效。治疗颈痛(双侧并针)亦有效。

2. 本穴在大太极之对应中,手掌对应头面五官,此穴在荥输穴之位置,可治眼角发红。治眼角发红配耳背刺血效更佳。配三黄穴可治眼疾颇效。配木穴治眼痒亦有效。

3. 除治眼角发红,尚治眼酸胀、易疲劳(配三叉三尤佳)。

4. 本穴可治患侧之手腕(桡侧)扭伤。

5. 治脚无力亦有效。

引申:手掌太极的横全息,大二指间主头面,二三指间主上焦,三四指间主中焦,四五指间主下焦。五指掌缘主尾椎。

中白穴(又名鬼门穴)(图2-14)

【董师原文】

部位:在手背小指掌骨与无名指掌骨之间,距指骨与掌骨接连处五分。

主治:肾脏病之腰痛、腰酸、背痛、头晕、眼散光、疲劳、肾脏性之坐骨神经痛、足外踝痛、四肢浮肿。董师补充:脊椎骨;腿骨骨骼胀大。

取穴:拳手取穴,在小指掌骨与无名指掌骨之间,距指骨与掌骨接连处五分是穴。

手术:针三分至五分。

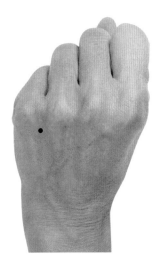

图2-14　中白穴

【诠解发挥】

穴名阐释:中白穴,前有上白穴,后有下白穴,此穴在上白后,下白前,故谓之中白。别名鬼门,所谓开鬼门、洁净府,此穴能治肾脏炎之四肢浮肿,有如开鬼门、洁净府之作用。

定位及取穴:中白穴位于三焦经之中渚穴后五分处。

现代解剖:肌肉:在无名指尺侧,第四掌骨小头后方有第四骨间肌。血管:有手背静脉网分布于其下周围及第四骨间指背动脉。神经:布有来自尺神经的掌背神经。

维杰新用:起坐之际腰痛之症。脊椎骨刺、急性腰扭伤、慢性腰痛、环腰一带痛,血压高、前头痛、偏头痛、头晕、梅尼埃病,治上肢(肩臂肘指)疼痛、肩周炎、肩背痛甚效。治手腕无力、无名指、小指不仁。治落枕、心后之脊间痛、心痛彻背、心悸。久患腰痛、侧面(少阳经)之坐骨神经痛、治肋痛、胃脘痛、乙脑及中风后遗症之手握困难、急性扁桃体炎、牙痛,舌颤,耳鸣及突发性耳聋。肌肉瘤。

解说及发挥:

1. 透过"三焦与肾通",本穴补肾作用甚好,故能治疗肾亏各病,效果甚好。除上述作用外,尚可治疗脊椎骨刺。

2. 本穴位于手掌腰脐线,能治疗各种腰痛。本穴对于急性腰扭伤甚效,对于慢性腰痛亦甚效。最常应用于起坐之际腰痛之症,甚效。

3. 本穴在三焦经输穴附近，输主体重节痛，本穴对三焦经循行所过之疼痛皆有疗效。本穴补气理三焦作用甚强。

4. 手足少阳同名经相通，故本穴治头痛、梅尼埃病及相关症状有效。手少阳三焦与心包经相表里，还能治心悸。

5. 本穴亦可治血压高及前头痛。

6. 本穴对偏头痛亦有效，治头晕（包括血压高、肾亏及梅尼埃病）亦效。

7. 本穴治肩周炎、肩背痛甚效，治落枕亦甚效。

8. 本穴治心后之脊间痛亦甚效，治肋痛亦有效。

9. 本穴在大太极中对应五官，少阳经络亦至耳眼。因此：①本穴治耳鸣及突发性耳聋甚效，为治疗耳鸣特效针。余以此穴配风市或临泣更效，谓之耳二针。中白、风市、临泣为治耳鸣最常用之特效三针。可加治耳鸣特效针听会做牵引，效果尤佳。②本穴治眼散光亦效。

10. 治四肢浮肿，余之经验等同于柴苓汤。

11. 本穴之卦位为坤，亦主健脾，加上透过"三焦与肾通"，补肾作用亦好，不少功用与脾肾双健有关。

12. 余以中白治疗环腰痛，以心门治疗腰脊上下痛，两穴配合治疗多种腰痛甚效，可作为**腰痛通治针**。

下白穴（图 2-15）

【董师原文】

部位：在手背小指掌骨与无名指掌骨之间，距指骨与掌骨接连处一寸五分。

主治：牙齿酸、肝微痛，以及中白穴主治各症。董师补充：近视眼、腰骨痛。

取穴：拳手取穴，当小指掌骨与无名指掌骨之间，距指骨与掌骨一寸五分（即中白穴后一寸）是穴。

手术：针深三分至五分。

【诠解发挥】

穴名阐释：在手上的几个名之为白的穴位，前有上白穴、中白穴，本穴位置最下，故称之为下白穴。

杨维杰新下白穴：拳手取穴，当小指掌骨与无名指掌骨之间，距腕横纹约一寸，即**中白穴后一寸半是穴**，贴骨取穴。

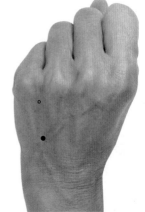

图 2-15 下白穴

现代解剖:肌肉:在无名指尺侧,第四掌骨小头后方有第四骨间肌。血管:有手背静脉网分布于其下周围,及第四骨间指背动脉。神经:布有来自尺神经的掌背神经。

维杰新用:治少阳经走向之坐骨神经痛颇效。治肾绞痛、肾结石甚效。治胆绞痛亦甚效。治闪腰岔气亦甚效,治环腰一周痛甚效。

解说及发挥:以下系根据杨维杰新下白穴解说及发挥。

1. 中白、下白倒马并用主治前述肾亏各病,疗效极佳。

2. 中白、下白倒马并用尚可治少阳经走向之坐骨神经痛,颇效。

3. 理同中白穴(肾与三焦通,补肾作用甚好),合用更佳,亦能治肾绞痛。位于手腕太极之腰脐线稍上对应肾脏的位置,且三焦与肾通,而且是贴骨取穴,故治肾绞痛特效,治肾结石亦甚效,余以下白穴配马金水穴治愈肾结石多例。

4. 穴在手少阳经,又是位于手腕太极腰脐线稍上,对应肾脏,亦与肝胆同水平。手足少阳经相通,治胆绞痛亦甚效。

5. 中白、下白倒马治闪腰岔气亦甚效,治环腰一周痛甚效。

6. 中白、下白与灵骨大白合用(可两手交叉治),通治下肢疼痛。

腕顺一穴(图2-16)

【董师原文】

部位:小指掌骨外侧,距手腕横纹二寸五分。

主治:肾亏之头痛、眼花、坐骨神经痛、疲劳、肾脏炎、四肢骨肿、重性腰两边痛、背痛(**女人用之效更大,两手不宜同时用**)。董师补充:近视眼(两边通用)。

取穴:在小指掌骨外侧,距手腕横纹二寸五分处是穴。

手术:针深二至四分。

【诠解发挥】

穴名阐释:顺有顺沿,流动,流利之意,小肠

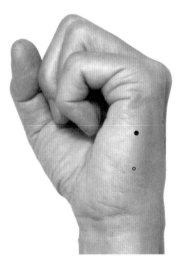

图2-16　腕顺一穴

经之腕骨穴腕顺二穴之下,沿着腕顺一二穴即到腕骨穴。

定位及取穴:腕顺一位于小肠经之后溪穴后五分处。手术:针一寸至一寸半。

现代解剖:肌肉:小指尺侧,第五掌骨小头后方,当外展小指肌起点外缘。血管:有指背动静脉、手背静脉网。神经:布有掌背神经(尺神经分支)。

维杰新用:治疗足太阳经走向之坐骨神经痛、腰椎痛、腿弯痛、脚掌痛、耳鸣、重听、小腹胀、腰围痛。

解说及发挥:

1. 本穴亦在手掌腰脐线,再透过手足太阳经相通,治疗腰椎痛、足太阳经之坐骨神经痛及腿弯痛等有特效。基于手脚对应还治脚掌痛。配合腕顺二,效果更佳。本穴贴骨进针,疗效尤佳。

2. 此处常作为肾亏之诊断点,腕顺一二穴掌缘软弱无力多系肾亏,治肾亏之各病甚效。

3. 腕顺穴之位置不论先天(坤兑)或后天(巽),皆位于阴卦(女人卦),所以女人针之特效。

腕顺二穴(图 2-17)

部位:小指掌骨外侧,距手腕横纹一寸五分处。

主治:鼻出血以及腕顺一穴主治各症。

取穴:当小指掌骨外侧,距手横纹一寸五分是穴,亦即在腕顺一穴后一寸之处。

手术:针深二至四分。

注意:腕顺一穴与二穴以一次用一穴为宜。

【诠解发挥】

穴名阐释:顺有顺沿,流动,流利之意,小肠经之腕骨穴腕顺二穴之下,沿着腕顺一二穴即到腕骨穴。

现代解剖:肌肉:在小指尺侧,第五掌骨小头后方,当外展小指肌起点外缘。血管:有指背动静脉、手背静脉网。神经:布有掌背神经(尺神经分支)。

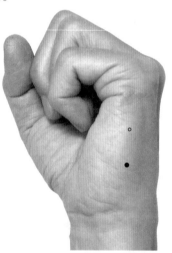

图 2-17 腕顺二穴

定位及取穴:在手掌小肠经上,距手腕横纹一寸五分是穴,距离腕顺一穴后一寸之处。针深一寸至一寸半。

维杰新用:腕顺一二穴并用治肾虚之牙痛、眼痛亦有效。治耳鸣、重听、小腹胀、腰围痛、腰背痛、腿弯紧痛、脚掌痛甚佳。

解说及发挥：

1. 腕顺一二并用治疗肾亏所致之各种病变及疼痛,疗效甚好,肾虚之牙痛、眼痛亦有效。

2. 除前述各病外,余尚用治耳鸣、重听、小腹胀、腰围痛、腿弯紧痛,疗效亦佳。

3. 理同腕顺一,手足太阳经相通,治腰背痛、腿弯紧痛甚佳。基于手脚对应还治脚掌痛。

4. 此处常作为肾亏之诊断点,腕顺一二穴掌缘软弱无力多系肾亏,从补肾发挥可治疗许多疾病,前述各病多系由肾亏而起,针之甚效。

5. 原注"一次用一穴为宜",临床经验二穴并用并无不宜。

手解穴(图 2-18)

【董师原文】

部位： 小指掌骨与无名指掌骨之间,握拳时小指尖触及之处。

主治： 主解晕针与下针后引起之麻木感及气血错乱之刺痛。

取穴： 手心向上,在小指掌骨与无名指掌骨之间,握拳时小指尖触及掌处是穴。

手术： 针深三分至五分,停针十至廿分钟即解,或以三棱针出血即解。

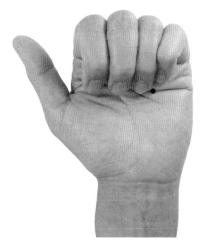

图 2-18 手解穴

【诠解发挥】

穴名阐释： 解有解除、纾解之意,此穴能解晕针及针后之不适,位在手上故名(另一解穴在脚上)。

定位及取穴： 手解即心经之少府穴,在小指掌骨与无名指掌骨之间,握拳手心向上,小指尖触及掌处是穴。

现代解剖： 肌肉:在四五掌骨间,有第四蚓状肌,屈指浅深肌腱,深部为骨间肌。血管:有指掌侧总动、静脉。神经:为第四指掌侧总神经,尺神经分支分布处。

维杰新用： 治疗皮肤瘙痒甚效。

解说及发挥：

1. 手解即心经之少府穴,少府为心经(属火)之荥穴(属火),为火中之火穴,为真火穴,强心及温阳之作用甚强,故能解晕针。又《内经》曰:"病变于色者取之荥。"晕针时脸色必变,针心经之荥穴甚为有效,此亦手解穴能解晕针之理。

2. 手解穴对皮肤瘙痒亦有镇定止痒之功,一则"诸疮痛痒,皆属于心",一则本穴为荥火穴,能清火(盖皮肤痒疹亦多属热)。

土水穴(图2-19)

【董师原文】

部位:在拇指第一掌骨之内侧。

主治:胃炎、久年胃病。董师补充:手指、手掌痛、手骨痛(左痛治右、右痛治左)。

取穴:在拇指第一掌骨之内侧,距掌骨小头一寸处一穴,后五分一穴,再后五分一穴,共三穴。

手术:针深二至五分。

【诠解发挥】

穴名阐释:土水穴与艮卦及坎卦有关,艮卦属土,坎卦属水。此穴位于艮卦及坎卦之间,故名土水。

定位及取穴:在拇指第一掌骨之内侧黑白肉际、距掌骨小头一寸处一穴,后五分一穴,再后五分一穴,共三穴。

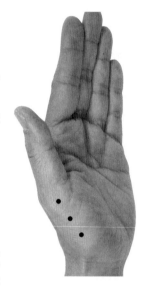

图2-19　土水穴

杨维杰新土水穴:土水穴计有三个穴位,均位于手鱼部位;中央之土水中穴即鱼际穴,自鱼际至大指本节之中央点为土水上穴,自鱼际至手腕横纹之中央为土水下穴。手术:贴骨针深五分至一寸。

维杰新用:治气喘甚效。治疗喉痛甚效,治肺炎亦甚效。尚可治手指痛、手掌痛、手骨痛。

现代解剖:肌肉:有外展拇短肌和拇对掌肌。血管:当拇指头静脉回流支。神经:布有前臂外侧皮神经和桡神经浅支混合支。

解说及发挥:

1. 穴名阐释土水,可治土寒(水应寒),治久年胃病甚效,治脾湿慢性腹泻亦佳。据《内经》所载,手鱼部位能诊断肠胃疾病,《灵枢经·经脉》说:"胃中寒,手鱼之络多青矣;胃中有热,鱼际络赤。"临床观察,便秘者常在鱼际部位发赤;大便溏湿者,鱼际辄有暗青色浮起;如患肠炎、腹泻严重,则更能见及青筋暴起,既能反映病变,当然也就能以之治疗病变。

2. 本穴在肺经上,肺经"起于中焦(中脘附近),下络大肠(向下联络大肠),还循胃口",经脉所过,主治所及,因此本穴能治肺胃大肠三经之病,也是能治久年胃病及大便湿溏之另一原因,并且本穴能行胃中湿热出肠道,不令湿土克肾水(因肾主二便)。

3. 取名土水穴,主要是它位于手掌艮卦、坎卦之间,艮卦属土,坎卦属水,因此本穴名阐释之为土水穴,本穴位于肺经,因此实为土金水穴。

4. 本名土水,当然有治疗土(脾胃)病及水(肾)病的作用,但也要把其位于肺经属金的经络关系考虑进去,在肺(金)经上,穴属土金水,如此本穴即土金水皆治。因此肺脾肾皆治,理气作用甚佳,故治胃痛、咳喘甚效,"土水中"尤为治疗气喘之特效针。

5. "土水中"之穴位位置与鱼际穴相符,穴属荥穴,"荥输治外经",外经包括经络病及外感病,治疗喉痛甚效,尤其是外感喉痛,治肺炎亦甚效。

6. 又,本穴除治胃病、胃痛外,尚可治手指痛、手掌痛、手骨痛。治疗原则,左痛治右,右痛治左。

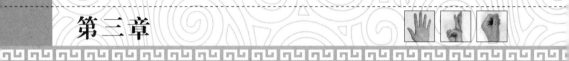

第三章

三三部位（前臂部位）

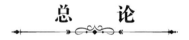

总　　论

在进行深一步研究三三前臂部位之前，必须先认识一下与前臂部位取穴有关的一些比较高级的原理，这样会更方便于准确取穴，并对主治功用有一个更深的了解，方便于深入学习及发挥应用。基本上要掌握太极思路及三焦思维。

一、杨维杰太极思路在董氏奇穴三三部位的诠解及应用

（一）大太极（肘膝太极）（图3-1）

1. **手正象**　例如将上肢自然下垂与躯干呈顺向并列对置（可称为**手躯顺对**），则有如下对应：即肩对应头，上臂对应胸（或背）脘；肘对应脐（腰）；**前臂对应下腹（腰骶）**；手对应阴部。例如用董氏奇穴三三部位之肠门治肠，手五金、千金治坐骨神经等。

2. **手倒象**　将上肢与躯干呈逆向并列（可称为**手躯逆对**），可有下列对应关系：即手对应头（腕对应颈），**前臂对应胸脘（及背）**，**肘对应脐腰**，上臂对应下腹（或下腰），肩对应阴部。

例如用董氏奇穴三三部位之火串、火陵治心悸、胸闷等。

3. 将上肢与下肢顺向并列为**手足顺对**,以肘对应膝为中心对应,可有下列对应:即肩对髋、上臂对大腿、**肘对膝**、**前臂对小腿**、手对脚。如髋有病可取肩部穴位(例:肩中穴)施治;**膝部有病可取心门**。

4. 将上肢与下肢呈逆向排列为**手足逆对**,可有如下对应:即肩对应足、上臂对应小腿、**肘对应膝**、**前臂对应大腿**、手对应髋。如足踝部有病可取肩部穴位治疗,大腿有病可取前臂穴位治疗(反之肩部有病可取足部穴位施治,前臂有病也可取大腿穴施治),董氏奇穴之灵骨、腕顺、中白等穴治疗坐骨神经痛;心门治疗大腿痛。

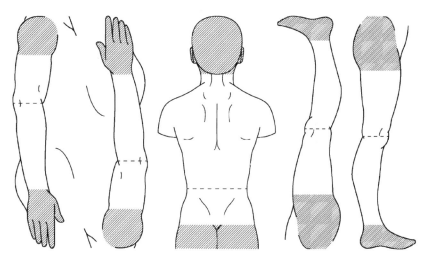

图 3-1　大太极（肘膝太极）

（二）中太极（腕踝太极）

中太极又称腕踝太极,即系以腕踝为中心点(太极),上至手指脚趾,下至前臂及小腿中段。其对应见下表(表7):

表7　中太极（腕踝太极）全息对应顺对表

对应部位	头	胸脘（背）	脐	下腹（腰）	阴部肛门
手	指	掌	腕	前臂（前段）	前臂（中段）
足	趾	跗	踝	小腿（下段）	小腿（中段）

三三部位之支沟穴、二白穴、其角穴皆相应于尾骶,故皆能治疗便秘及尾骶痛。

二、杨维杰三才思维对董氏奇穴三三部位的诠解及应用

部位分三才,分治上中下三焦病变:每个局部都可分为三部分,即上、中、下三部分,上部诊治头部及心肺疾病,中部诊治脾胃、肝胆疾病,下部诊治肾与膀胱下肢疾病。每一部亦皆有倒象,便成为上部诊治肾与膀胱下肢疾病,中部诊治脾胃、肝胆疾病,下部诊治头部及心肺疾病。这些在太极篇章已经详细介绍过,这里再略加提要(图3-2)。

例如将手抬高举起,从腕至肩为**正象**,则手臂之前部治上焦头面心肺病,中部治中焦脾胃、肝胆疾病,下部治疗下焦肾与膀胱下肢疾病。如前臂前部之内关穴治疗心悸,前臂中部肝门治疗中焦病肝炎,前臂下部之心门治疗下焦病膝痛及尾椎痛。

四肢部位也有倒象,将手自然下垂,则可谓之为**倒象**。从倒象来看,也是上部诊治头部及心肺疾病,中部诊治脾胃、肝胆疾病,下部诊治肾与膀胱下肢疾病。如此则手臂之前部能治下焦肾与膀胱下肢疾病,中部治疗中焦脾胃、肝胆疾病,下部治疗上焦头面心肺病。例如支沟穴能治疗便秘甚效,心门治疗心脏病甚效即是显例。其他部位如手掌、上臂、小腿、大腿部也是如此。

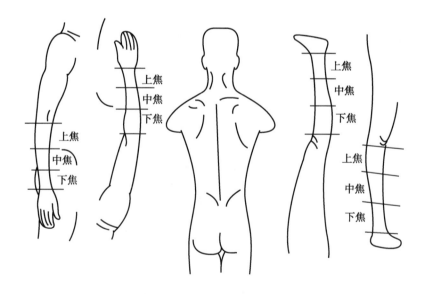

图3-2 三才与三焦对应图

分　论

三三部位总图见图 3-3。

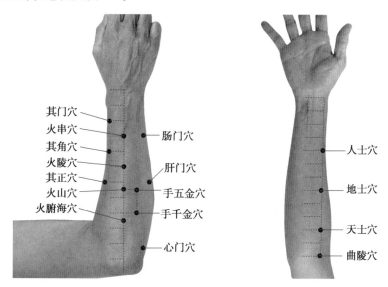

其门穴
火串穴
其角穴
火陵穴
其正穴
火山穴
火腑海穴

肠门穴
肝门穴
手五金穴
手千金穴
心门穴

人士穴
地士穴
天士穴
曲陵穴

图 3-3　三三部位总图

其门穴（图 3-4）

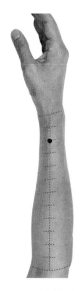

【董师原文】

部位：在桡骨之外侧，手腕横纹后两寸处。

主治：妇科经脉不调，赤白带下，大便脱肛，痔疮痛。

取穴：当桡骨之外侧，距手腕横纹后两寸处是穴。

手术：臂侧放，针斜刺约与皮下平行，针入二至五分。

【诠解发挥】

穴名新释："其"，这也，所谓也。"门"，此处指为此三个穴的第一个穴，即为其正、其角的门户，此处的"门"也可指是阴门及肛门，从主治项来看，恰合其意。

定位及取穴：臂侧放，自其角向其门针斜刺，约与皮下平行，针入五分至一寸。

图 3-4　其门穴

现代解剖：肌肉：桡肱肌、短伸拇肌、外展拇长肌。血管：后骨间动脉、桡掌骨动脉与静脉。神经：桡骨神经、前臂外侧皮神经。

维杰新用：顽固性便秘、小腹胀气。

解说及发挥：参见"其正穴"。

其角穴(图3-5)

【董师原文】

部位：在桡骨之外侧，手腕横纹后四寸处。

主治：同其门穴。

取穴：在其门穴后二寸处取之。

手术：同其门穴。

【诠解发挥】

维杰新用：顽固性便秘、小腹胀气。

穴名新释："其"，这也，所谓也。"角"，肝木之音也，本穴在大肠经上，大肠经与肝经相通，此穴能治妇科经脉不调，赤白带下，这些病多与肝经不调有关。

定位及取穴：臂侧放，自其角向其门针斜刺，约与皮下平行，针入五分至一寸。

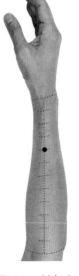

图3-5　其角穴

现代解剖：肌肉：桡肱肌、短伸拇肌、外展拇长肌。血管：后骨间动脉、桡掌骨动脉与静脉。神经：桡骨神经、后肱下侧肱下神经。

解说及发挥：

1. 本穴位置在大肠经郄穴温溜后一寸。

2. 应用参见"其正穴"。

其正穴(图3-6)

【董师原文】

部位：在桡骨之外侧，手腕横纹后六寸处。

主治：同其门穴。

取穴：在其门穴后四寸，即其角穴后二寸处取之。

手术：同其门穴。

运用：其门、其角、其正三穴同用(即一用三针)。

【诠解发挥】

穴名新释：穴名"其"，这也，所谓也。"正"，一则与正拳直刺有关，一则与附近之支正穴有关，即如同中白穴借用中渚穴而取名中白类似。中白与上白相去甚远，其"中"字实为借中渚之中而来。

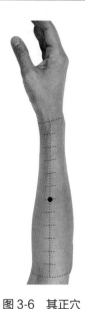

定位及取穴：臂侧放，自其正向其角针斜刺，约与皮下平行，针入五分至一寸。

现代解剖：肌肉：桡肱肌、短伸拇肌、外展拇长肌。血管：后骨间动脉、桡掌骨动脉与静脉。神经：桡骨神经、后肱下侧肱下神经。

维杰新用：顽固性便秘、小腹胀气。

解说及发挥：

图3-6 其正穴

1. 其门、其角、其正三穴均位于大肠经上。董师对此三穴之原刺法是：臂侧放(此处之臂侧放则是指拳头直放，正拳之意，亦即三间及合谷穴在上)，针斜刺约与皮下平行(即是用**皮下针，是针对大肠经及肺经最常用的针法**，所谓**以皮治肺及大肠**也)针入二至五分。我用此三穴有几种刺法如下："针刺时采皮下刺，自其正透向其角，或其角透向其门。这就是皮下针法。另一刺法则系自大肠经向小肠经方向皮下横刺(也是皮下刺)，皮下刺与肺应，能治大肠病。"

2. 其门、其角夹偏历穴。在腕太极中，与肛门阴部部位对应。偏历与支沟、二白在同一水平上，亦皆与肛门阴部部位对应。支沟善治便秘，二白善治痔疮。又其角、其正夹温溜，温溜系大肠经郄穴，有调理气血之功，故能治痔疮及脱肛。

3. 治疗痔疮单用其门、其角、其正即能见效，但较费时，如于委中穴点刺后，再针此穴，效果尤其显著，可期迅速痊愈。余单用委中点刺出血，治疗痔疮一次而愈者，不乏其人。

4. 本穴组对应肛周及阴部，在大肠经，透过肝与大肠通，能治妇科经脉不调及赤白带下，本穴组对顽固性便秘及小腹胀气亦有殊效。

5. 董师以此治性冷淡十余次而愈。治疗范围仍不出腕太极，此处对应阴部前后。

按：有人认为此穴组与星宿有关，故弄玄虚。董师于1973年中文版出书后，随即出版英文版，英文版的译文名称意义是问过老师确认的，其书中对"其门""其正""其角"穴名译释的解说是：其(Chi)：This，门(Men)：Door；角(Chiao)：Corner；正(Cheng)：Uprightness，其中的其(Chi)：This指的就是"这个"，"门"

（Door）与"角"（Corner）都是直译，"正"（Uprightness）在此有"正直的"及"直立的"意思，一语双关标出了此穴的刺法，可以看出，在老师的看法中毫无星宿的意义。

火串穴（图 3-7）

【董师原文】

部位： 在手背腕横纹后三寸，两筋骨间陷中。

主治： 便秘、心悸、手下臂痛。

取穴： 手平伸，掌向下，从手腕横纹中央直后三寸处取之；握拳屈肘掌心向下，现沟凹处是穴位。

手术： 针深三分至五分。

运用： 左手下臂痛针右手穴；右手下臂痛针左手穴。

【诠解发挥】

穴名新释： 穴在三焦经，三焦属火，串者，串通、串连、贯通之意。本穴位置与支沟同。在"经"穴位置，亦属火，系火中之火。能通畅少阳之经气。十四经取穴名支沟，是取其地形形势，取名火串则是以其作用定名。

定位及取穴： 手平伸，掌向下，从手腕横纹中央直后三寸处取之；握拳屈肘掌心向下，现沟凹处是穴位。即三焦经之支沟穴。针深五分至八分。

现代解剖： 肌肉：在尺桡骨之间，伸指总肌和伸拇长肌之间，屈肘俯掌时则在指总伸肌的桡侧。

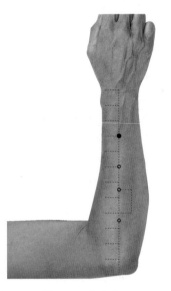

图 3-7 火串穴

血管：深层为前臂骨间背侧动脉，和前臂骨间掌侧动脉本干。神经：布有前臂背侧皮神经，深层有桡神经之前臂骨间背侧神经，正中神经之骨间掌侧神经。

维杰新用： 呼吸困难、胸脘痞闷、胁肋疼痛、肋间神经痛。胁痛、踝关节扭伤、落枕、急性腰扭伤、腰疼难转侧。咽喉肿突然不能出声、热病汗不出、侧身"胆经"的坐骨神经痛。

解说及发挥：

1. 火串穴穴位同三焦经支沟穴，支沟为三焦经之"经"穴，理气作用甚强，本即为治便秘要穴。且三焦为相火之经，本穴亦属火，能泻火中之火，治便秘甚效。

2. 穴性属火与心相应,亦治心悸及其他心脏病(如胸脘痞闷等)。

3. 治手前臂痛,确有卓效,此属水平对应运用。

4. 手足少阳循胁肋,余用治胁肋疼痛、肋间神经痛尤有特效。

5. 手足少阳同名经相通,治踝关节扭伤及落枕亦甚效。

6. "三焦与肾通",又能理气,治急性腰扭伤亦甚效,亦治腰疼难转侧。

7. 本穴属"经"穴,能治呼吸困难、咽喉肿突然不能出声、热病汗不出等病症。

8. 治侧身"胆经"的坐骨神经痛效果极好。

引申：

1.《伤寒论》230 条："胁下硬满,不大便而呕,舌上白胎者,可与小柴胡汤,上焦得通,津液得下,胃气因和,身濈然汗出而解。"可见少阳经方剂小柴胡汤能调津液、治便秘。火串(支沟)为少阳经穴位,有通达三焦的作用,所以是治疗便秘的有效穴。从腕踝太极来看,前臂中段对应于阴部及肛门,火串(支沟)穴对应于阴部及肛门,因此治疗便秘确有其理。

2. 本穴之作用可联系到肺金及心火。三焦是主气所生病,可联系到肺金,本穴为经穴,五行属火。且三焦与心包表里,可联系到心火。因此以十四经络理论及五输穴相关理论来解说其作用,更为合理。

火陵穴(图 3-8)

【董师原文】

部位：在火串穴后两寸。

主治：胸痛及发闷、发胀、手抽筋。董师补充：腿坐骨神经痛。

取穴：手抚胸取穴,在火串穴后两寸处取之。

手术：针深五分至一寸。

【诠解发挥】

穴名新释：与火串同为三焦经属火经,位置较火串为高,略为高起如陵。谓之火陵。

定位及取穴：穴在三焦经,手抚胸取穴,在火串穴(支沟穴)后两寸处取之。

现代解剖：肌肉:在尺桡骨之间,伸指总肌和伸拇长肌之间,屈肘俯掌时则在指总伸肌的桡侧。

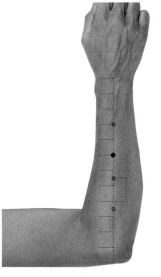

图 3-8 火陵穴

血管：深层为前臂骨间背侧脉，和前臂骨间掌侧动脉本干。神经：布有前臂背侧皮神经，深层有桡神经之前骨臂间背侧神经，正中神经之骨间掌侧神经。

解说及发挥：

1. 穴在三焦经，与心包相表里，治胸闷胸痛胸胀皆有效。由于少阳经经络走向，本穴亦治胁肋，可谓胸胁胀痛皆治。

2. 治疗手抽筋，以对侧为主，系水平对应之应用。也有以筋治筋的作用。

3. 治疗腿坐骨神经痛，则以足少阳经走向之坐骨神经痛为主。

火山穴（图3-9）

【董师原文】

部位：在火陵穴后一寸五分。

主治：同火陵穴。

取穴：手抚胸取穴，在火陵穴后一寸五分处取之。

手术：针深一寸至一寸五分。

运用：左手抽筋取右手穴；右手抽筋取左手穴。胸部痛及发闷、发胀则火陵、火山两穴同时用针，但注意只宜单手取穴，不可双手同时用针。

【诠解发挥】

穴名新释：与火串同为三焦经，属火经，位置较火陵为高，高起如山。谓之火山。取名火山、火陵都在意谓其地势愈来愈高。

定位及取穴：火陵在火串（支沟）后二寸，火山在火陵后寸半，但取穴略有不同，取火串，手平伸，取火陵、火山则手抚胸取穴。

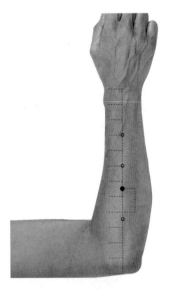

图3-9 火山穴

现代解剖：肌肉：在尺桡骨之间，伸指总肌和伸拇长肌之间，屈肘俯掌时则在指总伸肌的桡侧。血管：深层为前臂骨间背侧动脉，和前臂骨间掌侧动脉本干。神经：布有前臂背侧皮神经，深层有桡神经之前臂骨间背侧神经，正中神经之骨间掌侧神经。

维杰新用：治少阳经走向之坐骨神经痛，效果亦佳。

解说及发挥：

1. 火陵、火山穴，针之能透三焦经至心包经，除治疗手抽筋有效外，治疗胸痛、胸闷、胸胀亦有显效，盖三焦与心包相表里，深针透经，自是效果卓佳，两手同时下针，据经验并无不良作用。

2. 火陵穴治少阳经走向之坐骨神经痛，效果亦佳（此穴与手五金平行，手五金亦治疗坐骨神经痛，可作参考）。

3. 本穴在筋前缘，以筋治筋，故治手抽筋。一般针对侧穴位，亦系水平对应之运用。

引申：

董氏奇穴为什么四肢阳面穴位多，而在阴经，除太阴经外几乎没有穴位？

答：此与董氏先祖重视阳气，以阳治阴有关。

董氏奇穴在前臂三阳经皆有穴位，在手厥阴、手少阴经没有穴位。治疗胸闷、胸痛等心包经病变，悉以三焦经治疗之，以阳治阴。

董氏奇穴在手掌、前臂、后臂，以及大腿、小腿亦多取阳面阳经之穴位，并多以阳经之穴位治疗表里经阴经之病症。为何如此？这是**董氏先祖受易学及明代温补学说之影响，重视阳气有关**。董氏奇穴是包含《内经》《难经》在内的易理系统针灸，这个在我的奇穴书中时时可以看到这方面的内容。

阳贵阴贱，扶阳抑阴，是易学的一个重要思想。《周易·系辞传》中之"天尊地卑，乾坤定矣"，为阳贵阴贱的早期记载。此一思想在《内经》中也得到体现，《素问·生气通天论》："阳气者，若天与日，失其所，则折寿而不彰。""凡阴阳之要，阳密乃固。两者不和，若春无秋，若冬无夏，因而和之，是为圣度。故阳强不能密，阴气乃绝。""阳气固，虽有贼邪，弗能害也。"张景岳承继这一思想，极为重视人体之阳气。

我们知道张介宾为明代第一大家，任应秋教授说："明代医家，根底较深者，首推张介宾。"

张景岳为温补学派的代表性人物，景岳学说的产生在于纠偏补弊，他反对刘河间、朱丹溪以来，喜用寒凉攻伐的流弊，认为人之生气以阳为主，难得而易失者为阳，既失而难复者亦为阳。绝对"不可将不足之阳认作有余而云火，妄以寒药折伐"。

张景岳在其《大宝论》和《真阴论》中，重点论述了真阴、真阳的重要。但他又进而认为阴气的生成及衰败都以阳气功能作用为主导，强调阳气的重要。他在《类经·阴阳类二》中指出："阴阳二气，形莫大于天地，明莫著乎日月。虽天地为对待之体，而地在天中，顺天之化，日月为对待之象，而月得日光，赖日以明。此阴阳之征兆，**阴必以阳为主也**。故阳长而阴消，阳退则阴进，阳来则物生，阳去则物死。所以**阴阳之进退，皆由乎阳气之盛衰耳**。"也就是说，在人体内部的阴阳对立矛盾中,是以阳气的一方为主导的。阳气的盛衰决定了事物的盛衰及生死。

董氏三阴仅在手足太阴经有穴位,董师先祖对于李东垣之脾胃学说有深刻的认识,临床治疗对于调理脾胃有很多发明,所以三阴仅在手足太阴经有穴位。详见火腑海穴引申之三,及八八部位之引申。

火腑海穴(图 3-10)

【董师原文】

部位:在火山穴后两寸,按之肉起,锐肉之端。

主治:咳嗽、气喘、感冒、鼻炎、坐骨神经痛、腿酸、腰酸、贫血、头晕、眼花、疲劳过度。

取穴:手抚胸取穴,在火山穴后二寸处取之。

手术:针深五分至一寸。

运用:治贫血、头昏、眼花、腿酸、疲劳过度时,下针十分钟后取针,改用垫灸三壮至五壮(不需下针,仅灸三至五壮亦可),隔日一灸,灸上三个月,可延年益寿。灸至第五、第十、第十五次,下灸七壮至九壮(大壮),即每月大壮三次,小壮十二次。

【诠解发挥】

穴名新释:"火腑"即三焦腑也,该处肌肉丰厚,故称之为"海"。火腑即三焦腑也,穴在三焦经定位,转手取穴反而在大肠经上,而与手三里位置相合,观董老师所列主治,悉为补针或灸,功同足三里。

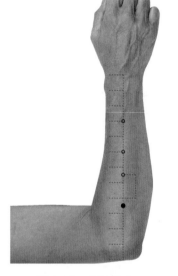

图 3-10　火腑海穴

定位及取穴:在火山穴后两寸,按之肉起,锐肉之端。转肘取穴与手三里位置相合,本穴以三焦经定位,向内旋臂,从阳明经取穴。

现代解剖:肌肉:在桡骨的桡侧,桡侧有伸腕短肌及长肌,深层有旋后肌。血管:为桡返动脉的分支。神经:分布着前臂背侧皮神经及桡神经深支。

维杰新用:网球肘、肩背痛及臂痛。

解说及发挥:

1. 董师主治未说明何病用针,何病用灸。强调有补虚之作用,用灸效果颇好。

2. 本穴以三焦经定位,从阳明经取穴,三焦与肾脏腑别通,手足阳明经同名经相通,故能补肾,亦调脾胃,有调补作用。可针亦可灸,补用灸法尤佳。

3. 三焦与肾通,治坐骨神经痛、腿酸、腰酸。

4. 穴在大肠经,大肠与肺相表里,故治呼吸系统诸病。

5. "大肠与肝脏腑别通",治头晕、眼花、疲劳。

6. 又,本穴在三焦经定位,亦能补肾治骨,故为治网球肘的特效针。

7. 连续四个穴皆以火冠名,皆在三焦经上,穴性属火,又与心包相表里,故又治心系病。

按:火腑海穴与手三里穴位置相合,手三里穴因经络循行之故,历代均推为治肩背痛及臂痛要穴(见《通玄指要歌》《胜玉歌》《席弘赋》《杂病穴法歌》)。穴在锐肉之端,即筋肉特别隆起的肉,或可说是有"分理"的肉,古人对此悉以筋论,故治筋病甚好。由于大肠经多气多血,调理气血作用极强,能疏风活络,针感尤强,擅长经络病的治疗。

引申:

1. 火腑海穴与手三里穴位置比较,及穴名新释与取穴对治疗之意义

火腑海穴直观上并不在手三里,因取穴方法之故,而与手三里相符。从董氏书中所列之主治及运用来看,亦多与手三里相符。"火腑"即三焦腑也,穴在三焦经定位,转手取穴反而在大肠经上,而与手三里位置相合,观董老师所列主治,悉为补针或"灸",功同足三里。该处肌肉丰厚,故称之为"海",董师原书指明其位置:"按之肉起,锐肉之端。""肉起"表示该处肉多,肉多之处便能调治脾胃,有补气作用;"锐肉之端",表示本穴与筋有关。

2. 筋肉之区别与火腑海穴

筋与肉有何区别,这关系到体应针法(五体针法)的应用与发挥,也关系到扩大应用火腑海穴。这里简单提示一下筋与肉的区别:

(1)筋是能产生力气的肉,《说文解字》对"肌"的解释是"肉也",对"筋"则说是"肉之力也。从肉、力、从竹。"肉之力,也就是说能产生力气的肉。竹是植物中最坚韧的,故用作比拟,另外,竹也是一节一节的。由此而观,筋肉是指骨骼肌,即横纹肌、随意肌,也就是现在通称的肌肉。筋,可以指整条肌肉,条状的肌肉可以称作为筋,而不只是指肌腱。《说文解字》说腱,"筋之本也"。意指筋肉的根部附着于骨的部分为腱;《灵枢经·官针》所说的"尽筋"即指此。筋包括腱而不等于腱。肘臂用力则火腑海穴、手五金、手千金穴皆呈条状,因此可治疗筋病。又如正筋、正宗等穴亦是条状的肉,是筋,能治筋病。

(2)筋是指特别隆起的肉(块状的肉)。腘(音"窘")肉,就是指特别隆起的大肉，也就是块状的肌肉，如承山穴、肩中穴等。《灵枢经·邪客》说："地有聚邑，人有䐃肉。"可知"䐃"是以肉的聚集隆起为特点（字半边从"困"，即指囷聚稻禾的圆仓）。王冰《素问》注说："肉之标"，"谓肘膝后肉如块者"。即如三角肌、三头肌、腓肠肌等块状肉都可称之。䐃原指肥肉，但这里实际应属筋肉。消耗性疾病出现大肉下陷，称为"脱肉破䐃"，是疾病的危重现象。火腑海在锐肉之端，在特别隆起的肉上，因此能以筋治筋，本穴能筋肉并治，配合余之曲后穴（曲池后贴骨，见本书第十三章杨维杰增补穴位）治骨，治疗网球肘特效。根据维杰自己的体应针法思路，筋含分肉，手五金、火腑海、足五金、承山等皆在筋处，皆治抽筋之病，皆能治疗痉挛性病痛。（其他论述可参见余著之《董氏奇穴原理解构》）

3. 以肉治脾

按之肉起，锐肉之端，为本穴取穴及治疗之眼目，本穴肉厚与脾相应，刺肌肉能应脾，有补脾健胃之功。

凡肉厚之处有补气理气之效用，合谷在手指之间肌肉较丰厚之处，理气作用甚强，虽说因系"原穴"之故，但脾（气）肉相应也有关系。针驷马穴能治皮肤病，也能健脾补气。董氏奇穴如治肺之驷马，治心之通关、通山、通天，治肾之通肾、通胃、通背，治肝之天黄、明黄、其黄，及镇痛要穴风市都在肌肉丰厚之大腿处，实亦健脾，重视脾胃学说之故。

∾ 手五金穴（图 3-11）

【董师原文】

部位：在尺骨外侧，距豌豆骨六寸五分。

主治：坐骨神经痛、腹痛、小腿发胀、脚痛、脚麻。

取穴：手抚胸取穴，当尺骨外侧，距豌豆骨六寸五分，即火山穴外开五分处是穴。

手术：针深三分至五分。

【诠解发挥】

穴名新释：此两穴能治腿脚沉重，如同足五金、足千金治疗肩臂沉重，所谓重如五千斤，《金匮要略》有肾着病，如带五千钱之说，此处意义相通也。手五金穴与手千金穴，一则与金有关，若知道其功用及老师的意思，则其意是：五千金形容其

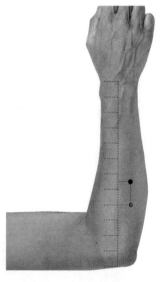

图 3-11 手五金穴

重,即本穴能治坐骨神经痛、小腿重等病。

定位及取穴:手抚胸取穴,在手少阳三焦经与手太阳小肠经之间。手掌外翻,筋下骨前取穴。针深五分至八分。

现代解剖:肌肉:在桡骨的桡侧,桡侧有伸腕短肌及长肌,深层有旋后肌。血管:为桡返动脉的分支。神经:分布着前臂背侧皮神经及桡神经深支。

解说及发挥:

1. 本穴距豌豆骨六寸五分,即火山穴外开五分处是穴。如此即与火山穴平行,火山穴从手腕横纹中央直后取之,火串穴在手背腕横纹后三寸,火陵穴在火串穴后两寸。火山在火陵穴后一寸五分。如此火山在手背腕横纹后六寸五分,此穴则以豌豆骨后取之,**则董师之距豌豆骨几寸与距手腕横纹几寸类同。**可见老师指的豌豆骨与手背腕横纹在一条直线。

2. 应用及原理参见"手千金穴"。

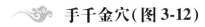

手千金穴(图3-12)

【董师原文】

部位:尺骨外侧,手五金穴后一寸五分。

主治:同手五金穴。

取穴:手抚胸取穴,在尺骨外侧,距豌豆骨八寸,手五金穴后一寸五分处取之。

手术:针深三分至五分。

运用:手五金与手千金两穴同用,唯禁忌双手同时取穴。

【诠解发挥】

穴名新释:此两穴能治腿脚沉重,如同足五金、足千金治疗肩臂沉重,所谓重如五千斤,《金匮要略》有肾着,如带五千钱之说,此处意义相通也。

定位及取穴:手抚胸取穴,在手少阳三焦经与手太阳小肠经之间。手掌外翻,筋下骨前取穴。针深五分至八分。

现代解剖:肌肉:在桡骨的桡侧,桡侧有伸腕短肌及长肌,深层有旋后肌。血管:为桡返动脉的分支。神经:分布着前臂背侧皮神经及桡神经

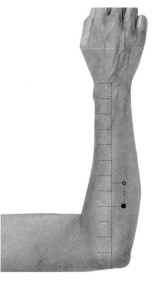

图3-12 手千金穴

深支。

维杰新用:常用治少阳经走向之坐骨神经痛,及小腿胀痛酸麻,手千金单独治手臂疮疡初起特效。

解说及发挥:

1. 手五金、手千金穴之位置约距三焦经走向外开五分,在手少阳三焦经与手太阳小肠经之间。手五金、手千金一般均倒马运用。

2. 余常用治少阳经走向之坐骨神经痛,及小腿胀痛酸麻。

3. 两穴在手太阳与少阳中间,**筋下骨前,贴筋贴骨**,因此筋骨并治而通于肝肾,治坐骨神经痛甚效(灵骨大白在大肠经,别通于肝,贴骨应肾,则肝肾并治,亦能治坐骨神经痛甚效,同理)。治小腿发胀、脚痛、脚麻。

4. 两穴在"经"穴位置区间,"经主喘咳寒热",与金相应,此两穴称为"金"穴,能治大肠腹痛。手千金单独治手臂疮疡初起特效。

按:有谓手五金治胸闷立除者,临床验证不若内关穴快速。

肠门穴（图3-13）

【董师原文】

部位:在尺骨之内侧,距豌豆骨三寸。

主治:肝炎之肠炎、头昏眼花。

取穴:手抚胸取穴,在尺骨之内侧与筋腱之间,距豌豆骨三寸处是穴。

手术:针深三至五分。

【诠解发挥】

穴名新释:此穴能治肝炎之肠炎,故称肠门。

定位及取穴:在尺骨之内侧,距腕横纹后三寸。

现代解剖:肌肉:尺侧屈腕肌、尺侧伸腕肌、肘肌。血管:尺动脉、尺静脉。神经:尺神经、内侧肱下皮神经。

杨维杰新肠门穴:在尺骨之内侧,距腕横纹后三寸。贴骨取之。

维杰新用:治腹泻。

解说及发挥:

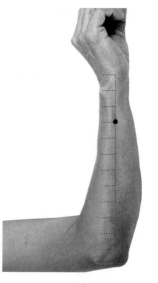

图3-13 肠门穴

1. 本穴在以腕部为中心之太极全息对应中,适当大肠肛门部位(支沟在相同对应位置治便秘,二白在相同对应位置治痔疮),又本穴在小肠经上,小肠为分水之官,利湿作用甚佳,因此本穴能治腹泻,配门金穴,效果更佳。

2. 本穴配肝门穴,治急性肝炎而有大肠症状者,效果甚佳。

3. 本穴治疗急性腹泻效果尤佳,在腹痛里急后重或急欲如厕腹泻之际,以手按压,即能缓和肛门及大肠之紧张状态,而及时寻找处所解决。依经验,根据阴阳原理(参见余著《董氏奇穴原理学》)右侧肠门较左侧为佳。

肝门穴(图3-14)

【董师原文】

部位:在尺骨之内侧,距豌豆骨六寸。

主治:急性肝炎(特效)。

取穴:手抚胸取穴,当尺骨之内侧中部,距豌豆六寸处取之。

手术:针深三分至五分,针下后立止肝痛,将针向右旋转,胸闷即解;将针向左旋转,肠痛亦除。

运用:肠门穴与肝门穴同时使用,可治肝炎引起之肠炎,单用左手穴,禁忌双手同时取穴。

【诠解发挥】

穴名新释:本穴董师认为能治疗急性肝炎特效,故称为肝门。

定位及取穴:在手太阳小肠经上,从前臂手腕横纹至肘尖之中点取穴。

杨维杰新肝门穴:在手太阳小肠经,从前臂手腕横纹至肘尖之中点,贴骨取穴。

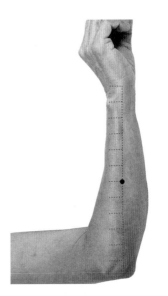

图3-14　肝门穴

现代解剖:肌肉:尺侧屈腕肌、尺侧伸腕肌、肘肌。血管:尺动脉、尺静脉。神经:尺神经、内侧肱下皮神经。

维杰新用:能治小腿抽筋。

解说及发挥:

1. 肝门穴对于急性肝炎效果极佳,由于肝在右侧,所以针治时以左手为主即可,对于合并肠炎症状,则可加针肠门,使成倒马,疗效甚佳。

2. 本穴配上三黄(天黄、明黄、其黄),治慢性肝炎亦有特效。亦可治乙型肝炎。

3. 古人以小肠经之原穴腕骨为治黄疸要穴，系基于小肠为分水之官，又与脾别通，能去湿，肝门穴能治黄疸肝炎，道理相同。所谓治湿从脾，肝门与肠门皆在小肠经上。

4. 从全息观点来看，本穴在前臂之中点治中焦病有效，效果较诸腕骨穴尤胜一筹，治肝病确实有效。

5. 穴在手臂太阳经中段，对应关系能治足太阳经之小腿抽筋。

心门穴（图 3-15）

【董师原文】

部位：在尺骨鹰嘴突起之上端，去肘尖一寸五分陷中。

主治：心脏炎、心跳胸闷、呕吐、肝霍乱。董师补充：大腿弯前侧痛。

取穴：手抚胸取穴，在下尺骨内侧陷处，距肘尖一寸五分是穴。

手术：针深四至七分。

运用：禁忌双手用穴。

【诠解发挥】

穴名新释：本穴能治心脏炎、心跳胸闷，故称心门。心门穴为心之门户，心之关键。

定位及取穴：心门穴约在小肠经上，在小肠合穴附近，去肘尖尺骨鹰嘴突起处一寸五分。

杨维杰新心门穴：距尺骨鹰嘴突起处之肘尖二寸骨下缘，贴骨取穴。

现代解剖：肌肉：尺侧屈腕肌、尺侧伸腕肌、肘肌。血管：尺动脉、尺静脉。神经：尺神经、内侧肱下皮神经。

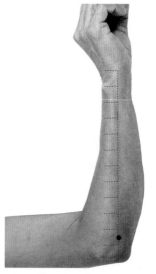

图 3-15　心门穴

维杰新用：大腿内侧痛（含腹股沟）、坐骨神经痛。治尾椎痛甚效。善于治膝部骨刺及退化性关节炎。还能治眼皮及眼周震颤。

解说及发挥：

1. 本穴邻近小肠合穴小海，心与小肠相表里，治心脏病甚效。

2. 本穴从全息而论，在前臂之尾部，与下腰及臀对应，能治下腰痛。亦能治大腿内侧痛（含腹股沟）、坐骨神经痛（对太阳经走向之坐骨神经痛尤为有效，盖手太阳通足太阳）。

3. 本穴贴骨进针，以骨治骨（体应），加上全息对应及手足太阳相通，太阳夹督，因此本穴治尾椎痛甚效。

4. 本穴能强心且近肘尖与膝对应，故治膝痛甚效（内侧膝痛尤效），由于贴骨进针，尤善于治膝部骨刺及退化性关节炎。余以对侧此穴配患侧火主治愈各种膝痛，超过百例，皆极快治愈，此亦谓之"杨氏区位膝二针"，简称"**杨氏膝二针**"。

5. 心门穴在手躯顺对中，在肘（对应腰）下，可治腰上痛。在手躯逆对中，在肘（对应腰）上，可治腰下痛。余以心门治疗腰脊上下痛，以中白治疗环腰痛，两穴配合治疗多种腰痛甚效，可作为腰痛通治针。

引申：心门穴为我常用之超级穴位，老师以治疗心脏炎、心跳胸闷为主。我发挥治疗尾椎痛、膝痛、膝部骨刺及退化性关节炎，腰脊上下痛甚效，我是怎样发挥的呢？

心门穴之应用与发挥，也是从**定病、定性、定位**发挥而来。以下从**辨主证、抓病机、识五行、明经络、知部位**等几个方面来入手，就能将心门作最大的发挥。

1. **定病——辨主证**　辨明确的主证：心脏炎、心跳胸闷、呕吐、肝霍乱。

2. **定性**　董氏奇穴能治心脏者，多能治膝病，本穴接近小肠经之合穴小海，合治腑病，所以治心脏病。

3. **定位——明经络**　本穴邻近小肠合穴小海，心与小肠表里，治心脏病甚效。

4. **定位——知部位**

（1）本穴之对应从**节段所在**（全息论）来看，在前臂之尾部与臀及尾臀对应，能治大腿内侧痛（含腹股沟）、坐骨神经痛（对太阳经走向之坐骨神经痛尤为有效，盖手太阳通足太阳）。

（2）本穴之**五体所在**（体应）以贴骨进针为主，可以以骨治骨，加上全息对应及手足太阳相通，太阳夹督，因此本穴治尾椎痛甚效。

（3）在太极全息手躯顺对中在肘（对应腰）下，可治腰上痛；在手躯逆对中在肘（对应腰）上，可治腰下痛。故可治腰上下痛。

（4）太极全息手足顺对中，本穴近肘尖与膝对应，故治膝痛甚效（内侧膝痛尤效），由于贴骨进针，尤善于治膝部骨刺及退化性关节炎。

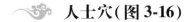

人士穴（图3-16）

【董师原文】

部位：在前臂桡骨里侧，去腕横纹四寸。

主治：气喘、手掌及手指痛、肩臂痛、背痛。

取穴：手平伸、掌心侧向上，从腕部横纹上行四寸，当前臂桡骨内侧是穴。

手术：针深五分至一寸。

运用：针深五分治气喘，治手掌及手指痛、肩臂痛、背痛（患右用左穴，患左用右穴）。针深一寸治心脏病、心跳。

【诠解发挥】

穴名新释：董师之三才穴，包括前臂之三士穴，上臂之三宗穴，小腿之三皇穴。概以人之高低区分，而有士宗皇之不同。本穴在三士之人的部分，故称之人士。唯三才系天人地，人在中间，董师则人皆在最下。

定位及取穴：去腕横纹四寸，在肺经之上。

现代解剖：肌肉：在桡侧屈腕肌腱的外侧，外展拇长肌腱内侧。血管：有桡动、静脉。神经：布有前臂外侧皮神经和桡神经浅支混合支。

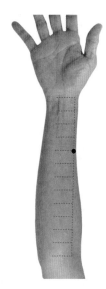

图3-16　人士穴

解说及发挥：

1. 本穴在肺经上，故能治气喘，三士穴中仅本穴指出能治手指痛、肩臂痛及背痛，盖本穴在倒马针之全息中偏于上焦，故治疗之病偏上。

2. 本穴再度指出针浅治近，治气喘、治手掌及手指痛、肩臂痛、背痛。针深治远，治心脏病、心跳。盖心脏较肺离手略远。而且肺主皮肤较浅层，心主血脉较深层。又指出疼痛以左治右，以右治左，董老师治痛一般以对侧（健侧）为主。

3. 董师之三个人穴（手上人士、上臂人宗、小腿人皇）皆能治手脚四肢痛，皆位居该部位三才定位之下焦（前臂之人士治手痛、肩臂痛；足之人皇穴稍上的四肢穴治四肢痛；后臂之人宗治脚痛、手痛），三人穴皆在太阴经上，手足太阴同名经相通，脾主四肢，故能治四肢痛。

地士穴（图3-17）

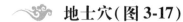

【董师原文】

部位：在前臂桡骨中部内缘，距人士穴三寸。

主治：气喘、感冒、头疼、肾亏、心脏病。

取穴：手平伸、掌向上，去腕横纹七寸，即距人士穴后三寸，当前臂桡骨内侧是穴位。

手术:针深一寸治气喘、感冒、头痛及肾亏,针深一寸五分治心脏病。

【**诠解发挥**】

穴名新释:本穴在三士之中间位,老师之地穴皆在中间位,与一般三才,人在中间位有所不同,见后面之解说。

定位及取穴:在肺经之上,距腕横纹七寸。

现代解剖:肌肉:有肱桡骨,在旋前圆肌上端之外缘,桡侧伸腕长、短肌的内缘。血管:有头静脉,桡动、静脉。神经:为前臂外侧皮神经,桡神经浅支分布处。

解说及发挥:

1. 本穴指出针之深浅,针浅治浅,治气喘、感冒、头痛及肾亏,针深治深,治心脏病。

2. 本穴在肺经上,穴近肺经郄穴孔最,治疗气喘、感冒当然有效。

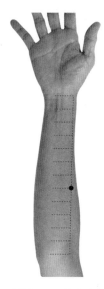

图 3-17　地士穴

比较:

1. 人士运用。针深五分治气喘、治手掌及手指痛、肩臂痛、背痛(患右用左穴,患左用右穴)。针深一寸治心脏病、心跳。地士手术:针深一寸治气喘、感冒、头痛及肾亏,针深一寸五分治心脏病。盖心脏较肺离手略远。而且肺主皮肤较浅层,心主血脉较深层。

2. 二穴皆指出刺浅治近,刺深治远。因穴位肌肉肥厚而略有不同。人士针深一寸治心脏病,地士针深一寸五分治心脏病。

3. 董氏奇穴中许多穴既能治疗呼吸病,也能治疗心脏病,这是因为心经"其直者,复从心系却上肺"(语译:它的直行经脉,又从心脏的脉络上行于肺部),如人士、地士、天士、曲陵皆治肺病,也治心脏病。

天士穴(图 3-18)

【**董师原文**】

部位:在前臂桡骨之后部内侧,距地士穴三寸。

主治:气喘、鼻炎、臂痛、感冒、胸部发胀。

取穴:在前臂桡骨之后部内侧,距地士穴三寸处是穴。

手术:针深一寸五分。

运用:天士、地士、人士三穴配灵骨穴,双手同时用针为治哮喘之特效针。

【诠解发挥】

穴名新释:本穴在三士之最高位,故称之天士。

定位及取穴:在肺经路径上,距地士穴三寸,距腕横纹十寸。

现代解剖:肌肉:有肱二头肌肌腱止处之外缘。血管:有头静脉,桡动、静脉。神经:为前臂外侧皮神经,桡神经浅支分布处。

解说及发挥:

1. 人士、地士、天士,简称三士穴,位置均在肺经上,因此治疗呼吸器官病效果极佳,人士在太渊上四寸,地士则与孔最穴位置相符,孔最为肺经郄穴,治哮喘疗效本佳,配人士、天士倒马效果更好。

2. 三士穴配水金或水通疗效更好。

3. 三穴配灵骨,肺肾双补作用更强,能使金水相通,治疗哮喘,效果甚好。

4. **运用**:天士、地士、人士三穴配灵骨穴,双手同时用针,为治哮喘之特效针。但余个人用针力求精简,不拘奇穴与十四经之配伍,常以水通配鱼际,精简而有效。

5. 有谓三士穴治心跳过速有特效。余则以心常穴为主治疗,精简且甚效。

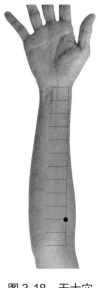

图3-18　天士穴

曲陵穴(图3-19)

【董师原文】

部位:在肘窝横纹上,试摸有一大筋,在筋之外侧。

主治:抽筋、阳霍乱、气喘、肘关节炎、心跳。

取穴:平手取穴,在肘窝横纹上,在大筋之外侧以大指按下,肘伸屈时有一大凹陷处是穴。

手术:针深三分至五分。

运用:用三棱针刺曲陵穴内侧之动脉血管,使其出血,可治阳霍乱,肝霍乱,心脏麻痹。

【诠解发挥】

穴名新释:曲者弯曲,陵者高起之小山。本穴取穴必须将肘稍弯,则可见有筋鼓起如山陵。

定位及取穴:平手取穴,在肘窝横纹上,有一大筋,在大筋之外侧,屈肘时有一大凹陷处是穴,位置同肺经尺泽。取穴时将肘稍弯向上,可见大筋隆起,贴筋取穴。

杨维杰新曲陵穴:屈肘,在肘窝横纹上,有一大筋,在大筋之外侧,紧贴筋旁针之,而非凹陷处。由于系贴筋取之,必须屈肘,筋鼓起如山陵,贴筋取之,更合曲陵之义。

现代解剖:肌肉:在肘关节当肱二头肌腱之外方肱桡肌起始部。血管:有桡侧返动、静脉之分支,头静脉。神经:布有前臂外侧皮神经,直下为桡神经本干。

维杰新用:治气喘、咳嗽、扁桃体炎、肺炎、发热、咽喉炎、遗尿、尿意频数(配肾关)、癃闭。闪腰岔气(配复溜穴并用效果更佳)、筋挛拘急之病,治肩痹痛(五十肩)、半身不遂、腰痛、膝关节痛、膝不能下蹲。

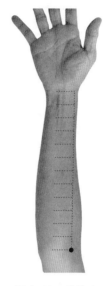

图3-19 曲陵穴

贴筋而刺,治疗筋病,对于肢体之拘挛,牵扯,弛缓,强直等均有疗效。

刺血治急性胃炎之吐泻,腹痛亦甚效。

刺血还能治狂躁型精神病、降血压。点刺出血治疗胸闷、胸痛、呼吸困难,心脏病变(心脏麻痹)。

解说及发挥:

1. 曲陵穴与肺经之尺泽穴位置相符,主治功能亦相同,点刺放血所治之病尤多,允为要穴。

2. 董老师取穴:平手取穴,在肘窝横纹上,在大筋之外侧以大指按下,肘伸屈时有一大凹陷处是穴,实为尺泽穴。主治:抽筋、阳霍乱、气喘、肘关节炎、心跳。**用三棱针**刺此穴内侧之动脉血管,使其出血,可治阳霍乱,肝霍乱,心脏麻痹。

3. 本穴为肺之水穴,能肺肾双治,又为合穴,理气作用甚好(合主逆气而泻)治胸肺疾病甚佳,治咳嗽、气喘甚效。

4. 为金之水穴,泻之能使金不克木,善治筋挛拘急之病。余以**贴筋(旁有大筋)治筋**,治疗筋病及运动系统病甚效。对于肢体之拘挛,牵扯,弛缓,强直等均有疗效。

5. 能治肩痹痛(五十肩)、半身不遂。治腰痛甚效,治闪腰岔气(配复溜穴并用效果更佳)甚效。余以此穴(贴筋刺之)治疗肩痹痛(五十肩),常一次即举起如初。

6. 以筋治筋，加上对应，治膝关节痛亦颇有效，尤其治膝不能下蹲甚效。

7. 为肺之水穴，故能治肺之火（发炎）病，治疗扁桃体炎、咽喉炎、肺炎、发热皆有效。

8. 本穴可治尿意频数（配肾关），治遗尿、癃闭。半身不遂，咳嗽（配水金），肺经一切实证。

9.《灵枢经·邪气脏腑病形》说："治内腑奈何……岐伯曰：取之于合。"《灵枢经·顺气一日分为四时》说"经满而血者……取之于合"。据上述《内经》所言，合穴善治脏腑病及瘀血之病，委中、尺泽、曲泽、足三里等合穴都是刺血常用穴位。在尺泽（曲陵）穴周边视血管点刺出血，治疗胸闷、胸痛、心脏病变及气喘皆极有疗效。盖《灵枢经·邪客》说"肺心有邪，其气留于两肘"，心肺久病重病在此刺血，疗效甚佳。

10. 刺血治肩痹痛（五十肩）亦甚效。

11. 刺血治急性胃炎之吐泻、腹痛亦甚效。

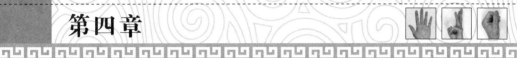

第四章

四四部位(后臂部位)

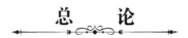

总 论

认识上臂之太极对应,对于学习及应用四四部位之奇穴,极为方便实用,以下之数字系指距离肘尖、肘弯之几寸而言。

杨维杰大太极思路在董氏奇穴
四四部位的诠解及应用

1. **手正象** 例如将上肢自然下垂与躯干呈顺向并列对置(可称为手躯顺对),则有如下对应:即肩对应头,上臂对应胸(或背)脘。例如四四部位肩部之肩中治鼻;上臂上部之上曲(10)、下曲(8)、后枝(8)治头晕、血压高;上臂中部之后椎(2.5)、首英(4.5)治脊椎骨脱臼、脊椎骨胀;地宗(6)治心脏病及血管硬化。

2. **手倒象** 将上肢与躯干呈逆向并列(可称为手躯逆对),可有下列对应关系:肘对应脐腰,上臂对应下腹(或腰骶):上曲(10)、下曲(8)治坐骨神经痛,肩对应阴部:常以肩部之奇穴天宗、云白、肩中穴等穴治尿道病及妇科阴道病。

3. 将上肢与下肢顺向并列为手足顺对,以肘对应膝为中心对应,可有下列对应:即肩对髋、上臂对大腿:上曲(10)、下曲(8)治坐骨神经痛,肘对膝。

4. 将上肢与下肢呈逆向排列为手足逆对,可有如下对应:即肩对应足,上臂对应小腿(自8~10寸上臂之下焦区,而且肉多):李白、天宗、云白、肩中皆治小儿麻痹,腿痛。上曲(10)、下曲治疗坐骨神经痛。

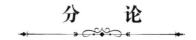

分 论

四四部位总图见图4-1。

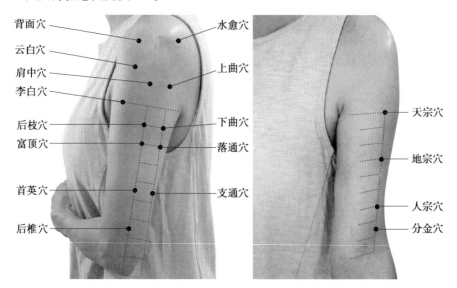

背面穴
云白穴
肩中穴
李白穴
后枝穴
富顶穴
首英穴
后椎穴

水愈穴
上曲穴
下曲穴
落通穴
支通穴

天宗穴
地宗穴
人宗穴
分金穴

图4-1　四四部位总图

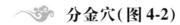

分金穴(图4-2)

【董师原文】

部位:在后臂肱骨之前侧,距肘横纹一寸五分。

主治:感冒、鼻炎及喉炎之特效针。

取穴:手抚胸取穴,当后臂肱骨之下部中央,去肘窝横纹一寸五分处是穴。

手术:针深五分至一寸。

【诠解发挥】

穴名新释:分者分界,金者肺金,可治肺金上部(上呼吸道)疾病,有一定之分属。

定位及取穴:分金穴位于肺经上,在侠白下三寸半,距尺泽一寸半。

现代解剖:肌肉:二头肌外侧。血管:头静脉、肱动脉。神经:桡神经、正中神经。

维杰新用:可治咳嗽及鼻蓄脓,与曲陵倒马,疗效尤佳。

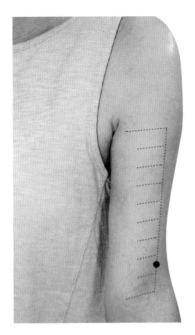

图 4-2　分金穴

解说及发挥：穴位在肺经经脉上，因此治疗上述之感冒、鼻炎及喉炎有卓效。尚可治咳嗽及鼻蓄脓，与曲陵（尺泽）倒马，疗效尤佳。

后椎穴（图 4-3）

【董师原文】

部位：在后臂肱骨之外侧，距肘横纹二寸五分。

主治：脊椎骨脱臼、脊椎骨胀痛、肾脏炎、腰痛。

取穴：手臂下垂，在后臂肱骨之外侧，距肘横纹二寸五分是穴。

手术：针深三分至五分。

【诠解发挥】

穴名新释：本穴穴名后椎，穴在后臂，能治脊椎病，故名后椎。

定位及取穴：后椎穴位于三焦经上，约当清冷渊穴上五分处。

现代解剖：肌肉：三头肌外侧、有喙肱肌在深层。血管：肱动脉、桡尺动脉。神经：正中神经、尺神经。

解说及发挥：

1. 位居三焦经上，基于肾与三焦通之原理，治疗与肾有关之脊椎骨脱臼，脊

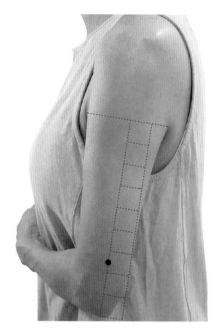

图 4-3　后椎穴

椎骨胀痛、肾脏炎、腰痛确有显效。

2. 本穴穴名后椎，能治脊椎病，贴骨进针益见治骨之效。

首英穴（图 4-4）

【董师原文】

部位：当后臂肱骨之外侧，距肘横纹四寸五分。

主治：同后椎穴。

取穴：手臂下垂，在后臂肱骨之外侧，距后椎穴二寸处是穴。

手术：针深三分至五分。

运用：后椎、首英两穴通常同时用针（即所谓回马针），效力迅速而佳。

【诠解发挥】

穴名新释：首者头也，本穴位置较脊椎为高，本穴称首，指位置较高，又乾卦主首亦主脊椎，本穴能治脊椎。英者菁英，精华也。

定位及取穴：首英穴及富顶穴皆位于三焦经上，首英穴约当消泺下五分，富顶穴约当消泺上二寸，臑会穴下一寸。

现代解剖：肌肉：三头肌外侧、有喙肱肌在深层。血管：肱动脉、桡尺动脉。

神经:正中神经、尺神经。

解说及发挥:

1. 本穴位置在消泺穴下五分,贴骨进针。

2. 基于三焦与肾通,肾主骨,又以骨治骨,故治脊椎病、肾炎、腰痛等有效。

3. 后椎、首英位于上臂中段,治疗脊椎及腰痛也有全息之意在内。

按:董师在此处首先提出:后椎、首英两穴通常同时用针(即所谓回马针),解说了回马针的意义,董老师书中并无倒马一词,回马针老师常称之为倒马针,余于1975年著作之《针灸经纬》中,将其称为倒马针,并详述此一针法,书出版在老师逝世之前,经老师看过认可,之后即以倒马针名之。

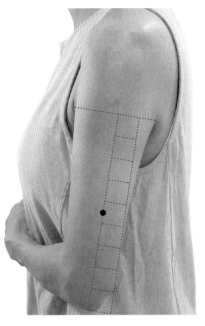

图4-4 首英穴

富顶穴(图4-5)

【董师原文】

部位:当后臂肱骨之外侧,去首英穴二寸五分,距肘横纹七寸。

主治:疲劳、肝弱、血压高、头晕、头痛。

取穴:手臂下垂,在后臂肱骨之外侧,距首英穴上二寸五分。

手术:针深三至五分,针浅扎治疲劳、肝弱,针深扎治头痛、头昏及血压高。

【诠解发挥】

穴名新释:本穴称"顶",较首英之"首"位置更高,富者丰富充实,顶者头顶高位也,本穴主治血压高、头晕、头痛,皆高位也。

定位及取穴:首英穴及富顶穴皆位于三焦经上,首英穴约当消泺下五分,富顶

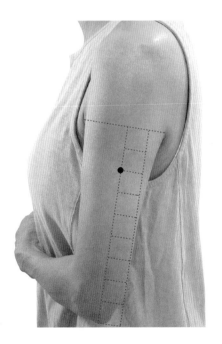

图4-5 富顶穴

穴约当消泺上二寸,臑会穴下一寸。

现代解剖:肌肉:三头肌外侧、有喙肱肌在深层。血管:肱动脉、桡尺动脉。神经:正中神经、尺神经。

解说及发挥:

1. 上述所治之病:疲劳、肝弱、血压高、头晕、头痛,多属肝肾亏虚之病。

2. 高血压、头晕、血管硬化,皆与肝肾阴虚有关。滋阴补肾为根本疗法。

3. 上臂距肘为4.5~8寸范围,包括三焦经富顶、后枝,小肠经支通、落通、下曲,皆治高血压、头晕、血管硬化。反映了老师奇穴系区位取穴及联合针法。

4. 这里再次提出针刺深浅主治之不同:针浅扎治疲劳、肝弱,针深扎治头痛、头昏及血压高。意思是针浅治肝,治疲劳、肝弱;针深治头痛、头昏及血压高,是治肾补水济木略深。

后枝穴(图4-6)

【董师原文】

部位:当肩中与肘之直线上,距富顶穴一寸,离肘横纹八寸。

主治:血压高、头晕、头痛、杀菌、皮肤病、血管硬化。

取穴:手臂下垂,在后臂肱骨之外侧,距富顶穴一寸处是穴。

手术:针深三分至七分。

运用:富顶、后枝两穴同时下针,可治颈项疼痛扭转不灵及面部麻痹。

【诠解发挥】

穴名新释:本穴穴名后枝,穴在后臂,枝者分支。此穴所治之病血压高、头晕、头痛、血管硬化,均与心脏血管有关,血管者,心之分支也。后之分枝穴,简称后枝。又本穴与分枝上穴、下穴接近,亦其命名之原因。

定位及取穴:后枝穴位置约当三焦经消泺上二寸,约与臑会之位置相当。

现代解剖:肌肉:三头肌外侧、有喙肱肌在深层。血管:肱动脉、桡尺动脉。神经:正中神经、尺神经。

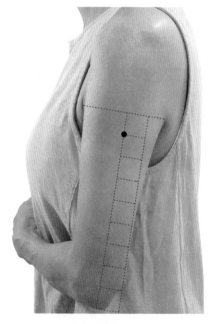

图4-6　后枝穴

解说及发挥：

1. 本穴主治血压高、头晕、头痛，实则皆与肝肾阴虚有关。滋阴补肾为根本疗法。

2. 富顶、后枝两穴皆能治肝及调整血液循环，皆能治肝之血压高、头晕、头痛、疲劳等。两穴同时下针，可治颈项疼痛、扭转不灵及面部麻痹。颈项疼痛、扭转不灵多与血压高有关。

3. 上臂距肘自4.5~8寸包括三焦经富顶、后枝，小肠经支通、落通、下曲，皆治高血压、头晕、血管硬化。可见董氏奇穴系区位取穴及联合针法。

4. 能杀菌、治皮肤病与分枝上穴、下穴接近，治疗类近。

肩中穴(图4-7)

【董师原文】

部位：当后臂肱骨之外侧，去肩骨缝二寸五分。

主治：膝盖痛(特效针)、皮肤病(颈项皮肤病有特效)、小儿麻痹、半身不遂、心跳、血管硬化、鼻出血、肩痛。

取穴：手臂下垂，自肩骨向下二寸半，肩中央是穴。

手术：针深五分至一寸。

运用：左肩痛扎右穴；右肩痛扎左穴。

【诠解发挥】

穴名新释：肩中穴位于肩臂三角肌之中央，故名肩中。

定位及取穴：肩中穴位于肩臂三角肌之正中央，去肩骨缝三寸。

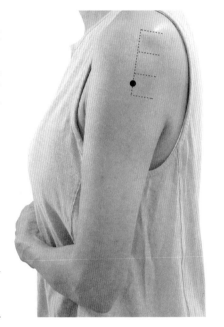

图4-7 肩中穴

现代解剖：肌肉：三角肌外侧，二头肌与三头肌肌腹间。血管：头静脉、腋动脉、肱动脉。神经：腋神经。

杨维杰新肩中穴：去肩骨缝三寸，在肩之正中央。

维杰新用：治肌萎缩及皮肤病甚效，治下肢无力、半身不遂亦佳。

解说及发挥：

1. 此穴老师原书说："去肩骨缝二寸五分。"实际应用时应系"去肩骨缝三寸，在肩之正中央"。

2. 此穴治膝盖痛,尤其是抬脚无力及肩痛甚效,老师最常用此穴治疗膝痛及抬腿无力。盖此穴与阳跷脉有关,跷脉起发于跟踵,跟踵及申脉穴、照海穴、居髎穴正好都是举足行高、关节跷捷之处。在臂三角肌周围之巨骨、肩髃(董氏奇穴此处为背面穴,董师治全身疲劳,两腿发酸)、臑俞(董氏奇穴之水愈即此穴,治全身无力),及董氏奇穴肩中,此数穴皆为捷举手足之穴点。

3. 以太极全息对应而论,本穴位居下焦中央,亦系能治疗膝痛之原因。又肩中之三角肌为块状的肉,块状的肉为筋,以筋治筋,膝为筋之腑,故能治之。

4. 本穴位于肩之正中央,等高对应,能治肩痛,确具卓效(体应针法)。

5. 本穴适当三角肌中央,肩之肌肉丰富,肉多者,走阳分、走表分,善治皮肤病甚效。此穴肌肉丰富,以肉治肉,故治肌萎缩,及治下肢无力、半身不遂亦佳(此即余之体应针法)。

6. 肩部大太极对应于头,本穴位于肩部中央,对应于鼻,能治鼻病,因该处肌肉丰富,补气敛涩之力甚好,善于治疗鼻塞、鼻出血甚效。

7. 本穴治膝痛甚效,可归类为几大原理:①与阳跷脉有关;②块状的肉为筋,以筋治筋,膝为筋之腑,故能治之;③太极全息对应。

8. 余个人治疗膝痛,有两组特效针,即:①十四经之内关、太冲;②奇穴之心门、火主。取穴较为方便,原理及应用时机皆可详见心门及火主之诠解。但对抬腿无力之膝痛,余则以肩中穴为主。

背面穴(图4-8)

【董师原文】

部位:在肩骨缝之中央、举臂时有空陷处。

主治:腹部发闷,发音无力。

取穴:举臂时,肩骨连接缝之空陷处中央取穴。

手术:针深三分至五分。

运用:用三棱针可治全身疲劳,两腿发酸,呕吐,肝霍乱,肠霍乱,阴阳霍乱。

【诠解发挥】

穴名新释:背者背脊也,面者脸也。此穴需举臂取之,虽在后臂偏于后背,举之则在最上面。则面向上。

定位及取穴:在肩骨缝之中央,举臂时有空陷处。举臂取之,穴在后臂偏于后背,举之则在最上面,面向上。

现代解剖:肌肉:三角肌外侧,二头肌与三头肌肌腹间。血管:头静脉、腋动脉、反肱动脉。神经：腋神经。

解说及发挥：

1. 本穴与肩髃穴相符或相近，肩髃穴原有调理肺气之效；穴在大肠经上，大肠与肺相表里，本穴治腹部发闷及发音无力皆系调理肺气之功。

2. 背面穴位置相当于大肠经之肩髃穴，一说后一寸，用三棱针点刺在肩髃穴至其后一寸之周边，点刺出血即可，不必拘泥穴位。运用三棱针点刺可治疗全身疲劳，两腿发酸，呕吐，肝霍乱，肠霍乱，阴阳霍乱各症，确有卓效。

3. 大肠与胃手足阳明相通，又"大肠与肝通"，本穴故能治呕吐，肝霍乱，肠霍乱，阴阳霍乱。

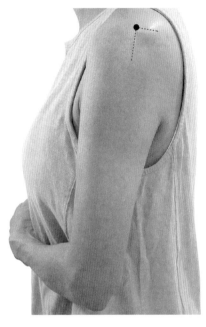

图 4-8　背面穴

4. 治全身疲劳，两腿发酸，盖此穴与阳跷脉有关，跷脉与举足行高、关节跷捷有关。

5. 本穴亦在活动中枢线下，治发音无力、呕吐，与总枢穴有异曲同工之妙。

人宗穴（图 4-9）

【董师原文】

部位：在后臂肱骨内缘与肱二头肌间之陷处，去肘窝横纹三寸。

主治：脚痛、手痛、肘肿痛难动、面黄（胆病）四肢浮肿、脾肿大、感冒、气喘。

取穴：屈肘测量，以手拱胸，在后臂肱骨内缘与肱二头肌间之陷处，去肘窝横纹三寸是穴。

手术：用毫针，针深五分治感冒气喘，针深八分治臂肿，针深一寸二分治肝、胆、脾病。

注意：下针时，偏外伤肱骨，偏里伤肱二头肌，扎针部位应准确。

【诠解发挥】

穴名新释：宗者，祖先起源，宗法效法。董氏奇穴之三才穴，在前臂为人士，在上臂为人宗，在腿上为人皇。皆以人之高低区分。

定位及取穴：本穴先在肺经定位，取穴时上臂稍向内转，贴筋取穴，实际是在大肠经取穴。

现代解剖:肌肉:二头肌与肱骨间。血管:桡动脉、肱动脉。神经:尺神经、正中神经。

解说及发挥:

1. 人宗穴位置内层与大肠经之手五里穴相符,古人视手五里为禁针穴,唯据经验刺之其效尚佳,亦无副作用,所谓禁刺,恐系古人用针太粗之故,有伤及动脉及神经之虞,因此董师亦告诫"扎针部位应准确"。

2. 穴在肺经上,故治感冒气喘。取穴时上臂稍向内转,实际是在大肠经取穴。

3. 本穴再度强调针浅治浅,针深治深。用毫针,针深五分治感冒气喘,针深八分治臂肿,针深一寸二分治肝、胆、脾病(面黄、脾肿大等)。

4. 董氏奇穴在手脚皆有治疗手足之三才

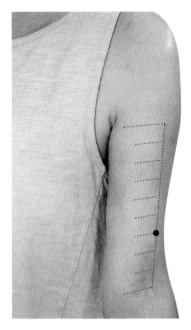

图4-9　人宗穴

穴,前臂之人士治手痛肩臂痛,位在太阴经;足部人皇稍上的四肢穴治四肢痛,亦在太阴经;上臂之人宗治脚痛、手痛,也是在太阴经。手太阴经通足太阴脾,同名经相通,脾主四肢也。

5. 透过手太阴经通足太阴脾,同名经相通,故治手脚痛、面黄、脾肿大等。

6. 人宗亦可治曲泉、然谷一带痛。

地宗穴(图4-10)

【董师原文】

部位:在人宗穴上三寸处,距肘窝横纹六寸。

主治:能使阳证起死回生,心脏病及血管硬化。

取穴:屈肘测量,以手拱胸,当后臂肱骨之中部内缘与肱二头肌间之陷之处,亦即人宗穴上三寸是穴。

手术:针深一寸治轻病,针深二寸治重病,两臂之穴同时下针。

注意:下针时,偏外伤肱骨,偏里伤肱二头肌,扎针部位应特别准确。

【诠解发挥】

穴名新释:本穴在三个宗穴中居于中间,按董老师之命名,中间为地,与一般之中间为"人"不同。

定位及取穴:本穴先在肺经定位,取穴时上臂稍向内转,贴筋取穴,即成"以手拱胸"取穴,实际是在大肠经取穴。

现代解剖:肌肉:二头肌与肱骨间。血管:桡动脉、肱动脉。神经:尺神经、正中神经。

解说及发挥:

1. 本穴穴下有桡动脉、肱动脉,能调整血液循环,强心复苏,效同火硬,道理相同,所谓"以脉治脉"也,亦"以脉治心"也。

2. 针深一寸治轻病,治心脏病及血管硬化,针深二寸治重病,两臂之穴同时下针。所谓重病者,指能使阳证起死回生,当是心脏麻痹、心绞痛一类重病。

3. 据《百证赋》之经验,地宗配臂臑可治瘰疬,肘臂挛急疼痛。人宗、地宗倒马应用,亦可治瘰疬,及肘臂挛急疼痛、颈项拘急。

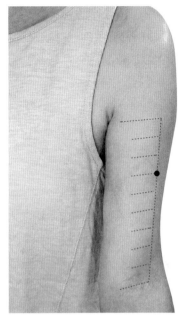

图 4-10　地宗穴

天宗穴(图 4-11)

【董师原文】

部位:在后臂肱骨内缘与肱二头肌后部间之陷处,距地宗穴三寸,距肘窝横纹九寸。

主治:妇科阴道痒、阴道痛、赤白带下(具有速效)、小腿痛、小儿麻痹、狐臭、糖尿病。

取穴:屈肘测量,以手拱胸,当后臂肱骨内缘与肱二头肌后部间之陷处,距地宗穴三寸处是穴。

手术:针深一寸至一寸五分。

注意:下针时,偏外伤肱骨,偏里伤二头肌,取穴必须准确。

【诠解发挥】

穴名新释:在三个宗穴中,本穴最高,故名之天宗。

定位及取穴:本穴先在肺经定位,取穴时上

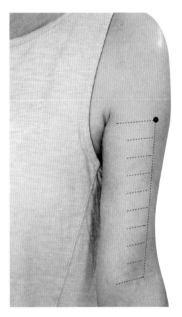

图 4-11　天宗穴

臂稍向内转,屈肘以手拱胸,贴筋取穴,实际是在大肠经取穴。

现代解剖:肌肉:在肱骨桡侧,三角肌下端后缘,肱三头肌外侧头的前缘。血管:有旋肱后动脉的分支,及肱深动脉。神经:布有臂背侧皮神经,深层有桡神经。

解说及发挥:地宗穴、天宗穴与人宗穴皆在一条直线,因此针刺时皆应特别准确。地宗穴约在大肠经臂臑穴下一寸,天宗穴约在臂臑上二寸。

1. 天宗、人宗、地宗三穴以肘窝上行,从肺经定位,取穴时从阳明经拨开肌肉贴骨进针,既易取穴又较安全。

2. 天宗穴根据太极全息论"手躯顺对"此处对应阴部,治阴部病有效。

以三才论在后臂之尾部,治下焦病有效。

3. 本穴位旁肌肉丰厚,针之有健脾作用,亦治前述病之原理也。

按:就老师上臂之三才穴之三焦定位分析,**系以倒向而论**。人宗穴去肘窝横纹三寸。在最下面,反而治感冒、气喘、四肢病,太阴面黄(胆病)、四肢浮肿、脾肿大等病。地宗穴距肘窝横纹六寸,在中焦,相较于人宗治肺及四肢,略深一层,能使阳证起死回生,能治心脏病及血管硬化。天宗穴距肘窝横纹九寸,在最上面,反而主下焦。能治妇科阴道痒、阴道痛、赤白带下(具有速效)、小腿痛、小儿麻痹、狐臭、糖尿病。

云白穴（图4-12）

【董师原文】

部位:在肩尖前约二寸,背面穴向胸方向斜下开二寸。

主治:妇科阴道炎、阴道痒、阴道痛、赤白带下、小儿麻痹。

取穴:垂手取穴,当肩关节前方,骨缝去肩尖约二寸许处是穴,亦即背面穴向胸方向斜下开二寸。

手术:针深三分至五分。

【诠解发挥】

穴名新释:云形容其部位高耸入云,白者有理气之功。

定位及取穴:以肩中穴定位,在肩中穴前一寸,再直上一寸之位置。

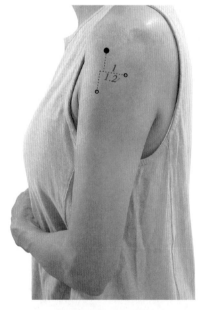

图4-12 云白穴

现代解剖:肌肉:在肱骨桡侧,三角肌下端后缘,肱三头肌外侧头的前缘。血管:有旋肱后动脉的分支,及肱深动脉。神经:布有臂背侧皮神经,深层有桡神经。

维杰新用:配肩中治小腿无力及胀痛。

解说及发挥:

1. 依经验本穴位置应系在肩中前一寸再上一寸之位置。

2. 本穴治妇科病有效,配肩中治小腿无力及胀痛。

3. 云白、天宗皆在同一水平,以三才全息论在上臂之尾部,同治下焦病有效。根据手躯逆对,此处皆对应阴部,治阴部病有效。

4. 本穴正当肌肉丰厚处,"肉脾相应",针之有健脾补气之效,故治前述各病。

李白穴(图 4-13)

【董师原文】

部位:在云白穴稍向外斜下二寸。

主治:狐臭、脚痛、小腿痛、小儿麻痹。

取穴:在臂外侧,从云白穴稍向外斜下二寸处是穴。

手术:针深三分至五分。

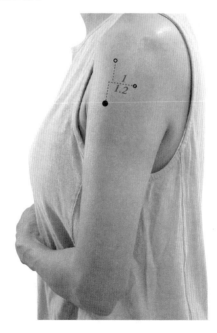

图 4-13　李白穴

【诠解发挥】

穴名新释:李形容其部位高,白者有理气之功。

定位及取穴:在肩中穴前一寸二分,再下一寸处。

现代解剖:肌肉:在肱骨桡侧,三角肌下端后缘,肱三头肌外侧头的前缘。血管:有旋肱后动脉的分支,及肱深动脉。神经:布有臂背侧皮神经,深层有桡神经。

维杰新用:李白、天宗、云白、肩中、上曲皆在肩部肌肉肥厚处,以肉治肉,治肌萎缩甚效,皆治小儿麻痹。

解说及发挥:

1. 本穴位置应系在肩中穴前一寸二分,再下一寸处。

2. 以三才全息论在上臂之尾部,治下焦病有效。

～❀～ 支通穴(图4-14)

【董师原文】

部位:在上臂后侧,首英穴向后横开一寸。

主治:高血压、血管硬化、头晕、疲劳、腰酸。

取穴:自肩后侧直下,去肘横纹四寸五分,即首英穴向后横开一寸。

手术:针深六分至一寸。

注意:贴近肱骨后缘扎针。

【诠解发挥】

穴名新释:支,通枝,亦肝胆也;通者,通达、通顺。

定位及取穴:在上臂后侧,首英穴向后往小肠经横开一寸。

现代解剖:肌肉:三头肌外侧、有喙肱肌在深层。血管:肱动脉、桡尺动脉。神经:正中神经、尺神经。

解说及发挥:此穴特别申明贴近肱骨后缘扎针,盖以骨治肾也,而且在小肠经去湿,善治疲劳、腰酸。其他参见"落通穴"。

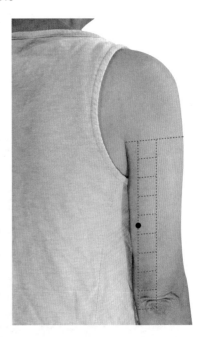

图4-14　支通穴

落通穴（图4-15）

【董师原文】

部位：在上臂后侧，即富顶穴向后横开一寸。

主治：血压高、血管硬化、头晕、疲劳、四肢无力、腰酸。

取穴：自肩端后侧直下，距肘横纹上七寸，即富顶穴向后横开一寸是穴。

手术：针深六分至一寸。

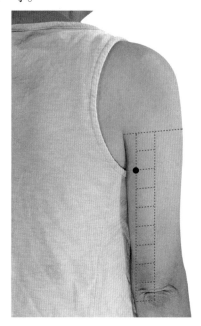

图4-15　落通穴

【诠解发挥】

穴名新释：通者，通达、通顺。此处"落"者，音同"络"，此穴即通血络者也。

定位及取穴：在上臂后侧，富顶穴向后横开一寸，腋窝纹下二寸之位置。

现代解剖：肌肉：三头肌内侧头与外侧头间。血管：桡动脉、深桡动脉。神经：桡神经、尺神经。

解说及发挥：

1. 支通、落通皆治血压高。

2. 穴贴肱骨后缘扎针，又"以骨治骨"对应于肾，治肾亏之病。

3. 穴在太阳小肠经上能去湿，善治疲劳，手足太阳同名经相通，此穴又系在上臂上位,故治后头强硬如血压高、血管硬化、头晕甚效。

下曲穴（图 4-16）

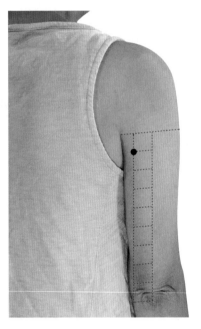

【董师原文】

部位: 在上臂后侧,即后枝穴后开一寸。

主治: 血压高、坐骨神经痛（肺与肝两种机能不健全所引起者）、半身不遂、小儿麻痹、神经失灵及神经失灵而引起之骨头脱节症。

取穴: 在肩端后直下,即后枝穴向后横开一寸是穴。

手术: 针深六分至一寸。

【诠解发挥】

穴名新释: 上下系区别穴位位置,曲者弯曲、曲线。此指腋窝之腋纹而言,下曲在腋窝之腋纹下。

定位及取穴: 在上臂后侧,即后枝穴后开一寸,距腋窝之腋纹下一寸。

图 4-16　下曲穴

现代解剖: 肌肉:三角肌内侧头与外侧头间。血管:桡动脉、深桡动脉。神经:桡神经。

解说及发挥: 见“上曲穴”。

上曲穴（图 4-17）

【董师原文】

部位: 在上臂后侧,肩中穴后开一寸。

主治: 小儿麻痹、坐骨神经痛、臂痛、血压高、小腿胀痛。

取穴: 在上臂后侧,即肩中央向后横开一寸是穴。

手术: 针深六分至一寸五分。治左臂取右穴;治右臂用左穴。

运用: 用三棱针出血治肝硬化及肝炎。

【诠解发挥】

穴名新释: 上下系区别穴位位置,曲者,弯曲、曲线,上曲在腋窝之腋纹上。

定位及取穴：在上臂后侧，即后枝穴后开一寸。距腋窝之腋纹上一寸。

现代解剖：肌肉：三角肌外侧，二头肌与三头肌肌腹间。血管：头静脉、腋动脉、反肱动脉。神经：腋神经。

解说及发挥：

1. 下曲、上曲皆治疗坐骨神经痛、小儿麻痹、血压高。下曲、上曲倒马并用效果更好。以三才全息论，从下往上，穴在上臂之尾部，治下焦病有效，治坐骨神经痛。

2. 太极全息观之手躯顺对，对应于髋部及前后阴部，故可治疗坐骨神经痛、小儿麻痹。

3. 下曲、上曲附近皆为肌肉丰厚处，针之亦能健脾，故综合本穴作用，与脾肝肾皆有关。

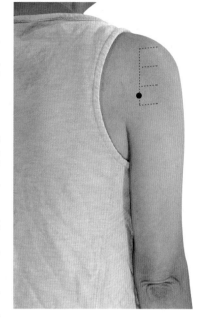

图 4-17 上曲穴

4. 以肩中穴为主，配周边之上曲、下曲、云白、李白治疗小儿麻痹、小腿无力，疗效甚佳。

5. 肘肩上 8～10 寸（上臂之下焦区）范围肌肉丰厚，皆治小儿麻痹，腿痛。

6. 大肠经之李白、天宗、云白，及小肠经之下曲、上曲，三焦经之肩中，皆在肩部三角肌范围内。肩三角肌为块状肌肉，属筋应肝；肉多健脾；阳跷脉主抬腿有力。

7. 以三才全息论，从上往下，穴在上臂之上部，又肩三角肌为块状肌肉，属筋应肝；穴在小肠经线上，手足太阳经相通，能治头项强，能治血压高。

8. 老师说用三棱针出血治肝硬化及肝炎。一般在上曲穴点刺出血后，再针肝门、明黄穴较佳。

水愈穴（图4-18）

【董师原文】

部位：在上臂之后侧，即背面穴后开稍斜下二寸。

主治：肾脏炎、肾结石、腰痛、腿酸、全身无力、小便蛋白质、臂痛、手腕手背痛。

取穴：自肩后直下，即背面穴向后横开（稍斜下）二寸是穴。

手术:针深三分至五分。

运用:用三棱针扎出黄水者,主治肾脏之特效针。

用三棱针扎出黑血者,主治手腕手背痛。

用三棱针扎左边穴治左臂痛;扎右边穴治右臂痛(直接治疗)。

【诠解发挥】

穴名新释:愈通愈,或通俞。水愈者,愈水也。本穴毫针主治:肾脏炎、肾结石、腰痛、腿酸、全身无力、小便蛋白质。三棱针扎出黄水者,主治肾脏之特效针。皆为肾水之病。或说穴位位置与小肠经之臑俞相符。

定位及取穴:自肩后直下,即背面穴向后横开(稍斜下)二寸是穴。穴位置与小肠经之臑俞相符。

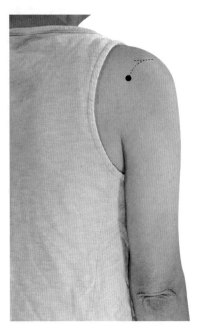

图 4-18 水愈穴

现代解剖:肌肉:在肩胛骨关节窝后方的三角肌中,深层为冈下肌。血管:有旋肱后动、静脉,深层为肩胛上动、静脉。神经:布有臂后皮神经、腋神经,深层为肩胛上神经。

解说及发挥:

1. 水愈穴位置与小肠经之臑俞相符,治疗上述各症确有卓效。因系刺血穴位取穴,周遭范围内取穴,约当肩髎、臑俞至臑会一带。

2. 穴名水愈,穴在小肠经上,基于手足太阳经相通,又"小肠与脾通",能去湿,故能治肾炎、肾石、腰酸腰痛、小便蛋白尿等。

3. 臑俞穴在腋后直上,肩胛骨下缘,则本穴亦在活动中枢下缘,则:①此穴对应于肾,②此穴属肩部水分,则其所能治疗之病即不难理解矣。

4. 董氏奇穴在上臂太阳经上之支通、落通、上曲、水愈,皆能治疲倦及腰痛。一系手足太阳经相通,一系小肠经与脾别通,能去湿。

5. 尝见老师用此穴刺血治疗灰指甲亦有显效。

6. 本穴之运用,董老师说:用三棱针扎左边穴治左臂痛;扎右边穴治右臂痛(直接治疗)。按:一般刺血基本上都是刺同侧,毫针则针对侧。

总按:为方便四四部位的取穴及记忆主治,整理编制下表,以供参考应用(表8)。

表8　四四部位归类表（部位及主治提要）

距肘几寸	太阴肺经	阳明大肠经	少阳三焦经	太阳小肠经
1.5	分金(鼻喉感)			
2.5			后椎(腰、脊)	
3	人宗(手足)			
4.5			首英(腰、脊)	支通(头、腰、倦)
6(中位)	地宗(强心)			
7			富顶(头、肝)	落通(头、腰、倦)
8			后枝(头、肺)	下曲(头、儿、半)
9	天宗(妇儿)	李白(妇儿)		
10			肩中(鼻、膝、儿、半)	上曲(头、儿、坐)
11		云白(妇儿)		
13		背面(肩之中枢)(呕、泻、倦)		水愈(肾、腰、倦、手臂)

注:腰:包括腰痛、肾脏炎。头:包括头晕、头痛、血压高。妇:包括阴道痒、阴道痛、赤白带。儿:指小儿麻痹。倦:指疲倦。半:为半身不遂。

从上表分析可得:

1. 第一列手太阴肺经(董师之上臂太极观,重点在倒象,从下往上)　上臂之三才穴呈距肘3、6、9寸排列。其三焦定位,系以倒向而论。**人宗穴**去肘窝横纹三寸,在最下面,反而治感冒、气喘、四肢病。**地宗穴**距肘窝横纹六寸,在中焦,相较于人宗治肺及四肢,略深一层,能使阳证起死回生,能治心脏病及血管硬化。**天宗穴**距肘窝横纹九寸,在最上面,反而主下焦。能治妇科阴部病,及小儿麻痹、小腿痛、糖尿病。

2. 第二列手阳明大肠经(董师之上臂太极观,重点在倒象,从下往上)　距肘9寸、11寸高位的李白、云白都偏于治妇儿下焦病。

3. 第三列手少阳三焦经(董师之上臂太极观,重点在正象,从上往下,肩部正倒象兼有)　距肘2.5、4.5寸的后椎、首英偏下面,治疗腰、脊。7、8寸的富顶、后枝较高,都治疗头,另外富顶与后枝比较,富顶在下(7)治肝,后枝在上治肺(8)。肩中在最上治鼻,但肌肉肥厚,能治疗膝痛、小儿麻痹、半身不遂。

4. 第四列手太阳小肠经(董师之上臂太极观,重点在正象,从上往下,肩部正倒兼有)　手足太阳相通,支通、落通都能治疗高血压、头晕。支通、落通在中下(4.5及7寸)还治疲劳、腰酸。下曲(8)、上曲(10)正象当肩部高位,可治疗高血压、头晕,正象则属低位,且处肌肉肥厚处能治疗膝痛、小儿麻痹、半身不遂、坐骨神经痛。

5. **另外，最高位之背面穴（肩之中枢）**，在活动中枢线下，治发音无力、呕吐，与总枢穴有异曲同工之妙。用三棱针则可治全身疲劳，两腿发酸，呕吐，肝霍乱，肠霍乱，阴阳霍乱。

水愈穴在腋后直上，肩胛骨下缘，则本穴亦在活动中枢下缘，则：①此穴对应于肾；②此穴属肩部水分，则其所能治疗之病即不难理解矣。

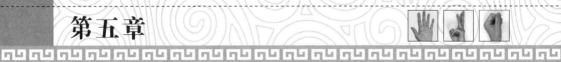
五 五 部 位

五五部位总图见图 5-1。

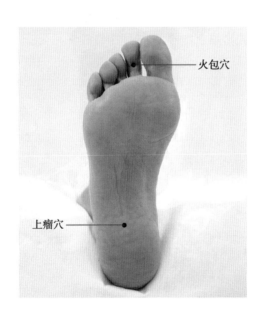

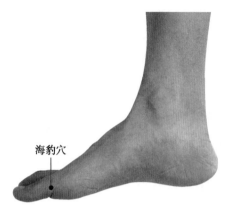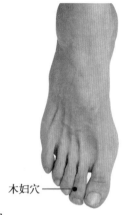

海豹穴

木妇穴

图 5-1 五五部位总图

火包穴（图 5-2）

【董师原文】

部位：在足第二趾底第二道横纹正中央。

主治：心痛、肝病、难产、胎衣不下。

取穴：平卧，当足次趾底第二道横纹正中央是穴。

手术：用三棱针扎出黑血立即见效，用毫针针深三至五分。

注意：禁灸，孕妇禁针。

【诠解发挥】

穴名：火包者，心包也，本穴能治心绞痛，故名火包。

维杰新用：小肠疝气，女子干哕，经血不调、解酒等症。

定位及取穴：在第二足趾脚底第二道横纹正中央。

现代解剖：肌肉：屈趾短肌肌腱中。血管：足跖侧固有动静脉形成之血管网。神经：内跖神经之趾支。

解说及发挥：

1. 穴名火包能治厥阴心包之病。本穴在胃经上，透过"胃与包络通"，治心绞痛甚效。本穴位置接近井穴，故

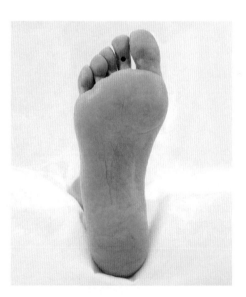

图 5-2 火包穴

能急救,治真心痛,痛如绞,其效。

2. 本穴治前述各病,点刺出血更效。

3. 本穴火包穴与奇穴"独阴"相符,主治除胎衣不下外,尚有小肠疝气,女子干哕,经血不调等症,因此应用火包穴时,可合入独阴穴之主治考虑。

4. 解酒者,穴在胃经,强胃也,井穴范围亦治急症也。

5. 本穴在胃经上,阳明经多气多血,且对应于阴部,能治经血不调。

6. 太极全息之足躯顺对,对应于阴部,善治阴部病,又与食指相对应,食指的几个穴皆能治疝气。本穴亦能治小肠疝气。

上瘤穴(图 5-3)

【董师原文】

部位:在足底后前缘正中央。

主治:脑瘤、脑积水(大头瘟)、小脑痛、脑神经痛、体弱。

取穴:平卧,当足底后跟硬皮之前缘正中央是穴。

手术:针深五分以内。

注意:针深过量(超过五分)会引起心中不安,忌之。

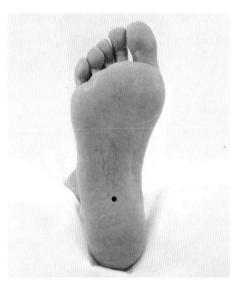

图 5-3 上瘤穴

【诠解发挥】

穴名:能治疗脑部肿瘤,故名上瘤。

定位及取穴：平卧，当足底后跟硬皮之前缘正中央是穴。针深五分以内。

现代解剖：肌肉：足跖跟膜、足四方肌、跖长韧带。血管：外侧跖动脉。神经：外侧跖神经。

维杰新用：鼻塞、鼻衄。本穴配针正筋及然谷点刺出血，治疗脑震荡急症。

解说及发挥：

1. 上瘤治疗脑部肿瘤及疼痛确有卓效，另外治鼻塞、鼻衄亦有显效。

2. 本穴在足太极对应头部与颈部交接处，治脑病类同正筋穴。本穴配针正筋穴及然谷点刺出血，治疗脑震荡急症颇有效验。余于 1977 年曾将此经验以《急症针灸疗法》一文发表。

3. 肾主脑，本穴在涌泉穴后，属肾经。又足底与头对应，治脑病甚效。

4. 本穴在"足针"之全息分布规律亦相当于脑部部位，故治脑病甚效，醒脑开窍甚具疗效。肾亦主脑，上下对应亦主脑。

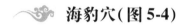

海豹穴（图 5-4）

【董师原文】

部位：在大趾之内侧，本节正中央。

主治：眼角痛（角膜炎）、疝气、大指及食指痛、妇科阴道炎。

取穴：当大趾之内侧（即右足之左侧；左足之右侧），大趾本节正中央部（脚趾甲后）是穴。

手术：针深一分至三分。

运用：右手痛取左足穴；左手痛取右足穴。

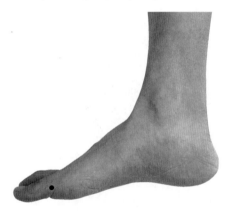

图 5-4　海豹穴

【诠解发挥】

穴名：此处圆圆滚滚，形似海豹，故名，没有其他意思。

定位及取穴：海豹穴之位置在隐白之后，大都之前，大指本节中央之黑白肉际。

现代解剖：肌肉：屈趾短肌肌腱中。血管：足跖侧固有动静脉形成之血管网。神经：内跗神经之趾支。

解说及发挥：

本穴基于对应，可治疗许多疾病。

1. "足躯逆对"治眼痛。

2. "足躯顺对"对应阴部，故治疝气、阴道病。

3. "手足顺对"治食指痛。

本穴之功用有谓与心有关者，但主治却无一与心有关，反而是与脾肝有关。本穴在脾经（属土），接近井穴（木），木土皆治，而且大趾也是脾肝两经会聚处。治疗：①肝：眼角痛（角膜炎）、疝气。②脾：大指及食指痛、妇科阴道炎。

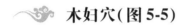

木妇穴（图5-5）

【董师原文】

部位：在足第二趾中节正中央外开三分。

主治：妇科赤白带下、月经不调、经痛、子宫炎、输卵管不通。

取穴：当第二趾第二节正中央向外开三分是穴。

手术：针深二分至四分，贴趾骨下针（用细毫针，粗针痛苦）。

【诠解发挥】

穴名：本穴主治以妇科病为主。本穴在胃经，取名为木，系因主治肝脾不和及肝胆湿热之妇科病尤效，故名木妇。

定位及取穴：在足第二趾中节向小趾方向外开，贴骨取穴。

现代解剖：解剖：肌肉：屈趾短肌肌腱中。血管：足跖侧固有动静脉形成之血管网。神经：内跗神经之趾支。

维杰新用：黄带、阴痒、尿道炎。

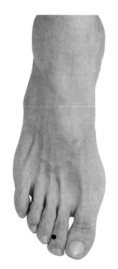

图5-5 木妇穴

解说及发挥：

1. 本穴治妇科病赤白带极有效验。

2. 此穴是脚上的妇科穴，本穴主治以妇科病为主。本穴在胃经，取名为木，主治肝脾不和及肝胆湿热之妇科病尤效。治疗妇科赤白带下、子宫炎。此外还治月经不调、经痛、输卵管不通。若针手不便时可针此，或与手妇科穴轮流应用。

3. 本穴基于"足躯顺对"对应阴部，故治妇科子宫阴道病。亦可治尿道炎。

4. 本穴近于荥穴位置，荥主热症，本穴治疗黄带、阴痒及尿道炎甚好。

5. 此穴虽治经痛，但余以门金穴代之，尤有疗效，且较不痛。

6. 董师曰：贴趾骨下针（用细毫针，粗针痛苦）。此因为董师用针为 26 号或 28 号针较粗所以然，现在一般刺此穴用 30 号或 32 号针，则未闻病人喊痛。

董师针足一般不脱袜子，针刺此穴则脱袜。

总按：

1. 火包穴、海豹穴、木妇穴皆不超过脚趾与脚掌之连结纹，皆在第一节本节，都属井穴范围，皆可治妇科病。火包穴、海豹穴在脚趾阴面尚可治疝气。

2. 火包穴（胃经阴面）在足第二趾底第二道横纹正中央。治难产、胎衣不下、小肠疝气。

3. 海豹穴（脾经）在大趾之内侧，本节正中央，在隐白之后，大都之前，大趾本节中央之黑白肉际。当大趾之内侧，大趾本节正中央部（脚趾甲后）是穴。治妇科阴道炎。

4. 木妇穴（胃经阳面）在足第二趾中节正中央外开三分。治妇科赤白带下、月经不调、经痛、子宫炎、输卵管不通。

主要原理还是太极对应，在足太极中，脚趾端及井穴对应阴窍，脚趾对应少腹，这三个穴皆对应于阴窍及少腹之间。

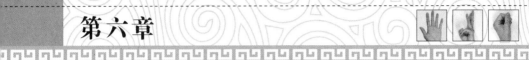

第六章

六 六 部 位

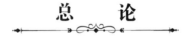

总　　论

一、董氏奇穴与五输穴之五行属性

在十四经穴中只有五输穴有五行属性，但这些五行属性也影响着许多穴位的五行属性。五输穴的五行属性，阴经与阳经的配合次序是不同的，其和临床应用的关系很大，必须熟记，《难经·六十六难》说："阴井木，阳井金，阴荥火，阳荥水，阴输土，阳输木，阴经金，阳经火，阴合水，阳合土。"就是说阴经井木，依次为荥火、输土、经金、合水；阳经井金，依次为荥水、输木、经火、合土。

五输穴五行属性对董氏奇穴的穴位定性取名很有影响，认识十四经五输穴之属性及位置，有助于探索董氏奇穴之五行属性，以便发挥扩展董氏奇穴之应用，详见杨维杰著《董氏奇穴原理解构》之"五行思路在董氏奇穴之扩展应用"。

董氏奇穴位于肘膝以下的穴位与五输穴有密切关系。董氏奇穴在大腿的穴位与合穴也有一定的联系。掌握五输穴应用的空间及时间思路，能将董氏奇穴应用得更好。

二、五输主治所在及应用纲要

维杰认为五输穴之主治最主要的为《灵枢经·顺气一日分为四时》所说："病

在藏者取之井,病变于色者取之荥,病时间时甚者取之输,病变于音者取之经,经满而血者病在胃,及饮食不节得病者取之于合。"及《灵枢经·邪气脏腑病形》篇说的:"荥输治外经,合治内府。"以及《难经·六十八难》说的:"井主心下满,荥主身热,输主体重节痛,经主喘咳寒热,合主逆气而泄,此五脏六腑井荥输经合所主病也。"掌握这两条就能活用五输穴,也就能根据五输穴应用原则活用位于肘膝以下的穴位。

三、"同气相求"

"同气相求"疗法是维杰对五输穴最重要、最实用的用法思路,五输穴通过五行与脏腑有着相应的治疗关系,这就是所谓的"同气相求"。

同气相求法又可分为相生、相克、相应、相通及真五行等五类。但就单穴一针疗法而言最重要的是"相应",下面只针对"相应"加以说明。

相应是同气相求疗法的中心用法,应用时以本经病为主经,旁及他经病变则在本经找与其相应之穴,换言之以本经病为主,寓有他脏病机参与者,可取本经之五行相应穴。

由于五行属性之联系,穴性属木者,都能治疗该经与肝及风及筋有关之疾病。穴属火,都能治疗该经与心及火有关之疾病。穴属土,都能治疗该经与脾及湿及肉有关之疾病。其他依此类推。

分　论

六六部位总图见图6-1。

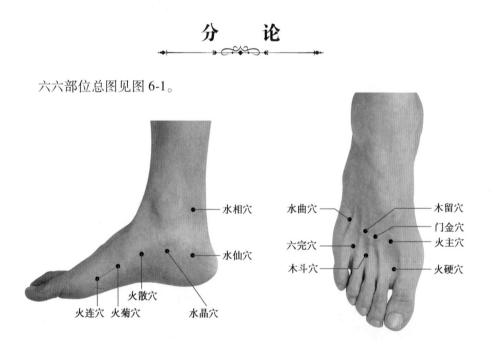

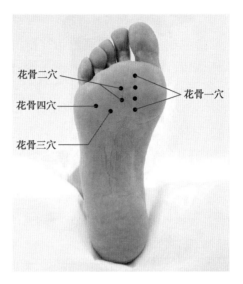

图 6-1 六六部位总图

火硬穴(图 6-2)

【董师原文】

部位:在第一跖骨与第二跖骨之间,距跖骨与趾骨关节五分。

主治:心悸、头晕、胎衣不下、骨骼胀大、下颏痛(张口不灵)、强心(昏迷状态时使用)、子宫炎、子宫瘤。

取穴:当第一跖骨与第二跖骨之间,距跖骨与趾骨关节五分处是穴。

手术:针深三分至五分。

注意:孕妇禁针、禁灸。

【诠解发挥】

穴名:本穴取名火硬,即指对心脏病变有很强的治疗作用。

定位及取穴:火硬穴位置在肝经之行间穴后五分。在第一跖骨与第二跖骨之间,距跖骨与趾骨关节五分。

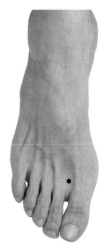

图 6-2 火硬穴

现代解剖:血管:有足背静脉网,第一跖背侧动脉。神经:腓深神经的跖背神经分为趾背神经的分歧处。肌肉:伸蹑长肌肌腱外缘,蚓状肌,骨间肌。

维杰新用:膝痛、经痛、前阴痛、眼痛、青光眼、失眠、癔病、尿潴留、尿道炎、膀胱炎、面肌痉挛、鼻衄、带状疱疹、咀嚼肌痉挛、青光眼、小腹胀痛、肋间神经痛、多种妇科病。

解说及发挥：

1. 本穴取名火硬，即指对心脏病变有很强的治疗作用，主治项内说："强心昏迷状态时使用"，临床应用确有特效，效果较人中尤佳，昏迷在针刺人中或内关无效时可针此穴。

2. 由于有太冲脉行于穴位旁边，针之有以脉治脉之作用，故能强心急救，其功能与地宗穴有异曲同工之妙。

3. 本穴五行属火，与心相应，亦能治疗心脏病变。

4. 本穴位于足厥阴肝经，肝经环绕阴部，与妇科病有关，针此穴治妇科之子宫炎、子宫瘤及多种妇科病皆有效。治疗经痛、前阴痛有效。治一般小腹胀痛亦有效。

5. 肝主筋，治下颏痛，张口不灵甚效。肝主风，治头晕甚效。

6. 本穴能治面肌痉挛、咀嚼肌痉挛，理同上条。

7. 本穴相当于肝之荥穴，能清肝火，治疗鼻衄甚效，刺此穴能降肝气，使相火下行，肺胃之火失援，肝得清肃，血随之而下，而鼻衄自止。还能清肝火、治失眠。

8. 本穴为肝之火穴，为木之子，泻之等同**龙胆泻肝汤**，由于肝开窍于眼，治疗青光眼甚效，盖能泻肝木也，治眼痛有效。

9. 肝经绕过阴部一周。同理治疗尿道炎、膀胱炎亦甚效，亦能治尿潴留。

10. 本穴泻肝火，治疗带状疱疹亦甚效。荥输主外经，治疗肋间神经痛亦效。

11. 针刺本穴有平肝潜阳、息风活络的功效，对于肝阳上亢、肝风内动所致的眩晕、头痛、舌强语謇、口眼㖞斜、半身不遂、手足抽搐等症，疗效颇佳。本穴还能治癔病。

12. 肝主筋。膝为筋之腑，本穴为肝之荥火穴，能强心治膝痛甚效。

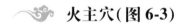

火主穴（图6-3）

【董师原文】

部位： 在火硬穴上一寸。

主治： 难产、骨骼胀大、心脏病而引起之头痛、肝病、胃病、神经衰弱、心脏麻痹、手脚痛、子宫炎、子宫瘤。

取穴： 当第一跖骨与第二跖骨连接部之直前陷中取之，即距火硬穴后一寸处取之。

手术： 针深三分至五分。治手脚痛时，左用右穴，右用左穴。

注意： 禁灸、孕妇禁针。

【诠解发挥】

穴名： 本穴取名火主，即心主，能主治心脏病之义。

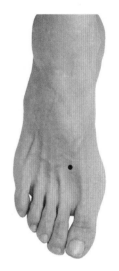

定位及取穴:火主穴位置在肝经太冲穴后之骨陷中。手术:针深一寸至寸半。

杨维杰新火主穴:将火主穴位置定在肝经之太冲穴后之骨陷中,则本穴与古太冲相符,参见拙著《针灸经穴学》。余之火主穴位置则在太冲穴更后之骨缘,贴骨取穴。

现代解剖:血管:有足背静脉网,第一跖背侧动脉。神经:腓深神经的跖背神经分为趾背神经的分歧处。肌肉:伸蹈长肌肌腱外缘,蚓状肌,骨间肌。

维杰新用:经余调整之新火主穴,治证甚多,且疗效甚佳。

1. 治膝痛极为有效。治手连肩痛、手脚不利。治行步艰难。治关节屈伸不利。

2. 治头痛(前头痛、偏头痛、头顶痛、颅内痛),治血管性头痛及巅顶痛。治高血压。头晕均甚效。

图 6-3　火主穴

3. 五官病方面,为治喉痛要穴。能治梅核气。亦为治鼻病要穴,治鼻炎、鼻衄甚佳。治风火牙痛、虚火牙痛。治颜面神经麻痹,口歪眼斜(面瘫)效果甚佳。亦治面肌痉挛、治颞颌关节紊乱,张口不灵效果(咀嚼肌痉挛)亦佳。眼病,治结膜炎、夜盲、青光眼。

4. 治疗阴部疼痛、鼠蹊痛,疝气、小便淋痛(尿道炎、膀胱炎),以及妇科病皆有显效,治妇女月经病、崩漏。

5. 能治肝病、胃病。治疗肝脾(木土)不和之病甚效,治郁症、对多种风(木病)湿(土病)疗效显著。为调肝要穴,所以肝气、肝火、肝风抽动的病,及血症、头晕、肝炎、肝硬化等都有效。

6. 镇静,治失眠及多梦;镇痉,治痉挛抽搐;镇痛,治胆囊炎、胆石症、胆绞痛、痛经、肋痛、胃痛。

7. 祛风,能治中风。能排石。治郁症。

8. 对昏厥、冠心病(含心绞痛、心肌梗死)皆甚有效。

9. 治呕吐、腹胀、泄泻。

解说及发挥:本穴经余发挥,治证甚多,且疗效极佳,为余常用之十大穴位之一。

1. 本穴取名火主,即心主,盖足厥阴通手厥阴,同名经相通也。本穴周围又有太冲脉,针之有以脉治脉之作用,且本穴五行属火,与心相应,因此治心血管病之作用甚强,有强心复苏之效,治心脏麻痹,其功能与地宗穴有异曲同工之妙。并能治心脏病引起之头痛。对昏厥、冠心病(含心绞痛、心肌梗死)皆甚有效。

2. 本穴为肝经输穴,输主疼痛,治疗与肝经及肝气有关之多种疼痛。

3. 本穴在太冲穴后,骨陷前,按古法,有些书将太冲定在骨陷前,则本穴与太冲相符。太冲为木经土穴,木主筋主风,土主肉主湿,本穴贴骨又能通肾治寒,因此治风湿病常用。治手连肩痛、手脚不利。治行步艰难。治关节屈伸不利。本穴治手脚痛,配灵骨穴,作用较开四关(合谷、太冲)效果更好。

4. 本穴用治膝痛极为有效,盖膝为筋之府。

5. 本穴为木经土穴,故能治肝病、胃病。治呕吐、腹胀、泄泻,治疗肝脾(木土)不和之病甚效,治郁症、对多种风(木病)湿(土病)疗效显著。

6. 本穴为肝经输穴及原穴,为调肝要穴,所以肝气、肝火、肝风抽动的病,及血症、头晕、肝炎、肝硬化等都有效。

7. 治头痛(前头痛、偏头痛、头顶痛、颅内痛),治血管性头痛及巅顶痛。治高血压、头晕均甚效。

8. 太冲穴,古歌诀认为系治喉痛要穴(因肝经上入颃颡,经过喉咙),本穴效果更胜一筹(因贴骨兼入肾也)。还能治梅核气。

9. 古诀认为太冲穴能治口歪眼斜(面瘫),本穴效果更佳。亦治面肌痉挛、颞颌关节紊乱、张口不灵,效果甚佳。

10. 本穴亦为治鼻病要穴,治鼻炎、鼻衄甚佳。还能治风火牙痛、虚火牙痛。
肝开窍于眼,本穴能治疗各种眼病:结膜炎、夜盲、青光眼等。

11. 因肝经环绕阴部,本穴治疗阴部疼痛、鼠蹊痛(腹股沟痛),疝气、小便淋痛(尿道炎、膀胱炎)。

12. 本穴治子宫炎、子宫瘤,理同火硬穴。还治妇女月经病、崩漏。

13. 本穴针方相当于逍遥散。镇静、镇痉、镇痛作用甚好,**镇静**能治失眠及多梦;**镇痉**治痉挛抽搐;**镇痛**治胆囊炎、胆石症、胆绞痛、痛经、肋痛、胃痛。

14. 祛风能治中风。能排石。治郁症。

按: 董老师认为本穴治疗心脏病,所以有谓其解剖(作用)为心脏神经,单以心脏神经实不足以解说及发挥本穴之作用。

本穴之作用甚多,就其主要原因如下:①本穴下有太冲脉,以脉治心,故能治心脏病。②更重要者,本穴为肝经(木)土穴,又贴骨,实则本穴有木土水火四性,此其治病多效的原因之一。③本穴为输穴,即原穴,输主疼痛,又荥输主外经。④本穴为原穴,对于本经病虚实皆能调治。⑤本穴下有太冲脉,肝主血,原穴主肾与三焦之气,本穴气血皆能调治。

门金穴（图6-4）

【董师原文】

部位: 在第二跖骨与第三跖骨连接部之直前陷中。

主治: 肠炎、胃炎、腹部发胀及腹痛、盲肠炎。

取穴: 当第二跖骨与第三跖骨连接部之直前陷凹中,与火主穴并列。

手术: 用细毫针,针深五分(具有特效)。

注意: 禁双脚同时取穴。

【诠解发挥】

穴名: 本穴有升提作用,理气作用亦强。穴称门金,此"金"与"肺、大肠"及"气"有关。

定位及取穴: 将门金穴位置定在胃经之陷谷穴后之骨陷中,则本穴与古陷谷相符。

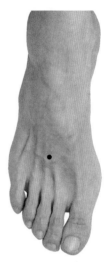

图6-4 门金穴

手术: 针深一寸至寸半。

杨维杰新门金穴: 门金穴位置在胃经之陷谷穴后骨前陷中。(据《针灸大成》指出陷谷穴在内庭后二寸,并且有些书指陷谷在第二、三跖骨结合处,则本穴与陷谷相符,参看拙著《针灸经穴学》236页之取穴)。余之门金穴位置则在陷谷穴更后之骨缘,**贴骨取穴**。

现代解剖: 肌肉:在第二跖骨间隙中,有骨间肌及蚓状肌。血管:有足背静脉网。神经:布有足背内侧皮神经,第二支本干。

维杰新用: 经余调整之新门金穴,治证甚多,且疗效极佳。

不论何种腹泻,针之皆有特效。腹胀(配灵骨尚可治腹痛)极效。治胃痛亦甚效。治乳痛特效。治月经疼痛亦极特效。治太阳穴之偏头痛甚效。治鼻塞及鼻痛、鼻炎。治疗眼肌下垂(上眼皮下垂无力)无力睁开。治疗肌无力效果亦颇佳。治颞颌关节紊乱症、咀嚼肌痉挛、张口难开、弹响甚效。治耳聋、耳鸣、齿痛、目赤痛。亦治颈肿大。治三叉神经疼痛。高热无汗,热不下降。治癫疾发狂、妄言狂走,治癔病、狂疾,疗效甚佳。治痔漏。也能治疥疮、生疣。另能治臂外侧痛、手腕痛。与内庭倒马尚可治脱肛。

解说及发挥: 本穴经余发挥,治证甚多,倍于董师,且疗效极佳,为余常用之十大穴位之一。

1. 本穴在胃经上,本穴为土经输穴,为胃(土)之木穴。

2. 本穴为治肠胃炎(与肠胃有关)之特效要穴。**不论何种腹泻**(腹泻、痢疾)，**针之皆有特效**，急性者多有疼痛。本穴能疏肝(本)理脾胃(土)，治之甚效，慢性者多兼肾虚，本穴贴骨应肾，又能补金生水，治之亦甚效。

3. 本穴为土经输穴，输主疼痛，治胃痛亦甚效。又治胃炎、腹胀、腹痛(配灵骨穴既治腹胀，又治腹痛，极效)。

4. 本穴有升提补气作用，且胃经循鼻，治鼻塞极效。亦治鼻痛、鼻炎。门金，金者补气也。

5. 本穴治太阳穴之偏头痛甚效，下针立止。盖输主体重节痛，治本经之疼痛甚效。本穴为胃经输穴，胃经循至偏头太阳穴处。

6. 本穴治鼻塞及腹胀(配灵骨尚可治腹痛)极效，盖与肺、大肠(金)及胃(经络)有关。

7. 余以此穴治月经疼痛极为特效，常是下针即痛止。盖与疏肝理脾调木土有关。且对应阴腹部。

8. 本穴**治乳痛特效**，一则胃经经过乳头部，一则与疏肝理脾调木土有关，一则足太极门金对应到胸乳。

9. 本穴治上述各病，若与内庭穴倒马并用疗效更佳，与内庭倒马尚可治脱肛。

10. 大太极对应于头面水平，治疗眼肌下垂(上眼皮下垂无力)无力睁开甚效，治疗肌无力效果亦颇佳。

11. 根据经络及体应关系，本穴治颞颌关节紊乱症(咀嚼肌痉挛)，张口难开、弹响甚效。

12. 治耳聋、耳鸣、齿痛、目赤痛。亦治颈肿大。

13. 治三叉神经疼痛。

14. 另能治臂外侧痛、手腕痛。

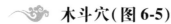

木斗穴(图 6-5)

【董师原文】

部位：在第三跖骨与第四跖骨之间，距跖骨与趾骨关节五分。

主治：脾肿大(硬块)、消化不良、肝病、疲劳、胆病、小儿麻痹。

取穴：当第三跖骨与第四跖骨之间，距跖骨与趾骨关节五分处是穴。

手术：针深三分至五分。

【诠解发挥】

穴名：斗，老师英文本翻译为 Scoop，可以当作勺子、戽斗，也可以作为洞、穴。

木斗、木留两穴,系指木气在此停(逗)留。

定位及取穴:木留穴与门金穴平行,木斗穴在木留穴前一寸。均位于足部第三趾与第四趾之间。针深五分至一寸。

现代解剖:肌肉:有蚓状肌、骨间肌。血管:足背侧固有动静脉网。神经:足背侧神经。

维杰新用:亦常用治慢性肝炎、肝硬化。

解说及发挥:

1. 本穴位于足第三、四趾之间,胃经支脉行于此,阳明经多气多血,此穴调气血作用甚强。又介于少阳及阳明经脉之间,主治病以少阳阳明合病及肝脾两脏之病为主,尤其是肝脾不和之病甚为有效,所治之病皆属肝脾之病。又肝主血主筋,脾主气主肉,本穴尚**能治气血及筋肉之病**。甚为有效。

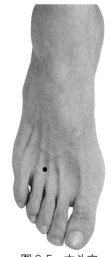

图6-5 木斗穴

2. 若以中趾尖为足厥阴井穴(有此一说及考究),则此穴可拟为足厥阴之荥穴,木留则可比拟为足厥阴之输穴。本穴尚能治脾肿大、消化不良、肝病、疲劳、胆病等,此皆属肝脾之病,本穴亦常用治慢性肝炎、肝硬化。

木留穴(图6-6)

【董师原文】

部位:在第三跖骨与第四跖骨连接部之直前陷凹中,跖骨与趾骨关节一寸五分。

主治:白血球症、脾肿大、消化不良、肝病、疲劳、胆病、小儿麻痹。

取穴:当第三跖骨与第四跖骨连接部之直前陷凹中,距木斗穴后一寸处是穴。

手术:针深三分至五分。

【诠解发挥】

穴名:木斗、木留两穴,系指木气在此逗留。

定位及取穴:木留穴与门金穴平行,木斗穴在木留穴前一寸。均位于足部第三趾与第四趾之间。针深一寸至一寸半。

现代解剖:肌肉:有蚓状肌、骨间肌。血管:足背侧固有动静脉网。神经:足背侧神经。

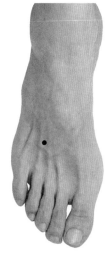

图6-6 木留穴

维杰新用:治全身麻木亦甚效。治疗中指、无名指疼痛及伸屈不灵,还可治疗落枕及肩背痛。木留穴配三重穴可治三叉神经痛,又治耳痛、舌强言语困难等症。

解说及发挥:两穴常以倒马针并用,除治董师上述各病外,尚可治疗下述各病,极有效。

1. 木斗、木留穴位在第四、五趾之间,介于少阳、阳明两经之间,主治之病,以少阳阳明合病及肝脾两脏之病为主,尤其是肝脾不和之病,甚为有效。所治之病皆属肝脾之病。

2. 木斗、木留穴位在第四、五趾之间,介于少阳、阳明两经之间,作用与三重穴类近,也可治乳部病变,也治锁骨病变。

3. 肝主筋主血,脾主肉主气,本穴尚能治气血及筋肉之病,其所治大致皆根据于此。

4. 本穴组能调气血,治全身麻木亦甚效,治局部麻感亦有效。

5. 本穴基于相通及对应,治疗中指、无名指疼痛及伸屈不灵,还可治疗落枕及肩背痛。

6. 木留穴配三重穴或侧三里、侧下三里,还可治三叉神经痛(与少阳阳明经络有关),又治耳痛、舌强言语困难等症。

六完穴(图 6-7)

【董师原文】

部位:在第四跖骨与第五跖骨之间,距跖骨与趾骨关节五分。

主治:止血(包括跌伤、刀伤出血或是打针血流不止)、偏头痛。

取穴:当第四跖骨与第五跖骨之间,距跖骨与趾骨关节五分处是穴。

手术:针深三分至五分。

注意:哮喘、肺病、痰多、体弱均禁用此穴。

【诠解发挥】

穴名:六者水之数也,天一生水,地六成之。本穴属水,且有水之作用。故名。

定位及取穴:六完穴位置在胆经之侠溪穴后五分,一说与侠溪相符(参见拙著《针灸经穴学》侠溪穴

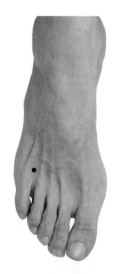

图 6-7 六完穴

体表定位)。针深五分。水曲穴位置与胆经之临泣穴相符,水曲穴在第四、五趾骨间陷中,应是临泣穴(参见拙著《针灸经穴学》临泣穴取穴),根据《针灸大成》言临泣去侠溪寸半,则六完穴应在侠溪后五分。

现代解剖:肌肉:第四、五跖骨缝间之蚓状肌、骨间肌。血管:足背动静脉网。神经:足背神经。

解说及发挥:

1. 本穴为木经水穴,有补水润木补肝肾之功。

2. 本穴对出血迁延不止有止血之效,肝胆表里,肝主藏血。本穴属水,水能灭火,止血药亦多为黑色,故止血甚效。

3. 本穴一则利于血分不利气分,一则由于水性寒敛,有收敛作用,因此哮喘、肺病、痰多等病多禁用此穴,或恐止血有碍化痰,则反而对病不利。

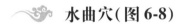

水曲穴(图6-8)

【董师原文】

部位:在六完穴后一寸处。

主治:腰痛、四肢浮肿、腹胀、颈项神经痛、妇科子宫多病。

取穴:当第四跖骨与第五跖骨之间,距六完穴一寸处是穴。

手术:针深三分至五分。

【诠解发挥】

穴名:穴名水曲,则与肾相应,利水,曲者弯曲也,弯曲者筋之作用也,本穴能治之。

定位及取穴:水曲穴位置与胆经之临泣穴相符,水曲穴在第四、五趾骨间陷中,应是临泣穴(参见拙著《针灸经穴学》临泣穴取穴)。针深五分至一寸。

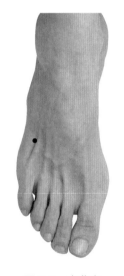

图6-8 水曲穴

现代解剖:肌肉:第四、五跖骨缝间之蚓状肌、骨间肌。血管:足背动静脉网。神经:足背神经。

维杰新用:治耳鸣、眼痒疗效甚好。治手腕疼痛或无力亦颇有效。亦能治全身骨痛、神经痛、手骨痛。尚能治肩痛、腿筋紧及肌肉萎缩,肌肉麻木。

解说及发挥:

1. 六六部位几个穴位之定位,均先以远指尖之穴位为标准,则应以火主、门金、木留、水曲为准。此几穴,个人基于体应原理皆以贴骨取穴为准,效果尤佳。

2. 本穴治耳鸣甚好,与中渚(或中白)、风市(或中九里)为个人治疗耳鸣之三大特效针。盖胆经循耳也。

3. 本穴治眼痒疗效亦好。盖胆经入眼也。

4. 本穴治手腕疼痛或无力亦颇有效。

(1)《灵枢经·经脉》说:"足少阳主骨。"本穴为输穴,输穴对"体重节痛"之病甚效,又贴骨进针,治疗骨痛确有其理。故能治全身骨痛、神经痛、手骨痛。

(2)本穴为木经木穴,木主筋,本穴尚能治肩痛、腿筋紧及肌肉萎缩,肌肉麻木。

(3)本穴与临泣穴相符,为木经之木穴,祛风之作用甚好,治神经痛、筋紧之病亦甚佳。

5. 董师用治四肢浮肿,盖《玉龙歌》亦说"两足有水临泣泻",可见古人即用此穴治疗水肿,本穴为木经木穴,泻水甚佳。

6. 穴名水曲,则通应于肾而利水,尚治腰痛、妇科子宫病等。《医宗金鉴》亦说:"妇人月经不利病,下临泣穴主治良。"

7. 本穴配门金亦能治小腹胀。

 ## 火连穴(图6-9)

【董师原文】

部位:在第一跖骨内侧,距趾骨与跖骨关节后一寸五分。

主治:血压高而引起之头晕眼昏、心跳、心脏衰弱。

取穴:当第一跖骨内侧,距趾骨与跖骨关节一寸五分。

手术:针深五分至八分。针横第一跖骨底缘刺入。

注意:单脚取穴,孕妇禁针。

【诠解发挥】

穴名:穴名火连,与心有关,能如黄连之清火,故名火连。

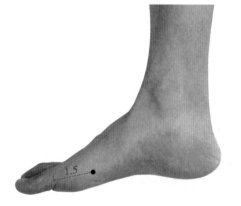

图6-9 火连穴

定位及取穴:在第一跖骨内侧,距趾骨与跖骨关节后一寸五分。火连穴位置与脾经之**太白穴**位置相符,针横第一跖骨底缘刺入。但贴骨进针,疗效尤佳。

现代解剖:肌肉:足内侧第一跖骨小头的后下方,在外展踇肌中。血管:有足背静脉网,足底内侧动脉及跗内侧动脉的分支。神经:布有隐神经与腓浅神经的吻合支。

维杰新用:本穴治前头痛、眉棱骨痛疗效甚佳。

解说及发挥:

1. 穴名火连,与心有关,并能如黄连之清火,故名火连。

2. 本穴治前头痛、眉棱骨痛疗效甚佳。董师治前头痛、眉棱骨痛尤为常用。

3. 治疗血压高而引起之头晕眼昏、心跳、心脏衰弱。应系**厚土灭火**及子能令母实之双向作用。火连穴位置与脾经之**太白穴**位置相符,为脾(土)经输(土)穴,为土中之土,真土穴厚土穴。

4. 本穴为脾经输穴,亦为原穴,调理脾胃作用甚强,尤其是在调理气机方面(见《通玄赋》)效果更佳,对于脾经之各种病变皆有疗效。可**治疗腹胀及腹痛**。

5. 《医宗金鉴》说:太白主治痔漏疾,一切腹痛大便难。本穴亦可治大便难及痔漏。

火菊穴(图 6-10)

【董师原文】

部位:在火连穴后一寸。

主治:手发麻、心跳、头晕、脚痛、高血压、头脑胀、眼昏、眼皮发酸、颈项扭转不灵。

取穴:当第一跖骨内侧,在火连穴后一寸处是穴。

手术:针深五分至八分,针与跖骨成直角,**沿跖骨底缘扎入**。

注意:单脚取穴,孕妇禁针。

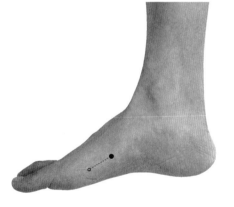

图 6-10 火菊穴

【诠解发挥】

穴名:穴名火菊,与心有关,并能清利头目如菊花之效。

定位及取穴:火菊穴位置与脾经之公孙穴位置平行,沿跖骨底缘扎入。而紧贴骨头,贴骨进针,效果佳。针治头部病可针更深,效果尤佳。

现代解剖:肌肉:足内侧第一跖骨小头的后下方,在外展踇肌中。血管:足背动静脉网,足底内侧动脉及跗内侧动脉的分支。神经:布有隐神经与腓浅神经的吻合支。

维杰新用:治前头痛、眉棱骨痛、眼皮垂下尤为常用。治急性胃肠炎,脐腹部绞痛,心烦失眠,心痛心悸。经痛,月经不调,本穴有调血海和冲脉的作用。消痰减肥,脾经络穴可联络脾胃。

解说及发挥:

1. 治疗上述各症确有特效,余临床常以本穴治疗前头痛、眉棱骨痛、鼻骨痛甚效。本穴为脾经络穴,面部前额属足阳明,刺一络可治两经之病。且太极对应于前额及眼部。

2. 能健脾络胃,且太极对应于前额及眼部。余用治疗眼皮垂下甚效。

3. 治疗心烦失眠,心痛心悸:本穴可扶脾胃、理气机、清心火,具有**厚土灭火**及子能令母实之双向作用。临床上可治心悸烦闷,失眠呕吐呕逆,消化不良,腹胀如鼓等心胃气机不利之疾患。配内关治胃不和卧不安。

4. 治经痛,月经不调,本穴有调血海和冲脉的作用,针刺之治疗对于妇女因肝郁脾虚所引起的经痛,月经不调,腹中包块,胎位不下,人工流产综合征有很好疗效。

5. 消痰减肥,为脾经络穴可联络脾胃,对于消痰化气,降低脾胃吸收作用,化痰浊利水气作用强,配梁丘、关元可减肥。

6. 本穴治疗高血压,或因扶脾胃、理气机、清心火,具有**厚土灭火**及子能令母实之双向作用。也有疏土缓肝之作用。治疗头脑胀、眼昏、眼皮发酸、颈项扭转不灵,道理类同。

7. 临床上用本穴(公孙)治疗胃下垂,效果亦佳。

 ## 火散穴(图6-11)

【**董师原文**】

部位:在火菊穴后一寸。

主治:头痛、脑胀、眼角痛、肾亏、头晕、眼花、腰酸、背痛。

取穴:当第一跖骨内侧,距火菊穴后一寸处是穴。

手术:针深五分至八分。针横第一跖骨底缘刺入。

注意:单脚取穴,孕妇禁针。

运用:火连、火菊、火散三穴可同

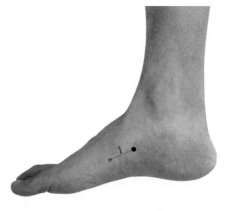

图6-11 火散穴

时下针,立治以上各症及**脑瘤**、**脑膜炎**,但注意单脚取穴,双脚不可同时下针。

【诠解发挥】

穴名:本穴有散火之义,称作火散。

定位及取穴:火散穴位置与肾经之然谷穴位置相符,亦以贴骨进针为主。

现代解剖:肌肉:在足内侧第一跖骨小头的后下方,外展蹬肌中。血管:足背动静脉网,足底内侧动脉及跗内侧动脉的分支。神经:布有隐神经与腓浅神经的吻合支。

维杰新用:尚能治五更泻、腰肾之病。

解说及发挥:

1. 本穴为水经火穴,有交通心肾作用,所治之症亦多为心肾不交之症。失眠也可以说是心肾不交,这个穴可以治失眠。

2. 穴名火散,为肾经荥穴,颇能散火,尤其泻阴火。另外也能泻相火,治疗强中。

3. 本穴为肾经荥穴,肾主脑,能治脑病。头痛、脑胀、头晕。

4. 火散穴位置与肾经之然谷穴位置相符,为肾经所过,尚能治腰肾之病。治眼花、腰酸、背痛等。

5. 火连、火菊、火散皆能清火,董师说:火连、火菊、火散三穴可同时下针,立治以上各症及脑瘤、脑膜炎。此三穴倒马用针,脾肾两经似乎相克,然火散为肾经火穴,同气相求亦不相克也。

6. 本穴为肾经荥穴,主泻肾脏之热。

7. 本穴为肾经火穴,亦治命门火虚之五更泻。

8. 木穴可治脚转筋、眼发花,宜配博球穴应用。

9. 上述三穴双脚皆取并无不佳作用,但临床用针务期精简为宜。

水相穴(图6-12)

【董师原文】

部位:在内踝骨直后,跟筋前缘陷处。

主治:肾脏炎、四肢浮肿、肾亏而引起之腰痛、脊椎骨痛、妇科产后风、白内障。

取穴:在跟筋前缘陷处,当内踝骨尖之直后二寸处是穴。

手术:针深三分至五分。或过量针亦可(即针沿跟筋前缘扎透过去)。

【诠解发挥】

穴名：本穴应用极多,常配天皇治疗脾肾两病之病,辅佐天皇穴发挥作用。故名。

定位及取穴：水相穴位置与肾经之太溪穴位置相符,治疗病症亦以肾经为主,若针刺时位置稍后,贴筋(跟腱)针刺,效果更佳。

现代解剖：血管:在内踝与跟腱之间,前方有胫后动、静脉。神经:布有小腿内侧皮神经,当胫神经经过处。

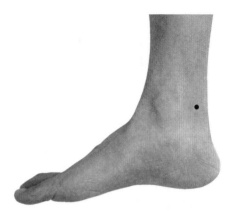

图6-12 水相穴

维杰新用：糖尿、蛋白尿、肾功能衰竭,多见脾肾两虚之证,故能以本穴治之。治疗妇女经痛带下,月经不调,男子阳痿,遗精。治疗尿频、遗尿、癃闭、水肿等症。能治肾虚头痛眩晕,治肾绞痛。治五更泻亦极有效。牙痛要穴、足跟痛。

解说及发挥：

1. 穴名水相,喻其如水之宰相,极其重要,本穴位置与太溪穴平行邻近,治肾病及脑病常用,盖太溪为肾经输穴及原穴,肾主脑也。而本穴较太溪穴更贴近跟筋,"筋肝相应",故能肝肾皆治。

2. 又太溪穴为水(肾)经之土(输)穴,有水土二性,能治脾肾两虚之病。糖尿病(《金鉴》:太溪穴能治消渴)、肾脏炎、水肿、蛋白尿、肾功能衰竭,多见脾肾两虚之证,故能以本穴治之。

3. 肾阴亏损,肾阳不足皆能治之。本穴为肾经输土穴及原穴,为先天气之所发,对内脏有调节作用,肾阴为一身阴液之本,肾阳为机体生命活动的动力,针刺本穴,临床上治疗妇女经痛带下,月经不调,男子阳痿、遗精、遗尿、癃闭、水肿等症。

4. 尿频,由于肾气虚弱,膀胱失职,小便不能约束而导致尿频,针刺本穴补益肾气、固凝小便。

5. 治肾虚头痛眩晕。本穴可以补肾益脑滋阴降火,故肾精不足,髓海空虚所引起的头痛眩晕,精血不能上充之耳聋耳鸣等,针刺本穴可补益肝肾,头痛眩晕自止。

6. 治肾绞痛及腰痛。肾不主水,则水液停聚,受膀胱之热煎熬而成结石,湿热与结石阻于水道致通降失利,发为肾绞痛,针刺本穴有强腰补肾,清利湿热,畅通气机,行气化水,通利水道而止痛,配合下白穴或马金水穴可排石。位在腰脐线,治疗腰痛甚佳。

7. 治五更泻亦极有效:本穴为肾经水穴,可治疗水土不合之病,临床上治疗因肾脏虚寒,火不生土所致的疾病,更效。取刺水相,可健脾利水,同气相求,治疗以水相配门金治疗五更穴极有效果。

8. 本穴为肾经输土穴,及原穴,亦为回阳九针之一,为先天气之所发,对内脏有调节作用,又为三部九候,下部之地,急病重病,必诊此脉,如脉绝则病不可救。

9. 本穴治牙痛甚效(太溪为牙痛要穴——《通玄指要赋》),一般以肾亏虚火所致之牙痛最为有效。

10. 本穴可治腿足红肿,宜配昆仑并用。亦可治脚膝经年疼痛,亦宜配昆仑并用。还可治两足酸麻,可配仆参、内庭并用。

11. 治足跟痛。足跟为肾气发源之处。本穴为肾经原穴,能治之。

12. 配火腑海(或手三里)可治耳痛。

【特殊经验】

五更泻(现代医学之肠结核与之近似)即肾泻,系肾脏虚寒,命门火虚,火不生土所致,水相当肾之原穴位置,又为输土穴,与脾脏有同气相求之联系,复溜为肾经母穴有补肾之功,尝以水相、复溜为主针,配火散、门金治愈肠结核(五更泻)之病患多位。

水仙穴(图6-13)

【董师原文】

部位:在内踝骨直后之下二寸,跟筋前缘陷处。

主治:同水相穴及肾亏之背痛。

取穴:在水相穴直下二寸处取穴。

手术:针深五分。

【诠解发挥】

穴名:水仙,水者与肾脏相应,仙者有仙之效义。

定位及取穴:水仙穴位于水相穴下二寸处。

现代解剖:肌肉:跟腱前缘,屈蹑长肌后缘,屈肌支持带深层。血管:内踝

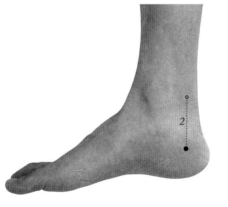

图6-13 水仙穴

动脉、静脉。神经:胫骨神经,内跖神经。

解说及发挥:

1. 水仙穴位于水相穴下二寸处,此处肾经绕过一圈,为肾经经气旺盛之处。

2. 本穴主治与"水相"同,常与"水相"倒马并用,治疗肾亏各病。原理详见"水相穴"。

水晶穴(图6-14)

【董师原文】

部位:在内踝尖之直下二寸。

主治:子宫炎、子宫胀、子宫瘤、小腹气肿胀闷。

取穴:当内踝尖之直下二寸处是穴。

手术:针五分至一寸。

【诠解发挥】

穴名:穴名水晶,水之结晶,指子宫。

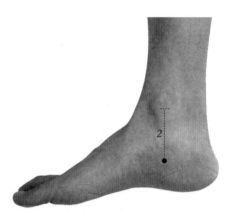

图6-14 水晶穴

定位及取穴:在内踝尖之直下二寸,贴骨针五分至一寸。

现代解剖:肌肉:跟腱前缘,屈跚长肌后缘,屈肌支持带深层。血管:内踝动脉、静脉。神经:胫骨神经,内跖神经。

解说及发挥:本穴在内踝尖直下二寸,贴骨针,治妇科子宫病及妇科小腹胀疗效甚好。穴名水晶,水之结晶,指子宫。又在肾经上,本穴专治子宫病甚好。贴骨针,骨肾相应,作用更强。

按:董氏奇穴六六部位脚面上的穴位,从第一个穴开始,火硬,火主,门金,木斗,木留,全部是五行。火连火菊是火,水相水晶是水。若能对五行深入了解,这些穴位就能发挥得很好。

花骨一穴(图6-15)

【董师原文】

部位:在足底第一与第二跖骨之间。

主治:沙眼、眼角红、眼皮炎、眼迎风流泪、怕光、眉酸骨痛、鼻骨痛、头痛、牙痛、耳鸣、耳聋。

取穴：当足底第一跖骨与第二跖骨之间，距趾间叉口五分一穴，又五分一穴，再五分一穴，再八分一穴，共四穴。

手术：针深五分至一寸。

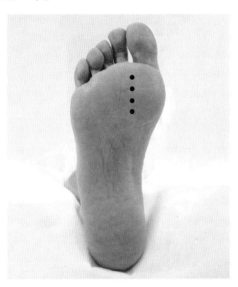

图6-15　花骨一穴

【诠解发挥】

穴名：花骨穴系一穴组，由四个单穴组成，由多个穴组成者且**向四面散布如花样**，而且穴位在脚底近骨。此为四个穴组的第一组。

定位及取穴：当足底第一跖骨与第二跖骨之间，**第一穴距趾间叉口五分，适与行间穴相对。**又五分为第二穴，再五分为第三穴，适与太冲穴相对。再八分为第四穴，共四穴。**第三穴适与太冲穴相对**，第二穴则适在此二穴之中间，第四穴在第三穴后八分处。

现代解剖：肌肉：第一、第二跖骨间之屈趾肌腱之间。血管：足背与跖侧动、静脉之血管网。神经：内跖神经之趾支。

解说及发挥：

1. 本穴组是治疗眼病及眼周病专穴。

2. 本穴组也是治疗五官病有效穴。能治疗鼻骨痛、头痛、牙痛、耳鸣、耳聋。

3. 本穴组与脚背肝经之太冲、行间及其前后相对应，主治类同，但以眼眉病为主。

按：治疗眼睛显然与肝有关，而且此穴下有肝经通过，本穴在老师的原解剖作用竟然无肝,有悖常理。这些都是老师原解剖可以去除的理由之一。

花骨二穴(图6-16)

【董师原文】

部位:在足底第二与第三跖骨之间。

主治:手指无力、手臂痛。

取穴:当足底第二与第三跖骨之间,距趾间叉口一寸一穴,又五分一穴,共二穴。

手术:针深五分至一寸。

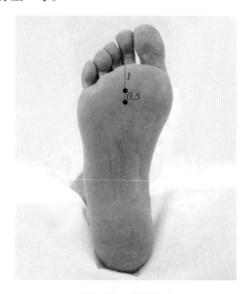

图6-16　花骨二穴

【诠解发挥】

穴名:此为四个穴组的第二组。

定位及取穴:有两穴,第一个穴距离趾间叉口一寸,相对于脚背陷谷与内庭之间的脚底,第二个穴与第一个穴相距五分,距离趾间叉口一寸半,相对于脚背陷谷前面五分。

现代解剖:肌肉:第二、第三跖骨间之屈趾肌腱之间。血管:足背与跖侧动、静脉之血管网。神经:内跖神经之趾支。

维杰新用:尚能治手臂不举甚效。

解说及发挥:

1. 花骨二穴由两个穴位组成,第一个穴距离趾间叉口是一寸,是在陷谷与内庭之间的脚底,第二个穴与第一个穴相距五分,距离趾间叉口是一寸半,相当于陷谷前面五分。

2. 花骨二穴主治手指无力、手臂痛。花骨二穴尚能治手臂不举甚效。

3. 本穴组与脚背胃经之内庭、陷谷及其前穴相对应。并作用于脾,除治上述病,亦治手臂无力上举。

花骨三穴(图6-17)

【董师原文】

部位: 在足底第三与第四跖骨之间。

主治: 腰痛、坐骨神经痛、脊椎骨痛。

取穴: 当足底第三跖骨与第四跖骨之间,距趾间叉口二寸处是穴。

手术: 针深五分至一寸。

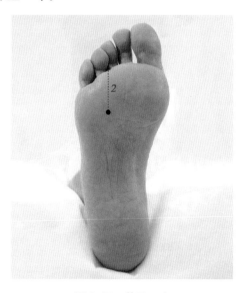

图6-17　花骨三穴

【诠解发挥】

穴名: 此为四个穴组的第三组。

定位及取穴: 花骨三穴仅有一穴,与木留穴相对,木留穴在脚背面,本穴在脚底。木留穴与门金穴平行,位于足部第三趾与第四趾之间。

现代解剖: 肌肉:第三、第四跖骨间之屈趾肌腱之间。血管:足背与跖侧动、静脉之血管网。神经:内跖神经之趾支。

维杰新用：亦能治白眼发赤。

解说及发挥：

1. 花骨三穴与木留穴相对，在四组花骨穴中，位置约在中下位，以全息对应言，主治上述腰痛、坐骨神经痛、脊椎骨痛。

2. 本穴除治上述病症外，亦能治白眼发赤。

花骨四穴（图 6-18）

【董师原文】

部位：在足底第四与第五跖骨之间。

主治：脊椎骨痛、坐骨神经痛、小腹痛、胃痛、止血。

取穴：在足底第四与第五跖骨之间、距趾间叉口一寸半是穴。

手术：针深五分至一寸。

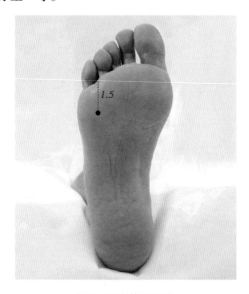

图 6-18　花骨四穴

【诠解发挥】

穴名：此为四个穴组的第四组。

定位及取穴：本穴在足底第四与第五跖骨之间、距趾间叉口一寸半是穴。与胆经之地五会穴相对。

现代解剖：肌肉：第四、第五跖骨间之屈趾肌腱之间。血管：足背与跖侧动、静脉之血管网。神经：外跖神经之趾支。

解说及发挥:

1. 本穴除可治脊椎骨痛、坐骨神经痛、小腹痛、胃痛,亦可治手发麻及脚发麻。

2. 能止血者,透针之背面为六完穴。

按:花骨一、二、三、四,依次排列,其主治有太极全息观在内,花骨一治头眼眉,花骨二治上肢,花骨三治中央腰脊,花骨四穴治小腹、坐骨神经(还能治胃痛及止血)等。

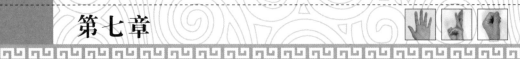

第七章

七七部位(小腿部位)

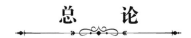

总　　论

七七、八八部位为董氏奇穴之精华部分,"七七部位"即小腿部位,"八八部位"则指大腿而言。临床常用于全身功能之调整及脏腑证候群之整体治疗,效果迅速而显著,除解穴外,概为倒马并用,各组穴道除治疗脏腑病变外,对其有关藏象外表病变亦有疗效,例如驷马穴为治疗肺脏病变之要穴,透过肺主皮肤之关系,亦为治皮肤病之特效穴,其他各有关穴道:如上三黄之治肝病,下三皇、通肾、通胃、通背之治肾脏病,通关、通山、通天之治心脏病等,均依此类推。其间亦有穴位位置与十四经穴位相符,因用处不同而命名不同者,皆于穴位后注明,其他说明要点已于本书诸论中说明,在此从略。

一、"太极全息定位思路"对足部董氏奇穴的定位

(一)大太极(肘膝太极)

1. **足正象**　将下肢与躯干顺向并列对置(可称为**足躯顺对**),则有如下对应:即大腿对应胸背,膝对应脐腰,**小腿对应下腹(腰骶)**,足对应阴部。如胸背有病可针大腿,下腹有病可针小腿,反之,大腿及小腿有病,亦可在胸腹施治。

临床我常以门金治经痛,大敦、隐白治崩漏,用复溜治腰骶痛,三阴交治下腹病等,运用依据皆与此一原理相合。

2. **足倒象**　将下肢与躯干呈逆向排列(可称为**足躯逆对**),可有下列对应关系:即足对应头、**踝对应颈项**、**小腿对应胸(背)脘**、膝对应脐(腰)。

例如董氏奇穴之正筋、正宗在踝部,故能治颈项不适,由于膝对应肚脐,则天皇(阴陵泉)穴紧贴膝部正在膝上,亦如同水分穴正在脐上,水分为治疗水肿病要穴,天皇(阴陵泉)穴亦为治疗水肿病要穴。

将上述对应方法列表如下(表9):

表9　大太极(肘膝太极)全息对应之足躯顺对、逆对表

对应部位	头	胸脘(背)	脐	下腹(腰)	阴部
足躯顺对	髋	大腿	膝	小腿	足
足躯逆对	足	小腿	膝	大腿	髋

3. 将上肢与下肢顺向并列为**手足顺对**,以肘对应膝为中心对应,可有下列对应:即肩对髋、上臂对大腿、肘对膝、前臂对小腿、手对脚。如髋有病可取肩部穴位(例:肩中穴)施治;肘部有病可取肾关,前臂有病可取侧三里等。

4. 将上肢与下肢呈逆向排列为**手足逆对**,可有如下对应:即肩对应足、上臂对应小腿、肘对应膝、前臂对应大腿、手对应髋。如足踝部有病可取肩部穴位治疗,大腿有病可取前臂穴位治疗(反之,肩部有病可取足部穴位施治,前臂有病也可取大腿穴施治),董师常取手上之灵骨、腕顺、中白等穴治疗坐骨神经痛。余常取肾关治疗上臂疼痛。

(二)中太极(腕踝太极)

中太极系以腕踝为太极(中心点),其上至于手指、脚趾,其下至于前臂及小腿中段。即系以腕踝仍然对应于肚脐腰部,也有顺对及逆对。其对应见下表(表10):

表10　中太极(腕踝太极)全息对应之顺对、逆对表

顺对表					
对应部位	头	胸脘(背)	脐	下腹(下腰)	阴部
手	指	掌	腕	前臂(前段)	前臂(中段)
足	趾	跗	踝	小腿(下段)	小腿(中段)
逆对表					
对应部位	头	胸脘(背)	脐	下腹(下腰)	阴部
手	前臂(中段)	前臂(前段)	腕	掌	指
足	小腿(中段)	小腿(下段)	踝	跗	趾

这里我们也可以做一个结论,即:①**指趾**可治头及阴部;②**掌跖**可治胸脘(背)及下腹(下腰);③**腕踝**能治脐腹腰;④**前臂**(前段)**小腿**(下段)可治下腹(下腰)及胸脘(背)(图7-1、图7-2)。

这种应用在古法针灸(见常用针灸歌诀)的治疗取穴可谓极多,虽不自觉,但其中甚多与此相符。奇穴也有这种对应。上述中太极之奇穴对应之用例甚多,例如水相(太溪穴)相当于肾之部位,因此常用于治肾病,个人常用于治肾绞痛;博球穴相应于尾骶,故能治便秘及尾骶痛。

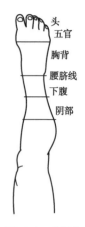

图7-1　小腿与全身对应

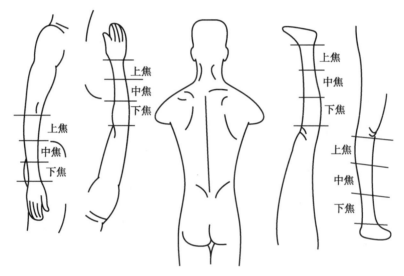

图7-2　三才与三焦对应图

二、三才思路在小腿之应用——四肢

每个局部也都可分为三部分,即上、中、下三部分。上部诊治头部及心肺疾病,中部诊治脾胃、肝胆疾病,下部诊治肾与膀胱下肢疾病。例如,将足抬高举起,从足至膝为**倒象**,则小腿之前部治上焦头面心肺病,中部治中焦脾胃、肝胆疾病,下部治疗下焦肾与膀胱下肢疾病。如**正筋、正宗、三重**治疗头颈;**天皇**治疗泌尿系疾病。

将足自然下垂,则可谓之为**正象**。从正象来看,也是上部(**天皇、肾关**)诊治头部及心肺疾病,中部(四花中)诊治脾胃、肝胆疾病,下部(**三阴交、人皇**)诊治肾与膀胱下肢疾病。

三穴一起同用,三穴分别对应上中下三焦,这样上中下穴一起同刺,就有全身病一起同治的意义在,如三皇、四花、外三关等穴。

七七部位总图见图 7-3。

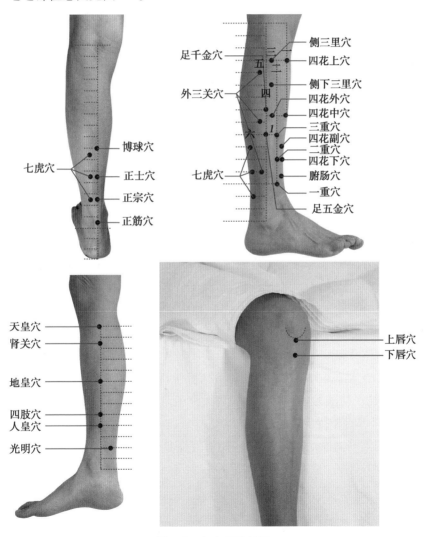

图 7-3　七七部位总图

正筋穴(图7-4)

【董师原文】

部位:在足后跟筋中央上,距足底三寸五分。

主治:脊椎骨闪痛,腰脊椎痛、颈项筋痛及扭转不灵、脑骨胀大、脑积水。

取穴:当足后跟筋之正中央上,距足底三寸五分是穴。

手术:针深五分至八分(针透过筋,效力尤佳),体壮可坐姿扎,体弱者应侧卧扎。

【诠解发挥】

穴名:本穴当足后跟筋之正中央上,垂直进针,故名。

定位及取穴:当足后跟筋之正中央上,即太溪穴与昆仑穴包围的跟腱中央。距足底三寸五分是穴。可以坐针,趴卧针之尤佳。

现代解剖:肌肉:跟腱上外踝后动脉,屈踇长肌肌腱之间。血管:腓骨动脉与后胫骨动脉之联合网络。神经:胫神经位于其内侧。

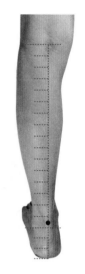

图7-4　正筋穴

维杰新用:胃痉挛痛、脚抽筋、月经痛。

解说及发挥:

1. 本穴在脚脖子上,即所谓的跟腱上。大太极全息对应颈部,治疗颈部病,效果甚好。本穴针入跟腱,以筋治筋,也是治疗颈部病甚效的原因之一。对于多年颈痛及转动困难,疗效甚佳。对于车祸伤害应用甚佳。使用计算机姿势不正造成之颈椎病也颇有效。

2. 本穴之作用实属肾之功能,肾经膀胱经夹此,故能补肾;又上脑(后头),治脑病。除治脑骨胀大、脑积水外,尚治脑瘤、脑震荡。

3. 中太极(腕踝太极)对应腰,大太极全息对应颈部,连线之脊椎亦可治,如此则颈部、腰部脊椎皆治。

4. 以筋治筋尚能治抽筋之病,还能治胃痉挛痛、脚抽筋。

5. 治疗月经痛,经痛多为痉挛痛,膀胱经通至子宫。

6. 董师尝以此穴消耳后肉瘤。

正宗穴(图7-5)

【董师原文】

部位:在正筋穴上二寸处。

主治:同正筋穴。

取穴:当足后跟筋之正中央上,距正筋穴上二寸处是穴。

手术:同正筋穴。

运用:正筋、正宗两穴相配用针。

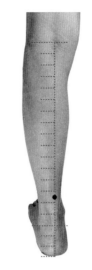

【诠解发挥】

穴名:此系正筋穴之延伸,故以正名之,此处之宗者,可为宗法效法。

定位及取穴:正宗亦位于跟腱上,在正筋穴上二寸。可以坐针,趴卧针之尤佳。

图7-5　正宗穴

现代解剖:肌肉:跟腱上外踝后动脉,屈蹰长肌肌腱之间。血管:腓骨动脉与后胫骨动脉之联合网络。神经:胫神经位于其内侧。

解说及发挥:

1. 治疗脊椎骨闪痛,腰脊椎痛、颈项筋痛及扭转不灵、脑骨胀大、脑积水与正筋相同,属区位取穴,为正筋之加强针。

2. 就经络而言,膀胱经行经颈项,又就"以筋治筋"而言,可见其间颇有关联,因此以此二穴倒马治疗颈项强硬或疼痛,效果极佳。

3. 又闪腰岔气较重者,在委中点刺后(一般轻症经点刺后即觉轻松,而不必再针它穴)加针正筋、正宗两穴,尤能助其速愈。

4. 本穴组治疗脑震荡亦颇有效(余于1977年曾发表《急症针灸疗法》)。

5. 本穴与正筋穴倒马并用,理同正筋穴。

正士穴(图7-6)

【董师原文】

部位:在正宗穴上二寸处。

主治:肩背痛、腰痛、坐骨神经痛。

取穴:当足后跟筋之正中央上,距正宗上二寸处是穴。

手术:针深五分至一寸。

【诠解发挥】

穴名:此系正筋、正宗穴之延伸,故以正名之,士亦同天士、人士。

定位及取穴:在正宗穴上二寸,正筋穴上四寸处。

现代解剖:肌肉:跟腱上外踝后动脉,屈踇长肌肌腱之间。血管:腓骨动脉与后胫骨动脉之联合网络。神经:胫神经位于其内侧。

解说及发挥:

1. 本穴常与博球穴倒马并用治背痛极有效。也可与正宗及正筋并用成大倒马,加强治疗颈、腰脊痛有特效。

2. 本穴为膀胱经所过,治背痛、腰痛,坐骨神经痛有效。

3. 肘膝太极对应坐骨、肩背,治疗肩背痛、腰痛、坐骨神经痛。

4. 腕踝太极对应尾骶稍上,故能治下腰。

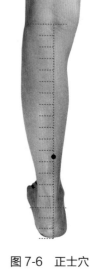

图7-6 正士穴

博球穴(图7-7)

【董师原文】

部位:在正士穴上二寸五分。

主治:腿转筋、霍乱、腰酸背痛、鼻出血。

取穴:平卧,脚跟用软垫垫高,当下腿后侧,在正士穴正上二寸五分,即腓肠肌之下缘是穴。

手术:针一寸至二寸,以针尖抵骨效力最佳。

运用:与四花中穴配用,主治霍乱转筋及肾亏。

【诠解发挥】

穴名:此处(小腿肚)为块状之肉,圆鼓如球。此穴在此球之下,其势如搏其球。

定位及取穴:博球位置在膀胱经之承山穴下一寸半。

现代解剖:肌肉:在腓肠肌二肌腹交界下端。血管:有小隐静脉,深层为胫后动、静脉。神经:布有腓肠内侧皮神经,深层则为胫神经通处。

维杰新用:月经痛,各种跌打损伤,均可先针阿是,再针

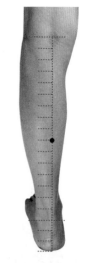

图7-7 博球穴

此穴。刺血,治疗痔疮甚效。

解说及发挥:

1. 本穴位居膀胱经所行,能治腰酸背痛,腰连背痛尤有卓效。与正士互相倒马治疗背痛(尤其是膏肓穴附近痛)或腰背痛效果极佳。如病况较重或病程较久,则于此穴周围点刺出血效果更佳,久年痼疾往往愈于俄顷。

2. 本穴因邻近承山穴,治疗腿抽筋亦极有效。与承山倒马并用,疗效更佳。此处(小腿肚)为块状之肉,主筋。本穴在筋下,以筋治筋,本穴有舒筋活络,调理脏腑功能,同承山一样最可用治腿转筋及痔疾。

3. 本穴附近青筋刺血,治疗痔疮亦甚有效,配合委中刺血,多年痼疾常一次而愈。

4. 治疗月经痛,本穴对应阴部(前后阴),经痛多为痉挛痛,本穴能治痉挛病,又膀胱经通至子宫。

5. 对于各种跌打损伤,均可先针阿是,再针此穴疏气导滞散瘀,加速痊愈。

6. 另外,本穴对坐骨神经痛疗效亦佳。

引申:"肌肉"及"筋"的区辨,与博球穴的应用

中医学将躯体的结构分为皮、肉、脉、筋、骨五种类别,合称"五体",并且与肺、脾、心、肝、肾五脏相对应,即肺主皮、脾主肌肉、心主脉、肝主筋、肾主骨。其中除了"脉"的位置有深有浅之外,皮、肉、筋、骨是按由浅到深排列,皮肤之下就是"肌肉",再下是"筋",最深是骨。

"筋"与"肉"关系极为密切,因此常把它们连在一起,统称为"筋肉",但是"筋肉"不等于经筋。古人所说之"肌肉"和"筋"的概念,与现今的理解并不完全相同,须作些分析区辨。

1. **筋是能产生力气的肉**,详见火腑海穴之引申。

2. **肌是皮下脂肪,筋反而指肌肉。**

3. **肌肤紧密相接,肌肉常与皮肤并提互用。**

4. **分肉属筋。**"分肉"一是指附着于骨的筋肉,一是指有"分理"的肉。这是因肌肉之间有沟陷分隔故称作"分"。

5. **筋是指特别隆起的肉**。如三角肌、三头肌、腓肠肌等块状肉都可称之。

结合上述描述,可从外形及作用(有力)来分析,为筋之穴位定性,如臂臑在"臑肉端",即指三角肌下端;博球在"腨肠下分肉间",即指腓肠肌腹肌下的凹陷处;火腑海、手五金、足五金皆在分肉之上,皆与筋有关。

根据体应针法思路,筋含分肉,手五金、火腑海、足五金、博球等皆在筋处,皆治抽筋之病，皆能治疗痉挛性病痛。

一重穴（图7-8）

【董师原文】

部位：在外踝骨尖直上三寸向前横开一寸。

主治：甲状腺肿大（心脏病引起）、眼球突出、扁桃腺炎、口歪眼斜（面神经麻痹）、偏头痛、痞块、肝病、脑瘤、脑膜炎。

取穴：当外踝尖直上三寸，向前横开一寸处是穴。

手术：针深一寸至二寸。

【诠解发挥】

穴名：重者，一起并用也，此三重穴之三穴常一起并用。此为三个穴的第一个。

定位及取穴：一重穴位置在悬钟穴向前，即向阳明经方向横开一寸处。

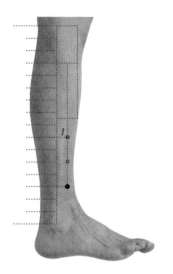

图7-8 一重穴

现代解剖：肌肉：在腓骨短肌和伸趾长肌分歧部。血管：有胫前动、静脉分支。神经：当腓浅神经处。

维杰新用：大腿髋骨疼痛特效。脾发炎、脾肿大、脾病、脾硬化、乳发炎、乳肿大、乳痛、乳房小叶增生、甲状腺肿大、偏头痛、三叉神经痛、面神经麻痹、睡中咬牙及肩臂手腕痛、中风后遗症、脑震荡后遗症及脑性麻痹，踝痛或扭伤、脚趾痛。可治落枕。

解说及发挥

1. 三重穴位在少阳（胆）经、阳明（胃经）之间，治疗少阳、阳明两经合并之病（如颜面神经麻痹）甚效。

2. 本穴治肝脾之病，其原理与木斗、木留类同。但此处之脾非指脾脏及藏象病，而是指的现代医学之脾。因此扎针时针在右边，三穴一起用。

3. 穴在胆经（主风）胃经（主痰）之间，主治风痰之症。

4. 余之特殊经验，以本穴治疗大腿髋骨疼痛特效，盖此穴紧邻悬钟，悬钟为髓会，又胆经循行经过髋骨。此穴也可治落枕，以肩井穴痛者尤效。

5. 治疗踝痛或扭伤，可以此穴为主穴，外踝加昆仑，内踝加太溪，个人则以小节穴为主，不论内外踝，一针即见卓效。

6. 亦可治疗脚趾痛及肋痛、脚胫湿痒。

7. 配四花中穴，针之能治步履难移。

8. 与二重、三重一起下针，治疗脾病及乳病。见三重穴后之解说。

二重穴（图7-9）

【董师原文】

部位：在一重穴上二寸。

主治：同一重穴。

取穴：当一重穴直上二寸处是穴。

手术：针深一寸至二寸。

【诠解发挥】

穴名：重者，一起并用也，此三重穴之三穴常一起并用。此为三个穴中的第二个。

定位及取穴：在一重穴上二寸。即胆经光明穴前一寸。

现代解剖：肌肉：在腓骨短肌和伸趾长肌分歧部。血管：有胫前动、静脉分支。神经：当腓浅神经处。

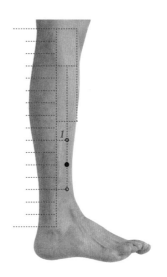

图7-9　二重穴

维杰新用：大腿髋骨疼痛特效。脾发炎、脾肿大、脾病、脾硬化、乳发炎、乳肿大、乳痛、乳房小叶增生、甲状腺肿大、偏头痛、三叉神经痛、面神经麻痹、睡中咬牙及肩臂手腕痛、中风后遗症、脑震荡后遗症及脑性麻痹、踝痛或扭伤、脚趾痛。可治落枕。

解说及发挥：见一重穴。

三重穴（图7-10）

【董师原文】

部位：在二重穴直上二寸。

主治：同一重穴。

取穴：当二重穴直上二寸处是穴。

手术：针深一寸至二寸。

运用：一重、二重、三重穴同下针（即所谓回马针），为治上述各症之特效针。

【诠解发挥】

穴名：重者，一起并用也，此三重穴之三穴常一起并用。此为三个穴中的第三个。

定位及取穴：在二重穴直上二寸。即胆经外丘穴前一寸。

现代解剖：肌肉：在腓骨短肌和伸趾长肌分歧部。血管：有胫前动、静脉分支。神经：当腓浅神经处。

维杰新用：大腿髋骨疼痛特效。脾发炎、脾肿大、脾病、脾硬化、乳发炎、乳肿大、乳痛、乳房小叶增生、甲状腺肿大、偏头痛，三叉神经痛、面神经麻痹、睡中咬牙及肩臂手腕痛、中风后遗症、脑震荡后遗症及脑性麻痹，踝痛或扭伤、脚趾痛。可治落枕。

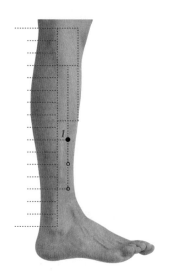

图 7-10　三重穴

解说及发挥：

1. 一重穴位于胆经之悬钟穴向前一寸，二重穴在一重穴上二寸，三重穴在二重穴上二寸。所谓回马针即倒马针，即一起两针或三针并针。

2. 三针同下，除治上述各症特效外，尚可治脾发炎、脾肿大、脾硬化（脾家病用针以右边为主）、乳发炎、乳痛、乳房小叶增生、甲状腺肿大等症甚效。

3. 本穴有增加脑部血液循环及祛风化痰之功效，治中风后遗症，脑震荡后遗症及脑性麻痹均有极大功效。

4. 本穴治偏头痛，三叉神经痛、面神经麻痹、睡中咬牙及肩臂手腕痛亦有殊效，皆与祛风化痰有关。

5. 三重穴位在少阳（胆）、阳明（胃）之间，治疗少阳、阳明两经合并之病（如颜面神经麻痹）甚效。

6. 本穴治肝脾之病，其原理与木斗、木留类同。

7. 穴在少阳胆经及阳明胃经之间，少阳主风，阳明主痰，主治以风痰之症见长。

四花上穴（图 7-11）

【董师原文】

部位：在膝眼下三寸，胻骨外廉。

主治：哮喘、牙痛、心跳、口内生瘤、头晕、心脏病、转筋霍乱。

取穴：当外膝眼之下方三寸，在前胫骨肌与长总趾伸肌起始部之间陷中是穴。

手术：针深二寸至三寸，针深二寸治哮喘，针深三寸治心脏病。

运用：四花上穴配博球穴治转筋霍乱，此时四花上穴须针深三寸。

【诠解发挥】

穴名：四花者，四面开花也，四花穴组，上下中里外皆各有一穴，本穴为在上者。

定位及取穴：四花上穴与足三里平行，贴胻骨取穴进针（足三里在犊鼻下三寸，距胫骨前嵴一横指，当胫骨前肌上，屈膝或平卧取穴。亦有在膝眼下三寸胫骨外缘取之者）。

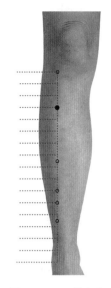

图 7-11 四花上穴

现代解剖：肌肉：在胫骨前肌，伸趾长肌之间。血管：有胫前动、静脉。神经：为腓肠外侧皮神经及隐神经的皮支分布处，深层正当腓深神经。

维杰新用：能治血管硬化、肠胃道出血、高血脂、颜面神经麻痹、颞颌关节紊乱症、高低血压，可利尿消肿。调整胃肠功能，治一切肠胃疾患。

解说及发挥：

1. 有补益气血的功效，故能治疗虚劳、失眠、崩漏、带下、月经不调等病症。

2. 本穴为土经中的土穴，主治一切胃肠消化系统的疾病。为胃经合穴，是调整胃肠功能和有关消化系统疾病（包括慢性胃炎）的主治穴。治疗病症广泛，但以肠胃为主，能治胃脘胀痛，堵闷不舒，食滞中阻，消化不良，肠鸣泄泻、便秘、疳积。

3. 刺血治疗久年胃病、胃溃疡等症亦极效；一般胃痛点刺后可立止疼痛，久年胃病更可加速治愈。

4. 治疗血管硬化肠胃道出血：本穴能行瘀止血，其止血以吐血为主，配血会膈俞，效果更好。对于胸中瘀血亦有疗效。

5. 本穴有健脾化痰的功效，能治高血脂。

6. 治哮喘：穴在胃经上，穴近足三里，为土中真土之穴，有补土生金之效，治喘甚效。针深二寸。

7. 治疗颜面神经麻痹（俗称口眼歪斜）特效。一般针灸医生多以地仓、颊车、下关等穴施治，余之经验则以足三里、上巨虚为主针，此处之足三里贴骨进针,实则是四花上。配合口腔刺血(详见地仓穴),效果迅速,较之地仓、颊车、下关者疗效快速甚多,以之治疗颜面震颤,效果亦佳。

8. 治疗颞颌关节紊乱症,张口难开、弹响:阳明经上行于颞颌关节对近,针刺本穴治疗颞颌关节病变,效果甚好。

9. 治疗牙痛:治疗上牙痛效果很好。亦可点刺出血更佳。

10. 治疗口内生瘤,应该用点刺法。

11. 治头晕、前额痛:本穴为合土穴,合治逆气而泄,对于高血压引起的头晕、热病前额痛疗效很好。(天皇穴同理)

12. 治高、低血压:本穴为足阳明合穴,阳明经多气多血,疏通经络、调和气血,针刺可使循环功能恢复,改善血压。

13. 治心脏病、心悸气短,产妇血晕休克:本穴能提补诸阳,补益气血,而且胃与包络通,有强心作用,治心脏病甚效。能治心阳不足的心悸气短及产妇失血的病症。针深三寸。

14. 能利尿消肿:配阴陵泉治小便不通。本穴理脾胃、调中气,气行则水行,故治小便不通、浮肿等症。余曾经配阴陵泉治疗多例小便不通畅之病患,解决前列腺肥大患者之痛苦,还帮助病患拿掉导尿管自行排尿。

15. 治肾绞痛:本穴有较好的镇痛作用,对于因排石时所发生的肾绞痛有较明显的镇痛作用。

16. 能疏经活络:治疗经脉循行部位的疾病。对于全身诸多部位的疼痛皆可抑制。

(1)上则治头痛喉痹的疼痛、项强肿痛。

(2)中则治胸胁痛、肠鸣、腹泻、腰痛。

(3)下则髋骨痛、膝肿、膝痛、脚痛。

方剂不传之密在分量,针刺不传之密在深度。能治全身病,其诀窍全在深度。

(4)点刺对久年膝关节风湿及跌撞、损伤之瘀血疼痛均有特效。

17. 治痛风疼痛:单纯蹈趾关节红肿热痛,足不任地针刺本穴,针感直传病处,效果最好。或用一进三出针法甚佳。

18. 治疗恶性肿瘤化疗后白细胞减少症及防治化疗中的胃肠道反应。

19. 点刺出血,除治疗胃病有特效,对于胸闷、胸痛、心脏病效果亦甚佳。

20. 本穴在小腿部,治上部之心肺病。肺浅心深,治肺针二寸、治心针三寸,强调了治远处病及重病久病宜刺略深。若能久留针,效果更佳。

21. 刺血宜稍离胻骨,较安全且易出血。

四花中穴（图7-12）

【董师原文】

部位：四花上穴直下四寸五分。

主治：哮喘、眼球病、心脏炎、心脏血管硬化（心两侧痛）、心脏麻痹（心闷难过、坐卧不安）、急性胃痛、消骨头之肿胀。三棱针治肺积水、肺结核、肺瘤、肺气肿。毫针治肩胛痛，肘弯痛、食指痛。

取穴：当四花上穴直下四寸五分。

手术：三棱针出血治心脏血管硬化、急性胃痛、肠炎、胸部发闷、肋膜炎。用毫针针深二寸至三寸，治哮喘、眼球痛。

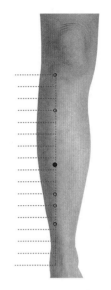

图7-12 四花中穴

【诠解发挥】

穴名：花者，四面开花也，四花穴组，上下中里外皆各有一穴，本穴为在中者。

定位及取穴：本穴位于胃经条口穴上五分。

现代解剖：肌肉：在胫骨前肌中。血管：有胫前动、静脉。神经：为腓肠外侧皮神经及隐神经的皮支分布处，深层正当腓深神经。

维杰新用：五十肩。转筋伤筋，腰痛。筋急口噤，腰扭伤。调理肠胃。

解说及发挥：本穴位于胃经条口穴上五分，为应用极广泛之穴道。

1. 以三棱针点刺治疗上述各病确有特效。

2. 此外，以三棱针治疗肺积水、肺结核、肺瘤、肺气肿等病亦有效验。

3. 用毫针则还能治肩胛痛、肘弯痛、食指痛亦极效，唯治则与它穴不同，以采患侧同侧之穴位为主。（据经验针对侧亦有效，应据顺经选针尤佳）

4. 董老师说：用毫针针深二寸至三寸治哮喘、眼球痛。因病位较四肢病为高深，必须深针。

5. 本穴在胃经上，在上巨虚（大肠下合穴）、下巨虚（小肠下合穴）之间，又在小腿之中点，不论穴性或穴位皆在中央，调理肠胃作用甚强。

6. 本穴因在小腿胃经之中央，调土作用甚强，能令母实，亦能生金，治肺病甚佳；胃与包络通，治疗心脏病甚效。治肺心之病刺血尤佳，但宜离胫骨稍远（五分左右）。

四花副穴（图 7-13）

【董师原文】

部位：四花中穴直下二寸半

主治：同四花中穴。

取穴：当四花中穴直下二寸半处是穴。

手术：三棱针出血治心脏血管硬化、心脏麻痹、急性胃痛、肠胃炎。

运用：四花副穴与四花中穴配合使用，治以上诸症立即见效，但扎针时应对正血管，以见黑血为准。

【诠解发挥】

穴名：花者，四面开花也，四花穴组，上下中里外皆各有一穴，本穴为在四花中与四花下穴之间者。本穴为四花中之辅助针，故名。

定位及取穴：四花副穴在下巨虚穴下一寸。

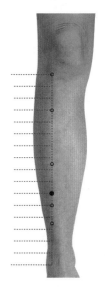

图 7-13　四花副穴

现代解剖：肌肉：在胫骨前肌中。血管：有胫前动、静脉。神经：为腓肠外侧皮神经及隐神经的皮支分布处，深层正当腓深神经。

维杰新用：消骨头肿胀。

解说及发挥：临床上配合四花中应用，亦为应用广泛之点刺穴。

1. 本穴作为四花中之加强穴，主治略同，并以刺血为主。

2. 点刺不必拘泥穴位，在四花中穴至四花副穴附近之青筋上点刺，出血即见效果。

3. 至于消骨头肿胀则以针刺为主，并宜贴胫骨进针，其原理见四花下原理部分。

4. 四花中、副皆主治哮喘、眼球病、心脏炎、心脏血管硬化（心两侧痛）、心脏麻痹（心闷难过、坐卧不安）、急性胃痛、消骨头之肿胀。

5. 四花中用三棱针出血治心脏血管硬化、急性胃痛、肠炎、胸部发闷、肋膜炎。以三棱针刺血还治肺积水、肺结核、肺瘤、肺气肿。用毫针针深二寸至三寸治哮喘、眼球痛。

6. 四花副用三棱针出血治心脏血管硬化、心脏麻痹、急性胃痛、肠胃炎，与四花中虽略有不同，但基本上一样。

7. 四花副穴与四花中穴配合使用，治以上诸症立即见效，但扎针时应对正

血管,以见黑血为准。（只要有青筋,基本上就有瘀血,刺之见黑血）

8. 余以毫针治疗肩周炎、肩扭伤、挫伤等原因引起的肩痛,止痛效果显著,盖穴在下巨虚穴下一寸,下巨虚穴为手太阳小肠经之下合穴,小肠经脉"出肩解、绕肩胛、交肩上"。本穴在阳明胃经,阳明经多气多血,取刺本穴有很好的调和气血、舒筋活络的作用。

四花下穴（图 7-14）

【董师原文】

部位:四花副穴直下二寸半。

主治:肠炎、腹胀、胃痛、浮肿、睡中咬牙。

取穴:当四花副穴直下二寸五分处是穴。

手术:针深五分至一寸（用细毫针）。

【诠解发挥】

穴名:花者,四面开花也,四花穴组,上下中里外皆各有一穴,本穴为四花穴群组之在下者。

定位及取穴:穴在四花副穴直下二寸半。在四花中穴下五寸。

现代解剖:肌肉:在胫骨前肌与伸趾长肌之间,深层为伸踇长肌。血管:有胫前动、静脉。神经:布有腓浅神经分支,深层当腓深神经处。

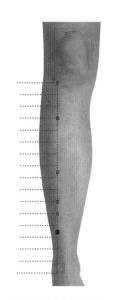

图 7-14　四花下穴

维杰新用:膝盖及足跟骨骨刺。

解说及发挥:

1. 四花下穴之位置在胃经上,所治之病多系胃肠病;腑肠穴亦在胃经上,主治亦同,但两针通常配合应用。

2. 四花下穴与腑肠穴两针并用,紧贴胫骨进针,亦称削骨针,能治骨骼胀大（骨刺）,尤以膝盖及足跟骨骨刺更效,盖"以骨治骨"也。

腑肠穴（图 7-15）

【董师原文】

部位:四花下穴直上一寸半。

主治:肠炎、腹胀、胃痛、浮肿、睡中咬牙。

取穴：当四花下穴直上一寸五分处是穴。

手术：针深五分至一寸。

运用：通常为四花下穴之配穴，效力迅速，但不单独用针。

【诠解发挥】

穴名：本穴主治肠胃腑证，故谓之腑肠。

定位及取穴：本穴在四花副穴直下一寸。在四花中穴直下三寸半，条口穴之下三寸。

现代解剖：肌肉：在胫骨前肌与伸趾长肌之间，深层为伸蹰长肌。血管：有胫前动、静脉。神经：布有腓浅神经分支，深层当腓深神经处。

维杰新用：膝盖及足跟骨骨刺。

解说及发挥：

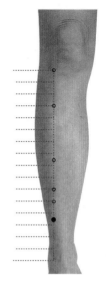

图 7-15　腑肠穴

1. 穴在胃经上，主治以肠胃病为主，能治睡中咬牙，睡中咬牙亦多系胃热之症。

2. 本穴亦可与四花下倒马治上述各病。与四花下贴骨进针亦治骨刺。

3. 本穴与四花下两针并用，亦称削骨针（紧贴胫骨进针），能治骨骼胀大（骨刺），尤以膝盖及足跟骨骨刺更效，盖"以骨治骨"也。

4. 本穴与四花下皆治肠炎、腹胀（为下焦病），配门金更佳。

5. 亦治胃痛、浮肿。

 四花里穴（图 7-16）

【董师原文】

部位：在四花中穴向里横开一寸二分，当胫骨之外缘。

主治：肠胃病、心脏病、心跳、转筋霍乱（呕吐）、心脏麻痹。

取穴：在四花中穴向里横开一寸二分，至胫骨之外缘处是穴。

手术：针深一寸五分至二寸。

【诠解发挥】

穴名：花者，四面开花也，四花穴组，上下中里外皆各有一穴，本穴为四花穴组在里者。

定位及取穴：应该是四花中穴向里横开两寸，否则就针在骨头上，不可能进针。

现代解剖：肌肉：在胫骨前肌中。血管：有胫前动、静脉。神经：为腓肠外侧皮神经及隐神经的皮支分布处，深层正当腓深神经。

维杰新用：退化性膝关节炎（膝关节骨刺）。

解说及发挥：

1. 本穴取穴要注意由四花中穴向里横开两寸，否则就针在骨头上，不可能进针。

2. 四花里点刺出血治上述病变，效果更佳。但宜避开骨头，离骨头稍远。

3. 点刺出血尚能治退化性膝关节炎（膝关节骨刺），盖退化性关节炎病痛一般在膝盖内侧（足太阴经），在本处刺血，由于经络相通（本穴亦在足太阴经上），故甚效。

4. 本穴位置在脾经线上，治疗肠胃病系脾胃表里相关之故。

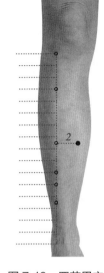

图 7-16　四花里穴

5. 四花里穴系脾经穴位，脾统血，脾土为火之子，子能令母实。能治心脏病。本穴治疗心脏诸病，其理亦可参考火菊、天皇穴。

四花外穴（图 7-17）

【董师原文】

部位：在四花中穴向外横开一寸五分。

主治：急性肠炎、牙痛、偏头痛、脸部神经麻痹、肋膜痛。

取穴：当四花中穴向外横开一寸五分处是穴。

手术：针深一寸至一寸五分。

用三棱针出黑血，治急性肠胃炎、肋膜痛、胸部发胀、哮喘、坐骨及其神经痛、肩臂痛、耳痛、慢性鼻炎、头痛、高血压。

【诠解发挥】

穴名：花者，四面开花也，四花穴组，上下中里外皆各有一穴，本穴为四花穴组在外者。

定位及取穴：四花外穴距四花中穴一寸五分。

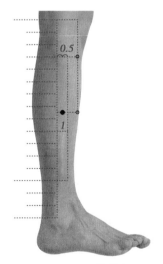

图 7-17　四花外穴

约当丰隆穴旁。

现代解剖:肌肉:在胫骨前肌中。血管:有胫前动、静脉。神经:为腓肠外侧皮神经及隐神经的皮支分布处,深层正当腓深神经。

维杰新用:

1. 毫针　治疗眼球胀痛、前额及太阳穴痛、下颌关节痛、胸肌痛、足背痛、高脂血症、头痛、眩晕、失眠。

2. 刺血　治偏头痛、耳痛、肩臂痛、胸痛、胁肋痛,侧面(胆经)之坐骨神经痛及足踝痛。

解说及发挥:

1. 四花外穴距四花中穴一寸五分。约当丰隆穴旁,可以丰隆穴论之,此穴为胃经络穴。又"痰会丰隆",能清降痰浊。本穴为胃经络穴,能沟通脾胃表里,中医认为脾胃聚湿为生痰之源,因此丰隆有清降痰浊之功。

痰为水液消化障碍产生的病理产物,为致病重要元素,脾胃为生痰之源,肺为储痰之器,无湿不痰,本穴为足阳明络穴,走足太阴脾胃二经,针刺本穴可调整脾胃气机,使气行津布,中土得运,痰湿自化。因此,凡与痰有关的病患,如呕吐咳嗽、哮喘、纳呆、肿块、麻木、半身不遂,头痛、头晕,痰火上扰清窍,心悸、神昏、癫狂喉癣、喉痹喉瘤等,刺本穴皆有效果,刺血治疗效果尤佳,盖痰瘀并治也。

2. 治哮喘:有清降浊痰之功,临床上配足三里清痰理气尤佳。

3. 治高脂血症:高脂血症为过食高胆固醇、高糖食品,或体内脂肪代谢失调所致,属中医痰湿,多因脾失健运,聚湿生痰,瘀浊阻滞,针对此,本穴可疏通脾胃二经的气血阻滞,促进水液代谢作用,除湿化痰浊,化瘀血通腑,故治高脂血症有特效。

4. 治头痛眩晕失眠,痰浊阻滞阳明,清气不能上行,故头晕。

5. 本穴配曲池能降血压。

6. 中医理论认为"久病必有瘀,难病必有瘀,怪病必有瘀",又认为"久病必有痰,难病必有痰,怪病必有痰"。本穴接近丰隆,"痰会丰隆",刺之能化痰。以三棱点刺出血,则又能活血,如此则痰瘀并治,专治各种疑难杂病,与四花中穴并用点刺尤佳。

7. 此穴为董师刺血最常用之要穴,此穴能活血化瘀、逢久治不愈之病,点刺出血每见奇效。刺血时不必拘于固定穴位,只要在上下二寸内之暗影或青筋刺血即可。

8. 四花外穴为极重要的点刺穴位,为董师刺血第一针,除上述各病外,对于侧身各种病变更有特效。如上述之偏头痛、耳痛、肩臂痛、胸痛、胁肋痛,侧面

（胆经）之坐骨神经痛及足跗痛等,均有特效。此外,在此穴附近点刺对于高血压、急性肠胃炎、哮喘等有均有卓效。

9. 点刺时在四花外穴周围视青筋出血即见大效,不必拘泥穴位。

10. 毫针针刺,还治眼球胀痛、前额及太阳穴痛、下颌关节痛、胸肌痛、足背痛,颈部肌肉风湿痛、小腿肌肉风湿痛、足背痛。

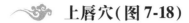

上唇穴（图 7-18）

【董师原文】

部位:在膝盖下缘。

主治:唇痛、白口症。

取穴:当膝盖正中央下缘,髌骨韧带上。

手术:用三棱针刺膝盖下缘髌骨韧带上及其邻近区,使出黑血,立即见效。

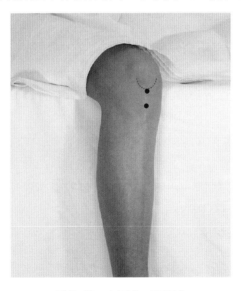

图 7-18　上唇穴、下唇穴

【诠解发挥】

穴名:能治口唇病。有两穴,此为上穴。

定位及取穴:当膝盖正中央下缘,髌骨韧带上。

现代解剖:肌肉:髌骨韧带,关节囊。神经:腓总神经髌下支。血管:膝关节动、静脉网。

维杰新用:能治白塞综合征、阴唇病。

解说及发挥：

1. 穴在小腿上缘，犊鼻穴旁及略下，太极全息对应于鼻唇一带。又本穴在胃经之旁，胃经绕口一周，治疗口唇病甚效。

2. 能治白塞综合征、阴唇病。

按：董师之"解剖"作用写"经外奇穴"。这个说法甚妙，有说等于没说。

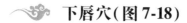

下唇穴（图7-18）

【董师原文】

部位：在膝盖下缘约一寸。

主治：同上唇穴。

取穴：当膝盖下缘约一寸处。

手术：同上唇穴。

【诠解发挥】

穴名：能治口唇病。有两穴，此为下穴。

定位及取穴：膝盖下缘髌骨韧带上围上唇，上唇穴下一寸，即为本穴。

现代解剖：肌肉：髌骨韧带，关节囊。神经：腓总神经髌下支。血管：膝关节动、静脉网。

维杰新用：阴唇病变，口腔炎。能治白塞综合征。

解说及发挥：

1. 两穴均以点刺为主，主治唇部病证，治口腔炎亦有效。

2. 能治白塞综合征、阴唇病。

3. 原理见上唇穴解说。

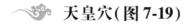

天皇穴（图7-19）

【董师原文】

部位：在胫骨头之内侧陷中，去膝关节二寸五分。

主治：胃酸过多，反胃（倒食病）、肾脏炎、糖尿病、小便蛋白质。**董师补充：**心脏病、高血压、心脏病所引起之头晕、头痛、臂痛、失眠。

取穴：当膝下内辅骨下陷中，在胫骨头之内侧，去膝关节二寸五分是穴。

手术：针深五分至一寸。

运用：配天皇副穴治倒食病，胃酸过多。

注意:不宜灸,孕妇禁针。

【诠解发挥】

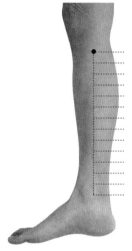

穴名:此穴可治上中下三焦之病,疗效甚广甚效,故以名之。

定位及取穴:在胫骨头之内侧陷中,去膝关节二寸。天皇穴距膝关节二寸半,则应在阴陵泉穴下五分处(阴陵泉距膝关节二寸),余贴骨进针。

现代解剖:肌肉:在胫骨内踝下缘,胫骨后缘和腓肠肌之间,比目鱼肌起点上方。血管:前方有大隐静脉、膝最上动脉,最深层有胫后动、静脉。神经:布有小腿内侧皮神经本干,最深层有胫神经。

图 7-19 天皇穴

杨维杰新天皇穴:天皇穴距膝关节二寸半,则应在阴陵泉穴下五分处(阴陵泉距膝关节二寸),但余略向上移贴骨进针,实亦为阴陵泉也。

维杰新用:项部及胸膺强紧、小便不顺、尿蛋白、肾脏炎、糖尿病、肾功能衰竭。

董师补充:治疗心脏病,高血压、心脏病所引起之头晕头痛、肩痛、臂痛、失眠。

解说及发挥:

1. 天皇穴即脾经之阴陵泉穴,阴陵泉为脾(土)经合(水)穴,土水两治,脾肾双补。脾肾居中下焦。《灵枢经·九针十二原》说:"疾高而内者取之阴之陵泉。"即指本穴,"疾高而内",以内脏言,当指上焦心肺而言。如此则阴陵泉三焦皆治,堪称天皇也。

2. 除治疗上述病症外,董师还用以治疗心脏病,高血压、心脏病所引起之头晕头痛、臂痛、失眠等症。或说此为厚土灭火也。然痰为水液障碍产生的病理产物,为致病之因。痰浊阻滞阳明清气不能上行,故头晕、失眠、心悸。脾胃为生痰之源,肺为储痰之器,无湿不痰,本穴为脾经合穴,合穴治脾脏内腑,针刺本穴可调整脾胃气机,使气行津布,中土得运、痰湿自化。

3. 本穴还可治疗项部及胸膺强紧。治疗五十肩亦效。

4. 穴性同阴陵泉,为脾(土)经合(水)穴,土水两治,脾肾双补。并能补土制水,所治之病多属脾肾两虚之病,如蛋白尿、肾脏炎、糖尿病、肾功能衰竭等。配水相并用,疗效尤佳。

5. 本穴在太极对应中相对应于水分穴,水分历来为水肿第一特效穴,故本穴治疗水肿甚效。治疗小便不顺亦甚效。

6. 本穴配四花上穴(足三里),治小便不通有殊效。《杂病穴法歌》说:"小便不通阴陵泉,三里泻下溲如注。"先针阴陵泉,久留针不动,再针足三里,强捻针,治小便不通,尤其是老年人之前列腺所致之小便不通甚效。

7. 再按:天皇穴距膝关节二寸半,则应在阴陵泉穴下五分处(阴陵泉距膝关节二寸),但余贴骨进针,实亦为阴陵泉也。始合天皇治疗多种疾病之义。

天皇副穴(肾关)(图 7-20)

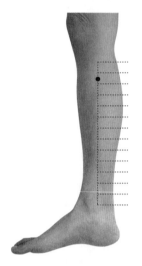

图 7-20 天皇副穴(肾关)

【董师原文】

部位:在天皇穴直下一寸五分。

主治:胃酸过多,倒食症、眼球歪斜、散光、贫血、癫痫病、神经病、眉棱骨痛、鼻骨痛、头晕。

取穴:当天皇穴直下一寸半,胫骨之内侧。

手术:针深五分至一寸。

运用:治胃酸过多,倒食症为天皇穴之配针。

【诠解发挥】

穴名:此穴常与天皇搭配,加强天皇效果,故称天皇副穴,益显天皇及本身之重要。别名肾关,有肾俞、关元之效。

定位及取穴:本穴针刺时,取穴系在阴陵泉下寸半至二寸间取之。针深一寸至二寸。本穴位于足太阴脾经合穴阴陵泉与足太阴脾经郄穴地机正中间。在三阴交(地皇穴)之上。

取穴:坐位或卧位取穴。于小腿内侧,当胫骨内侧后下方凹陷处(天皇穴即阴陵泉穴)直下一寸五分。

现代解剖:肌肉:在胫骨后缘与比目鱼肌之间。血管:前方有大隐静脉及膝最上动脉的末支,深层有胫后动、静脉。神经:布有小腿内侧皮神经,深层后方有胫神经。

维杰新用:治疗失眠、蛋白尿、肾脏炎、糖尿病、肾功能衰竭。对于肾亏所引起之坐骨神经痛、背痛、头痛、腰酸亦有显效,另外治疗两手发麻或疼痛、肩臂痛及肩臂不举(五十肩),尤为特效。项部及胸膺强紧,配复溜治眼球外斜及飞蚊症极有效。本穴治尿频、多尿、夜尿极特效。治胸口闷、胸口痛、强心。眉棱骨痛,前头痛。补肾。

解说及发挥：

1. 天皇副穴又名肾关，为补肾最常用之穴。为补肾要穴，除治疗上述病症外，对于肾亏所引起之坐骨神经痛、背痛、头痛、腰酸亦有显效。

2. 余以此穴治疗两手发麻或疼痛甚效。透过脾与小肠通，治疗肩臂痛及肩臂不举（五十肩），尤为特效。针后令其活动手指或抬举肩臂，可立见奇效。余曾治多例五十肩，一次而愈。

3. 天皇穴在全息对应于头，则此穴对应于肩颈部，除治五十肩特效外，颈肩范围皆有效。还能治疗高位之眉棱骨痛、鼻骨痛、头晕。等同天皇穴之作用。

4. 透过脾与小肠通，能治疗三叉神痛、颧骨痛、眼肌震颤。盖小肠经之循行自内眼角至颧骨。

5. 治疗胃酸过多，倒食症，即胃酸逆流，本穴与天皇穴倒马并用，疗效尤高。

6. 本穴又名肾关，有肾俞及关元之作用，治尿频、夜尿极特效。

7. 本穴直刺治胸口闷、胸口痛、强心。斜刺治眉棱骨痛，前头痛，补肾。

8. 此穴在天皇穴下，本穴具土水二性，亦有脾肾双补作用。治尿糖高、尿酸高、肾功能衰竭皆效。治血液病亦甚效。

9. 还能治疗眼球歪斜，散光，然据余之经验在太阳穴点刺出血，治疗眼球歪斜及斜视尤有速效。

10. 还能治贫血、癫痫病、神经病，对神经衰弱、失眠皆效。

解剖辨错： 董师肾关既名肾之关，其解剖及作用反而没有肾之神经。肾关能治的病大部分与天皇相同，而且是天皇的辅助倒马针。董师天皇穴之解剖有肾之神经、六腑神经、心之分支神经。而肾关就在天皇穴下，反而只有六腑神经。

地皇穴（图 7-21）

【董师原文】

部位： 在胫骨之内侧，距内踝骨七寸。

主治： 肾脏炎、四肢浮肿、糖尿病、淋病、阳痿、早泄、遗精、滑精、梦遗、小便蛋白质、小便出血、子宫瘤、月经不调、肾亏之腰痛。

取穴： 当胫骨之内侧后缘，距内踝上七寸处是穴。

手术： 针与脚成四十五度扎入，针深一寸至一寸八分。

注意： 孕妇禁针。

【诠解发挥】

穴名： 本穴与肾关、人皇合称下三皇，本穴在三皇穴之位置居中，或应更名为人皇,而下面之人皇则更改地皇似较合理,在此仍从原说。

定位及取穴:在胫骨之内侧,在内踝骨上缘七寸。

现代解剖:肌肉:在胫骨后缘与比目鱼肌之间,深层有屈趾长肌。血管:有大隐静脉,深层有胫后动、静脉。神经:布有小腿内侧皮神经,深层后方有胫神经。

维杰新用:与肾关、人皇合称下三皇。下三皇合用,可以脾肝肾并治。治疗:尿酸高、多血症、贫血症、红斑狼疮、甲状腺肿大。

解说及发挥:

1. 本穴在脾经上,作用于肾,亦系脾肾双补。主治项内所主各病多系脾肾两虚之症。

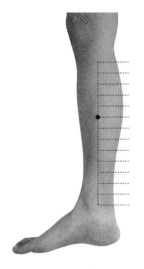

图 7-21　地皇穴

2. 本穴与肾关、人皇合称下三皇,下三皇合用为补脾第一组合,可以脾肝肾并治。治疗:尿酸高、多血症、贫血症、红斑狼疮、甲状腺肿大。再按:本穴原定位于内踝上七寸,但董师针刺时,常以人皇穴(内踝上三寸)为主,在其上三寸取穴针之。

引申:什么情况下三皇同用? 什么情况只用天皇副及人皇? 何时以肾关为主向下三寸取地皇? 何时以人皇为主向上三寸取地皇?

答:1. 一般用针以精简为要,若病重则下三皇同用。有时为加强效果也可下三皇同用。若还有其他用穴,用穴不宜太多,则针天皇副及人皇两针即可,甚至仅用天皇副一穴或人皇一穴即可,这就必须把天皇副及人皇的作用、位置、穴性及与周边十四经穴的关系认识清楚。肾、脾、肝之阴阳皆虚,有很多人以为应下三皇倒马同用,但有时也可用两针或一针,不过人皇不可少,因为人皇在三阴交穴(脾肝肾之交)之稍上,脾肝肾皆治。

2. 至于偏哪里、治哪些病,一般是偏于补肾则从肾关向下三寸取地皇,偏于补脾则从人皇向上三寸取地皇。这种讲法只对了一部分,董氏奇穴范围很大,内容很多。地皇浮动取穴有更深意义,浮动之间所夹穴位亦有特别意义。肾关向下三寸,距阴陵泉四寸半,距内踝八寸半。人皇向上三寸距内踝六寸。我们知道脾经与肝经之循环,在小腿内踝八寸半。人皇向上三寸距内踝六寸。这个范围恰是肝经向后交出厥阴之后的区域。即"肝足厥阴之脉,起于大趾丛毛之际,上循足跗上廉,去内踝一寸,上踝八寸,交出太阴之后"。活动取穴有助于掌握经络。

四肢穴（图 7-22）

【董师原文】

部位：当胫骨之内侧，在内踝上四寸。

主治：四肢痛、颈项痛、糖尿病。

取穴：当胫骨之内侧后缘，距内踝上四寸处是穴。

手术：针深六分至一寸二分。

注意：孕妇禁针。

【诠解发挥】

穴名：本穴能治四肢痛，故名。

定位及取穴：当胫骨之内侧，在内踝上缘上四寸。三阴交上两寸。针深五分至寸半。

现代解剖：肌肉：在胫骨后缘与比目鱼肌之间，深层有屈趾长肌。血管：有大隐静脉，胫后动、静脉。神经：布有小腿内侧皮神经，深层后方有胫神经。

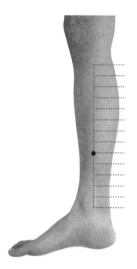

图 7-22　四肢穴

解说及发挥：

1. 四肢穴配肾关治肘痛、肩痛甚效。

2. 本穴在脾经上，主要作用在健脾，脾主四肢，故治四肢痛，又健脾故治糖尿病。

3. 三三部位有人士穴，四四部位有人宗穴治手脚痛。本穴在脾经上，紧邻人皇穴，治手脚痛与脾主四肢有关。

人皇穴（图 7-23）

【董师原文】

部位：在胫骨之内侧后缘，距内踝上三寸。

主治：淋病、阳痿、早泄、遗精、滑精、腰脊椎骨痛、脖子痛、头晕、手麻、糖尿病、小便出血、肾脏炎、肾亏之腰痛。

取穴：当胫骨之内侧后缘，距内踝上三寸处是穴。

手术：针深六分至一寸二分。

注意：孕妇禁针。

【诠解发挥】

穴名：本穴为三才穴，在三皇穴之位置居下，或应更名为地皇，而中间之地皇则更改为人皇似较合理，在此仍从原说。

定位及取穴：当胫骨之内侧，在内踝上缘上三寸。三阴交上一寸。针深五分至寸半。

现代解剖：肌肉：在胫骨后缘与比目鱼肌之间，深层有屈趾长肌。血管：有大隐静脉，胫后动、静脉。神经：布有小腿内侧皮神经，深层后方有胫神经。

维杰新用：咽喉病、梅核气、目视不明、舌根痛。

解说及发挥：

1. 本穴亦有脾肾双补作用，专治脾虚及肾虚之病。本穴与三阴交相邻，作用功效类近，盖区位取穴也，系脾肝肾三阴之会，因此脾肝肾皆治。

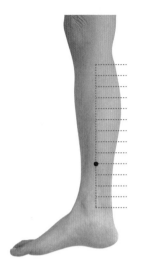

图 7-23　人皇穴

2. 举凡肾亏所致之各种病变亦皆有疗效。本穴还可治疗咽喉病、梅核气、目视不明、舌根痛。

3. 本穴与肾关、人皇合称下三皇，下三皇合用为补脾第一组合，为健脾要穴。也可以脾肝肾并治。三皇穴并用治疗泌尿系统病、生殖系统病、消化系统病及妇科疾病，疗效甚佳。

4. 三皇穴治疗神经衰弱效果亦佳。

5. 下三皇还可治疗：尿酸高、多血症、贫血症、红斑狼疮、甲状腺肿大。

按语：老师之距内踝几寸，系指踝上缘而言。地皇、四肢、人皇皆写距内踝几寸几寸，则是应从踝上缘计算。那么本穴即在三阴交穴上一寸。

侧三里穴（图 7-24）

【董师原文】

部位：在四花上穴向外横开一寸五分。

主治：牙痛、面部麻痹。

取穴：当腓骨前缘，即四花上穴向外横开一寸五分处是穴。

手术：针深五分至一寸深。

【诠解发挥】

穴名：在四花上穴向外横开一寸五分，与足三里穴平行，在足三里穴之侧，故名。

定位及取穴:在四花上穴向外横开一寸五分,与足三里穴平行。

现代解剖:肌肉:在腓骨小头前下方,腓骨长短肌中。血管:有膝下外侧动、静脉。神经:当腓总神经分为腓浅及腓深神经处。

维杰新用:偏头痛、三叉神经痛、手腕扭伤疼痛、腕管综合征、脚跟痛不能着地。

解说及发挥:

1. 穴在胆胃经之间,偏近胆经,治少阳阳明两经及合经之病甚效,善治风痰之病。善治面部之牙痛、面部麻痹。

2. 本穴常与"侧下三里"同时取用。

3. 原理与"侧下三里"同,详见"侧下三里"。

解剖辨错:只因能治牙痛,就写了牙神经,若依此则不可能扩张治疗其他病,反而会被拘束,无从发挥。

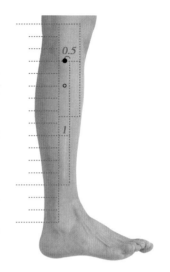

图 7-24　侧三里穴

侧下三里穴(图 7-25)

【董师原文】

部位:在侧三里穴直下二寸。

主治:同侧三里穴。

取穴:在腓骨前缘,即侧三里穴直下二寸处是穴。

手术:针深五分至一寸。

运用:侧三里穴与侧下三里穴同时取用,但单足取穴:**治左取右穴;治右取左穴。**

【诠解发挥】

穴名:穴在侧三里穴之下,故名。

定位及取穴:在侧三里穴直下二寸,故名侧下三里。

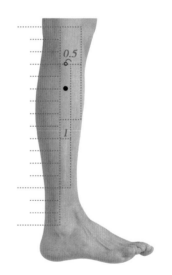

图 7-25　侧下三里穴

现代解剖:肌肉:在腓骨小头前下方,腓骨长短肌中。血管:有膝下外侧动、静脉。神经:当腓总神经分为腓浅及腓深神经处。

维杰新用:三叉神经痛、手腕扭伤疼痛、腕管综合征、脚跟痛不能着地。

解说及发挥:

1 穴在胆胃经之间,偏近胆经,治少阳阳明两经及合经之病甚效,又善治风痰之病。故治面部麻痹及三叉神经痛等,尤为特效。

2. 治疗手腕扭伤疼痛、腕管综合征(计算机病),效果亦极佳。

3. 此二穴治疗脚跟痛不能着地,效果亦佳。

足千金穴(图7-26)

【董师原文】

部位:在侧下三里穴外(后)开五分,再直下二寸。

主治:急性肠炎、鱼骨刺住喉管、肩及背痛、喉咙生疮、喉炎(火蛾病)、扁桃腺炎、甲状腺肿。

取穴:当腓骨前缘,即侧下三里穴向后横开五分再直下二寸处是穴。

手术:针深五分至一寸。

【诠解发挥】

穴名:本穴主治与金(肺、大肠)有关,又治肩臂沉重不举(如五千斤)甚效。

定位及取穴:基本上此两穴位于胆经上,外踝尖上十寸,针深一寸至二寸。

现代解剖:肌肉:在胫骨前肌中。血管:有胫前动、静脉。神经:为腓肠外侧皮神经及隐神经的皮支分布处,深层正当腓深神经。

解说及发挥:

1. 本穴常与足五金穴同时取用。

2. 与"足五金"同,详见"足五金"。

图7-26　足千金穴

足五金穴(图7-27)

【董师原文】

部位:在足千金穴直下二寸。

主治:同足千金穴。

取穴:在腓骨前缘,即足千金穴直下二寸处是穴。

手术：针深五分至一寸。

运用：足千金与足五金穴通常同时取穴，除治甲状腺炎可双足取针下针外，其他各症均单足取穴下针。

【诠解发挥】

穴名：本穴主治与金（肺、大肠）有关。又治肩臂沉重不举（如五千斤）甚效。

定位及取穴：基本上此两穴位于胆经上，外踝尖上八寸，针深一寸至二寸。

现代解剖：肌肉：在胫骨前肌中。血管：有胫前动、静脉。神经：为腓肠外侧皮神经及隐神经的皮支分布处，深层正当腓深神经。

维杰新用：梅核气，治疗肩臂不能左右活动，尤其特效。

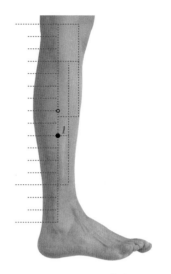

图 7-27　足五金穴

解说及发挥：

1. 足千金与足五金合用，以治疗喉部病变［鱼骨刺住喉管、喉咙生疮、喉炎（火蛾病）、扁桃体炎、甲状腺肿］为主，除外还可治急性肠炎、梅核气。

2. 穴名为"金"，与肺、大肠有关，位置在经穴范围，亦与金有关。可治肺系喉部之病、肠炎，以及肩背痛。

3. 此二穴治疗肩臂不能左右活动，尤其特效。配合肾关治五十肩极具特效。

总之，本穴主治以喉颈、肩背、肠炎为主，都与金（肺、大肠）有关。

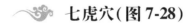

七虎穴（图 7-28）

【董师原文】

部位：在外踝后一寸半之直线上。

主治：肩骨痛、锁骨炎、胸骨痛及肿胀、肋膜炎。

取穴：在外踝后一寸半之直线上取穴：当外踝尖直后一寸半之上二寸一穴，又上二寸一穴，再上二寸一穴，共三穴。

手术：针深五分至八分。

【诠解发挥】

穴名：命名为七，为九宫兑卦之数，本穴应肺金，故以数七。本穴治肺，主肩背之病,肺之流注时间为寅时,寅为虎,故名。七及虎皆应肺。

定位及取穴:在外踝后一寸半之直线上。即在膀胱经上。

现代解剖:肌肉:在腓骨后部,跟腱外缘,深层为屈踇长肌。血管:有小隐静脉,深层为腓动脉末支。神经:当腓肠神经合支处。

解说及发挥:

1. 本穴在太阳经与少阳经之间,可治少阳经之肋膜炎。又足太阳膀胱经与肺通,以下治上,能治肩骨、锁骨及胸骨病。

2. 踝太极此处对应胸背。

3. 足之三焦此处对应上焦胸背。

4. 基于上述几点,本穴治疗肩骨痛、锁骨炎、胸骨痛及肿胀、肋膜炎有效。

图7-28　七虎穴

按语:董师在脚踝周边之穴位,若写为距踝多远,则系以踝外缘或上缘为准(除踝,即不包括踝部)。若特别写明距踝尖多远,则系以踝尖之距离为主。

外三关穴（图7-29）

【董师原文】

部位:在外踝尖与膝盖外侧高骨之直线上。

主治:扁桃腺炎、瘤、癌、喉炎、腮腺炎、肩臂痛、各种瘤。

取穴:当外踝尖与膝盖外侧高骨连线之中点一穴,中点与该高骨之中点又一穴,中点与外踝之中点又一穴。共三穴。

手术:针深一寸至一寸半。

【诠解发挥】

穴名:治外科病的三个要穴,故名。

定位及取穴:当外踝尖与膝盖外侧高骨连线之中点一穴,中点与该高骨之中点又一穴,中点与外踝之中点又一穴。共三穴。

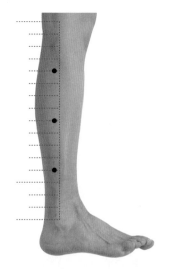

图7-29　外三关穴

现代解剖：肌肉：在腓骨短肌和伸趾长肌分歧部。血管：有胫前动、静脉分支。神经：当腓浅神经处。

维杰新用：手红肿、手臂肿胀发热、肘痛（中穴为主），三叉神经痛。肩臂痛及肩不能左右举抬，肘痛（中穴为主）。对于青春痘疗效亦佳。

解说及发挥：

1. 本穴属五输穴之"经穴"范围，主治肺系病之扁桃体炎、喉炎、腮腺炎等。对于青春痘疗效亦佳。

2. 外三关之中关与足五金接近（属经穴范围），亦能治皮肤病，亦有足五金之疗效，治肩臂痛及肩不能左右举抬。

3. 外三关另外尚能治手红肿、手臂肿胀发热，肘痛（中穴为主），三叉神经痛。

4. 在小腿之上中下各一针，有理三焦、整体调整之意味。

光明穴（图7-30）

【董师原文】

部位：在内踝尖直后一寸之上二寸处。

主治：眼散光及眼障、眼皮睁闭无力。

取穴：当内踝尖之直后一寸又直上二寸处是穴。

手术：针深五分至一寸。

【诠解发挥】

穴名：因能治眼散光及眼障，故名。

定位及取穴：内踝尖之直后一寸，当是踝骨骨缘，又直上二寸处是穴。一般认为应是交信，据《金鉴》说："复溜从照海行足内踝后，除踝上二寸许前旁骨陷中。"《大成》说："足内踝上二寸，筋骨陷中，前旁骨是复溜。"则此穴当是复溜。

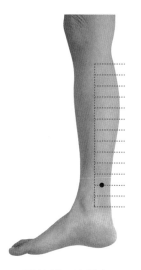

图7-30 光明穴

体表定位在胫骨内侧缘与跟腱之间中点，太溪穴上二寸。

现代解剖：肌肉：在胫骨后方比目鱼肌下端移行于跟腱处之内侧。血管：深层前方有胫后动、静脉。神经：布有腓肠肌内侧皮神经和小腿内侧皮神经，深层前方为胫神经。

维杰新用：双手或双脚指（趾）端麻木、小便不利、有汗及无汗、闪腰岔气、肾亏腰痛。

解说及发挥:

1. 本穴应是复溜,复溜为肾经母穴,补肾作用甚强,本穴能补水润木,又在筋骨之间,能肝肾两治,治眼病甚效,故称"光明"。治眼病以虚证为主者甚好。除治疗眼散光及内障外,治疗多种眼病,如飞蚊症、青光眼等亦有特效,常配肾关、人皇等穴应用。配肾关及人皇治双视,视物有二。

2. 董师用治眼散光、眼内障、飞蚊症、眼痛等均有卓效。此或复溜为肾经母穴,能生水润木所致。严重之眼内障、飞蚊症,配合太阳穴刺血较佳。

3. 治疗眼皮睁闭无力,余之经验门金特效,三叉三亦特效,合用更佳。

4. 个人运用此穴,若病以肝为主,往后贴筋。若系以肾为主,则以复溜取穴。

5. 治疗手脚指(趾)端麻木:本穴用治双手或双脚指(趾)端麻木甚效。本穴为肾经母穴,依五行原理能生水润木,临床配合肾关治疗为佳。

6. 本穴为肾经(属水)经穴(属金),还可:

(1)治小便不利,本穴补肾的作用甚强,有疏利玄府,利导膀胱,祛湿消滞,滋肾润燥的作用。

(2)治有汗无汗,本穴有调整水液的功能,身热无汗或汗出不止,具有回阳温逆作用,治疗四肢逆冷,自汗、盗汗、腹泻、肠鸣疗效颇佳。复溜可止汗,配合谷穴治疗尤佳。

(3)闪腰岔气,本穴疏泄经气作用极强,除肾亏腰痛外,治疗闪挫岔气极有疗效。

引申:老师书上写着:"光明穴在内踝尖直后一寸之上二寸处。"当是踝骨骨缘,那么应该是在复溜穴前面,应该是交信,但老师不脱衣裤,不摸穴,扎此穴一般就不会贴骨,说来就还是复溜。

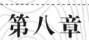

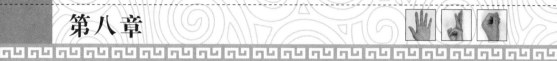

第八章

八八部位

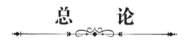

总　　论

八八部位为大腿部位,主治脏腑多病种。藏象疾病多在八八部位取穴,亦系董氏奇穴之精华部位。

一、"太极全息定位思路"对
大腿部位董氏奇穴的定位

大太极

1. **足躯顺对(足正象)**　将下肢与躯干顺向并列对置,则有如下对应:即大腿对应胸(背)脘,膝对应脐腰。如胸背有病可针大腿,下腹有病可针小腿。

临床常以大腿部位之奇穴驷马穴治疗肺,通关、通山穴治疗心脏等,运用依据皆与此一原理相合。由于膝对应肚脐,则奇穴通肾紧贴膝部正在膝上,亦如同水分穴正紧邻脐上,水分为治疗水肿病要穴,通肾亦为治疗水肿病要穴。

2. **足躯逆对(足倒象)**　将下肢与躯干呈逆向排列,可有下列对应关系:即膝对应脐(腰)、大腿对应下腹(腰骶)。

将上述对应方法列表如下(表11):

表11　大太极（肘膝太极）全息对应之足躯顺对、逆对表

对应部位	头	胸脘（背）	脐	下腹（腰）	阴部
足躯顺对	髋	大腿	膝	小腿	足
足躯逆对	足	小腿	膝	大腿	髋

例如大腿之姐妹穴在足躯逆对中，对应小腹，治疗妇科病甚效。

3. **手足顺对**　将上肢与下肢顺向并列为手足顺对，以肘对应膝为中心对应，可有下列对应：即肩对应髋、上臂对大腿、肘对膝。如髋有病可取肩部穴位（例：肩中穴）施治。

4. **手足逆对**　将上肢与下肢呈逆向排列为手足逆对，可有如下对应：即肘对应膝、前臂对应大腿、手对应髋。如足踝部有病可取肩部穴位治疗，大腿有病可取前臂穴位治疗（反之，肩部有病可取足部穴位施治，前臂有病也可取大腿穴施治）。

将此3、4两项手足对应列表如下（表12）：

表12　大太极（肘膝太极）全息对应之手足对应表

	肩	上臂	肘	前臂	手
手足顺对	髋	大腿	膝	小腿	足
手足逆对	肩	上臂	肘	前臂	手
	足	小腿	膝	大腿	髋

二、大腿重要穴组分布原则及意义

据余研究，十四经络之穴位排列与开阖枢之内外排列有关，董氏奇穴大腿几个主要穴位驷马三穴、通关三穴、通肾三穴之纵横排列亦与开阖枢有密切关系（图8-1）。驷马三穴主肺太阴病为"开"，在最外；通关三穴主心少阴病为"枢"，通肾三穴主肾少阴病亦为"枢"，皆在中；三黄三穴主治肝病为"阖"，在内。

至于董氏奇穴之驷马三穴、通关三穴、通肾三穴皆在脾胃经线之内，这表明了董老师先祖注重脾胃学说之应用。

驷马三穴、通关三穴、通肾三穴之上下排列也有其意义：驷马三穴治肺位置最高，通关三穴治心位置其次，通肾三穴治肾位置最低，三皇穴治疗中焦肝病，位置在中央。

了解这些有助于对八八大腿部位穴位的寻找，及掌握治疗。

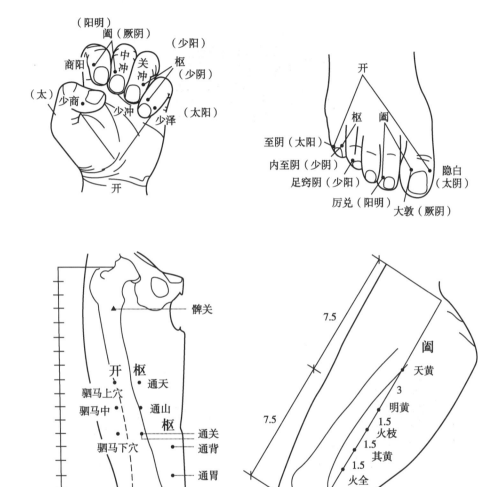

图 8-1　十四经穴、董氏奇穴开阖枢关系

分 论

八八部位总图见图 8-2。

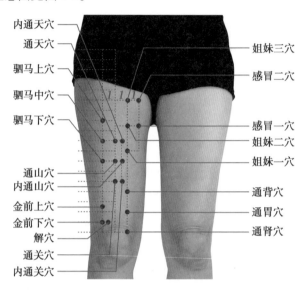

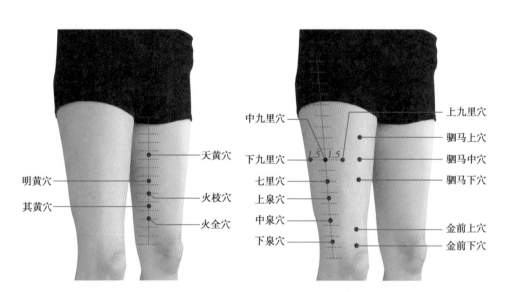

图 8-2 八八部位总图

通关穴(图8-3)

【董师原文】

部位:在大腿正中线之股骨上,距膝盖横纹上五寸。

主治:心脏病、心包络(心口)痛、心两侧痛、心脏性之风湿病、头晕、眼花、心跳、胃病、四肢痛、脑贫血。

取穴:当大腿正中线之股骨上,距膝盖横纹上五寸处是穴。

手术:针深三分至五分。

【诠解发挥】

穴名:老师认为这个穴组是治疗心脏病的穴组,等同内关穴。通关之"关"有通"内关"之意,说明其强心调整血液循环之作用甚好。

定位及取穴:在大腿正中线,从膝盖上缘起算五寸。

现代解剖:肌肉:在股骨前外侧,股直肌的肌腹中。血管:有旋外侧动、静脉分支。神经:布有股前皮神经,当股外侧皮神经处。

维杰新用:通关、通山并用,善治乳部病变,如乳部纤维增生等。

解说及发挥:本穴常与通山或通天穴倒马连用,为治"心"脏病(包括心之藏象所主之病)之要穴。穴理亦同通山、通天,详见通山穴及通天穴。

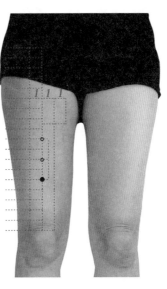

图8-3 通关穴

通山穴(图8-4)

【董师原文】

部位:在通关穴直上二寸。

主治:同通关穴。

取穴:当大腿正中线之股骨上,距通关穴上二寸处是穴。

手术:针深五分至八分。

【诠解发挥】

穴名:通山、通天有步步高的意思,部位越来越高。

定位及取穴：在大腿正中线,从膝盖上缘起算七寸。

现代解剖：肌肉：在股骨前外侧,股直肌的肌腹中。血管：有旋外侧动、静脉分支。神经：布有股前皮神经,当股外侧皮神经处。

解说及发挥：

1. 通关、通山、通天三穴为治疗心脏病及血液循环要穴,通关、通山夹胃经伏兔穴,伏兔穴为脉络之会(见《针灸大成》),经络(均隶属胃经)相同,部位毗邻,因此效果近似。

2. 通关、通山并用,善治乳部病变,如乳部纤维增生等。胃经循经经过乳部,胃经多血多气,且两穴夹伏兔脉络之会,善治心脏,亦善治胸乳部病变,效同炙甘草汤。

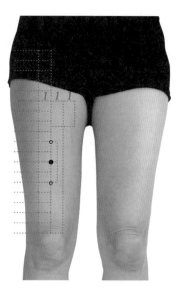

图8-4　通山穴

通天穴(图8-5)

【董师原文】

部位：在通关穴直上四寸。

主治：同通关穴。

取穴：当大腿正中线之股骨上,距通关穴直上四寸处是穴。

手术：针深五分至一寸。

注意：通关、通山、通天三穴不能双足六穴同时下针,仅能各取一穴至二穴下针,高血压者双足只许各取一穴。

【诠解发挥】

穴名：通山、通天有步步高的意思,位置越来越往上。通天在治心的三通穴之最上,曰通"天",亦有通心之意。

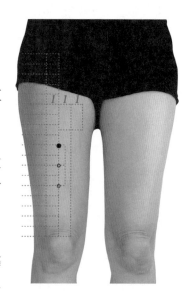

图8-5　通天穴

定位及取穴：在大腿正中线,从膝盖上缘起算九寸。

现代解剖：肌肉：在股骨前外侧,股直肌的肌腹中。血管：有旋外侧动、静脉分支。神经：布有股前皮神经,当股外侧皮神经处。

维杰新用：①下肢浮肿；②胃病；③妊娠呕吐；④手指痛、丹毒、腿风湿无力。通天穴单用治膝盖痛。

解说及发挥：

1. 通关、通山、通天三穴为老师总治心脏及心之藏象病变之要穴。三穴能治心血管病甚效，通关、通山夹伏兔穴，伏兔穴为脉络之会，已如前述。

2. 除上述各证外，尚可治疗下肢浮肿，通天穴单用治膝盖痛亦甚效。

3. 通关、通山、通天治疗胃病，疗效亦佳。三穴在胃经及胃经旁，通过"胃与包络通"治心脏病，效甚好。重性胃病刺血后再针此穴，疗效更佳。此穴组治妊娠呕吐亦有特效。

4. 尝用此穴治手指痛、丹毒、腿风湿无力，疗效颇佳。

5. 通关之"关"有通"内关"之意，说明其强心、调整血液循环之作用甚好。通天在上曰通"天"，亦有通心之意。

6. 董氏先祖善用脾胃学说，穴在胃经旁、脾胃经之间，能补脾胃，通过子能令母实进而强心。

7. 穴位包夹伏兔穴，伏兔为脉络之会，故调整血液循环效果甚好。

8. 一般来说，局部痛，可以针对局部选专穴治疗。但若全身疼痛则调整血液循环，取此三穴疗效不错。

姐妹一穴（图 8-6）

【董师原文】

部位：在通山穴向内横开一寸后向上一寸。

主治：子宫瘤、子宫炎、月经不调、经期不定、子宫瘤、肠痛、胃出血。

取穴：当通山穴向内侧横开一寸再直上一寸处是穴。

手术：针一寸至二寸半。

【诠解发挥】

穴名：此穴治疗妇科病，妇科病者，姐妹之病也。因治疗妇科病甚好，故称为姐妹穴，此为最下的穴位，称之为姐妹一穴。

定位及取穴：在通山穴向内横开一寸后向上一寸。在通肾穴直线上，在通背穴穴上四寸。

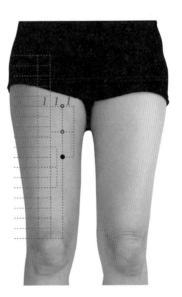

图 8-6 姐妹一穴

现代解剖:肌肉:在股骨前外侧,股直肌的肌腹中。血管:有旋外侧动、静脉分支。神经:布有股前皮神经,当股外侧皮神经处。

维杰新用:尚能治赤白带。

解说及发挥:见姐妹二、三穴。

姐妹二穴(图8-7)

【董师原文】

部位:在姐妹一穴直上二寸半。

主治:同姐妹一穴。

取穴:当姐妹一穴直上二寸半处是穴。

手术:针一寸半至二寸半。

【诠解发挥】

穴名:因治疗妇科病甚好,故称为姐妹穴,此为中央的穴位,称之为姐妹二穴。

定位及取穴:在姐妹一穴(通山穴向内横开一寸后,向上一寸)直上二寸半。通肾穴直线上。

现代解剖:肌肉:在股骨前外侧,股直肌的肌腹中。血管:有旋外侧动、静脉分支。神经:布有股前皮神经,当股外侧皮神经处。

维杰新用:尚能治赤白带。

解说及发挥:

1. 姐妹一穴、二穴、三穴常一起并用(倒马针)。

2. 原理见姐妹三穴。

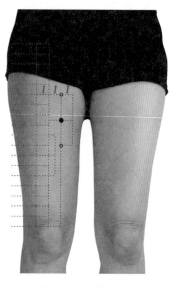

图8-7 姐妹二穴

姐妹三穴(图8-8)

【董师原文】

部位:在姐妹二穴直上二寸半。

主治:同姐妹一穴。

取穴:在姐妹二穴直上二寸半处是穴。

手术:针深一寸半至二寸半。

运用：姐妹一、二、三穴两腿六穴通常同时取穴下针。

【诠解发挥】

穴名：因治疗妇科病甚好，故称为姐妹穴。此为最上的穴位，称之为姐妹三穴。

定位及取穴：在姐妹二穴直上二寸半。通肾穴直线上。

现代解剖：肌肉：在股骨前外侧，股直肌的肌腹中。血管：有旋外侧动、静脉分支。神经：布有股前皮神经，当股外侧皮神经处。

维杰新用：尚能治赤白带、肠痛、胃出血。

解说及发挥：

1. 姐妹一二三穴治疗妇科病确有效验，但目前则以手掌之妇科穴或还巢穴替代，较为方便。

2. 本穴组除了治上述妇科病外，尚能治赤白带。

3. 姐妹一二三穴基本上位于脾经。足太阴脾经，起于隐白穴，上行足之阴前侧，行下腹，经任脉之中极、关元，从此循脾与胃，上侧胁，至咽舌。除与消化器有关外，与下腹部之生殖器亦有关，其支更别注于心中而影响于精神作用。

4. 亦可治肠痛、胃出血，穴在脾经直线上。穴在肌肉丰厚之处，能健脾理气收摄。

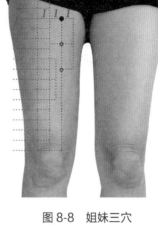

图8-8　姐妹三穴

感冒一穴（图8-9）

【董师原文】

部位：在姐妹二穴向里横开一寸。

主治：重感冒、发高烧、发冷、感冒头痛。

取穴：当姐妹二穴向里横开一寸处是穴。

手术：针深八分至寸半。

【诠解发挥】

穴名：本穴因能治感冒而名感冒穴。

定位及取穴：在姐妹二穴向里横开一寸。即膝内缘上十寸半（通背穴上六寸半），往内一寸。

现代解剖：肌肉：在股骨前外侧，股直肌的肌腹中。血管：有旋外侧动、静脉

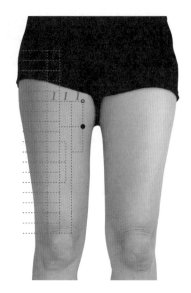

图 8-9　感冒一穴

分支。神经:布有股前皮神经,当股外侧皮神经处。

　　解说及发挥:详见感冒二穴之解说及发挥。

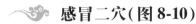

感冒二穴(图 8-10)

【董师原文】

　　部位:在姐妹三穴向里横开一寸。

　　主治:重感冒、发高烧、发冷、感冒头痛。

　　取穴:当姐妹三穴向里横开一寸,亦即感冒一穴直上二寸半处是穴。

　　手术:针深八分至寸半。

　　运用:感冒一、感冒二穴同时取穴,针向腿中心斜刺。

【诠解发挥】

　　穴名:此穴能治疗感冒,故名。

　　定位及取穴:在姐妹三穴向里横开一寸。即感冒一穴直上二寸半处是穴。

　　现代解剖:肌肉:在股骨前外侧,股直肌的肌腹中。血管:有旋外侧动、静脉分支。神经:

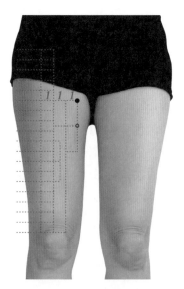

图 8-10　感冒二穴

布有股前皮神经,当股外侧皮神经处。

解说及发挥：

1. 感冒穴对感冒确能收到减轻症状之效,当年尝见老师经常取用(由于三十多年前皆系隔衣进针,当时并无不便)。穴在大腿上部对应上焦肺。且肉多走阳分、走表分,故善治感冒。但位于大腿上部,取穴略有不便。

2. 近二十年来余皆以三叉三穴配大白或土水中穴治疗,疗效极佳,不逊于感冒一二穴,且取穴方便。

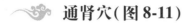

通肾穴(图8-11)

【董师原文】

部位：在膝盖内侧上缘。

主治：阳痿、早泄、淋病、肾脏炎、糖尿病、肾亏之头晕腰痛、肾脏性之风湿病、子宫痛、妇科赤白带下。

取穴：当膝盖内侧上缘之陷处是穴。

手术：针深三分至五分。

【诠解发挥】

穴名：本穴以治肾炎水肿为主,故名。

定位及取穴：在膝盖内侧上缘。基本在脾经上。

现代解剖：肌肉：在股骨内上髁上缘,股内侧肌下部。血管：有股动、静脉肌支。神经：布有股前皮神经及股神经肌支。

维杰新用：口干、喉痛、喉瘤。

解说及发挥：

1. 在大太极足躯顺对对应中,等同于水分穴,水分穴为治水肿第一特效穴。故本穴亦为治水肿要穴。

2. 本穴位在脾经上,能健脾制水,亦为利水原因。

3. 肾主液,本穴治水理肾,能治口干及喉部之喉痛、喉瘤。

4. 其他原理及发挥见通背穴。

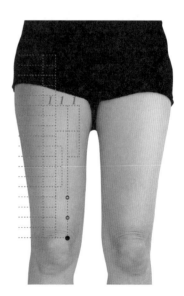

图8-11 通肾穴

通胃穴(图 8-12)

【董师原文】

部位:在通肾穴上二寸。

主治:同通肾穴,又治背痛。

取穴:在膝盖内侧上缘之上二寸,即通肾穴之上二寸处是穴。

手术:针深五分至一寸。

【诠解发挥】

穴名:三穴皆能治水肿,通肾在下,通胃在中。故名。

定位及取穴:在膝盖内侧上缘之上二寸,即通肾穴之上二寸处,基本在脾经上。

现代解剖:肌肉:在股骨内上髁上缘,股内侧肌下部。血管:有股动、静脉肌支。神经:布有股前皮神经及股神经肌支。

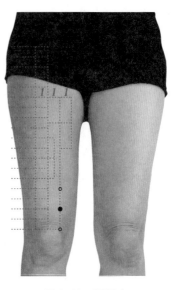

图 8-12 通胃穴

解说及发挥:

1. 这里的背痛应是胃痛。

2. 原理及发挥见通背穴。

通背穴(图 8-13)

【董师原文】

部位:在通肾穴之上四寸。

主治:同通肾穴,又治背痛。

取穴:在通肾穴直上四寸,即通胃穴直上二寸处是穴。

手术:针深五分至一寸。

运用:通肾、通胃、通背三穴可任取二穴(两腿四穴)配针,禁忌三穴同时下针。通肾、通胃、通背三穴可任取一穴为治疗其他各症之补针。通肾、通胃、通背三穴可任取一穴为治疗妇人流产之补针,连续治疗半月即无流产之虞。

【诠解发挥】

穴名:三穴皆能治水肿,通肾在下,通胃在中,通背在上。又通背穴治背痛极效。故名。

定位及取穴：在通肾穴直上四寸，即通胃穴直上二寸处是穴。

现代解剖：肌肉：在股骨内上髁上缘，股内侧肌下部。血管：有股动、静脉肌支。神经：布有股前皮神经及股神经肌支。

维杰新用：①通肾、通胃、通背三穴配合应用治脸浮肿、全身浮肿、四肢浮肿、脚背红肿。三穴治水肿甚效。②三穴治疗肩峰痛亦极有效。③对于尿蛋白亦甚效。

解说及发挥：

1. 通肾、通胃、通背均位于大腿内侧黑白肉际之棱线上，利水补肾之效甚强。

2. 通肾穴除治疗上述症状外，还可治疗口干、喉痛。

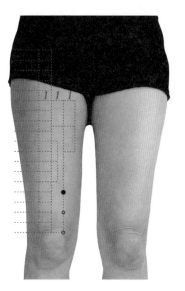

图8-13 通背穴

3. 上述三穴配合，董老师之**主治：**肾脏炎、糖尿病、肾亏之头晕腰痛、肾脏性之风湿病等，皆系脾肾两治之病。扩而治疗脸浮肿、全身浮肿、四肢浮肿、脚背红肿极为有效，亦皆脾肾两脏之病。两侧六针齐下，并无大碍。

4. 上述三穴治疗肩峰痛亦极有效。通胃穴单治胃病可立即见效；通背穴治背痛极效。

5. 三穴皆在膝内缘之延伸线上，从上向下直刺入脾经。董师习以脾经之穴位治肾，有补土制水之意，治水肿甚效。

6. 此一穴组在脾经上，有崇土制水之作用，位于大腿部之下焦部位，因此常用治脾肾两虚之病。对于尿蛋白亦甚效，对于糖尿病亦有效。盖蛋白尿及糖尿多见于脾肾两虚之证。

7. 三穴可任取一穴为治疗妇人流产之补针，连续治疗半月即无流产之虞。

按：脾经穴位治疗特征是能治生殖器系统的疾患，除趾端（如隐白）附近，三阴交至下腹部的冲门之间的经穴，对此种疾患均有效（下三皇即是治疗生殖器系统疾患的效穴）。此穴组位于脾经上，妇科疾病，多由脾虚而来，血海又称血之海，如子宫出血、月经异常等，凡与血有关之病均用此穴，故此穴能治子宫痛、妇科赤白带下，并能安胎。

明黄穴（图 8-14）

【董师原文】

部位：在大腿内侧之正中央。

主治：肝硬化、肝炎、骨骼胀大、脊椎长芽骨（脊椎骨膜炎）、肝机能不够引起之疲劳、腰酸、眼昏、眼痛、肝痛、消化不良、白血球症（特效）。

取穴：当大腿内侧之中央点是穴。

手术：针深一寸半至二寸半。

【诠解发挥】

穴名：三穴皆能治肝病黄疸，故名，在中间者为明黄。

定位及取穴：在大腿内侧之正中央。

现代解剖：肌肉：在股骨内侧肌和缝匠肌之间，内收长肌中点，深层为内收短肌。血管：深部外侧有股动、静脉，旋骨内侧动脉浅支。神经：布有股前皮神经，当闭孔神经浅、深支处。

维杰新用：颈椎骨刺、腰椎骨刺，梅尼埃病（重症性头晕）、帕金森病、舞蹈病，治血液病效果极佳，如白细胞过多、再生障碍性贫血、齿衄、鼻衄等。

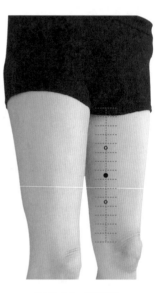

图 8-14　明黄穴

解说及发挥：见"其黄穴"。

引申：本穴治疗依深浅而作用可达于各脏。**作用由深入浅，是肾—肝—心，**此穴表层与胆经表里，少阳主骨治骨，与肾相应；中层为肝经本经，治肝病；里层近骨，骨髓主血，与心血相应，本穴善治血液病。

天黄穴（图 8-15）

【董师原文】

部位：在明黄穴上三寸。

主治：同明黄穴。

取穴：当明黄穴直上三寸处是穴。

手术：针深一寸五分至二寸五分。

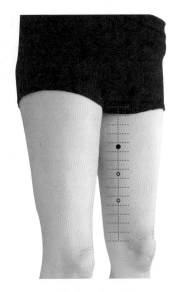

图 8-15 天黄穴

【诠解发挥】

穴名：三穴皆能治肝病黄疸，故名，在上者为天黄。

定位及取穴：在大腿内侧之正中央上三寸。

现代解剖：肌肉：在股骨内侧肌和缝匠肌之间，内收长肌中点，深层为内收短肌。血管：深部外侧有股动、静脉，旋骨内侧动脉浅支。神经：布有股前皮神经，当闭孔神经浅、深支处。

维杰新用：颈椎骨刺、腰椎骨刺，梅尼埃病（重症性头晕）、帕金森病、舞蹈病，治血液病效果极佳，如白细胞过多、再生障碍性贫血、齿衄、鼻衄等。

解说及发挥：原理及发挥：见"其黄穴"。

 其黄穴（图 8-16）

【董师原文】

部位：在明黄穴直下三寸。

主治：黄疸病及明黄穴主治各症。

取穴：当明黄穴直下三寸处是穴。

手术：针深一寸五分至二寸。

运用：天黄、明黄、其黄三穴同时取穴下针主治肝炎、肝硬化、骨骼胀大、肝机能不够引起之各症、脾硬化、舌疮。

【诠解发挥】

穴名:三穴皆能治肝病黄疸,故名,在下者为其黄。其,这也,指本穴能治黄疸肝病。

定位及取穴:在明黄穴直下三寸。

现代解剖:肌肉:在股内侧肌和缝匠肌之间,内收长肌中点,深层为内收短肌。血管:深部外侧有股动、静脉,旋股内侧动脉浅支。神经:布有股前皮神经,当闭孔神经浅、深支处。

维杰新用:颈椎骨刺、腰椎骨刺,梅尼埃病(重症性头晕)、帕金森病、舞蹈病,治血液病效果极佳,如白细胞过多、再生障碍性贫血、齿衄、鼻衄等。

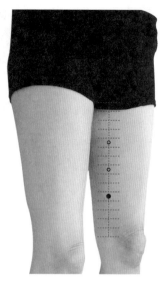

图 8-16　其黄穴

解说及发挥:

1. 明黄、其黄、天黄位于大腿内侧厥阴经线上(肝经)。

2. 天黄、明黄、其黄三穴合用简称上三黄,为治疗肝脏病变及肝之藏象所主病变之主要穴道,对于急性肝炎,则以先针肝门、肠门为要。

3. 本穴治疗黄疸病及明黄穴主治各症。比明黄穴多治胆病,治胆病多配火枝火全并用。

4. 天黄、明黄、其黄三穴同时取穴下针主治肝炎、肝硬化、骨骼胀大、肝机能不够引起之各症、脾硬化、舌疮。

5. 董师所说之脊椎长芽骨(脊椎骨膜炎),实系俗名之骨刺,即椎间盘突出,上三黄穴治疗颈椎骨刺、腰椎骨刺,疗效亦佳。老师以此三穴为主,治疗颈椎骨刺、腰椎骨刺。本穴所以能治疗骨刺者,因内有支撑身体最重要之长骨,以骨治骨也。余则喜风市穴为主治疗骨刺。盖风市与明黄表里,且足少阳主骨。

6. 透过调整肝脾之作用,治血液病效果极佳,如白细胞过多,再生障碍性贫血,齿衄、鼻衄等。本穴治疗血液病者,穴在肝经,穴位肉丰应脾,此三穴肝脾并治。又内有支撑身体最重要之长骨,其中之骨髓能造血也。

7. 透过平肝息风镇定之作用,治疗梅尼埃病(重症性头晕)、帕金森病、舞蹈病亦有一定疗效,配肾关、复溜疗效更好。治失眠效亦佳。

8. 肝主风,游走性疼痛属风,针本穴有效。

9. 天黄、明黄、其黄三穴皆在肝经上,治肝经病确实有效。本穴治血液病及肾亏腰骨之病亦甚效。天黄、明黄、其黄并用,有全身上、中、下皆治之全息意义。

火枝穴（图8-17）

【董师原文】

部位：在其黄穴上一寸半。

主治：黄疸病，黄疸病之头晕、眼花及背痛、胆炎。

取穴：当其黄穴直上一寸五分处是穴。

手术：针深一寸五分至二寸。

运用：明黄、火枝、其黄三穴同时下针治黄疸病、胆炎。

【诠解发挥】

穴名：本穴治胆为主，或谓胆为肝之分支，称木枝更合穴理，然面部以另有木枝穴，胆病多为火郁，此穴改为火枝。

定位及取穴：在其黄穴上一寸半，在明黄穴与其黄穴中间点取穴。

现代解剖：肌肉：在股内侧肌和缝匠肌之间，内收长肌中点，深层为内收短肌。血管：深部外侧有股动、静脉，旋股内侧动脉浅支。神经：布有股前皮神经，当闭孔神经浅、深支处。

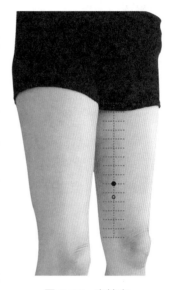

图8-17 火枝穴

解说及发挥：见"火全穴"。

火全穴（图8-18）

【董师原文】

部位：在其黄穴直下一寸五分。

主治：同火枝穴，并治脊椎骨痛及足跟痛。

手术：针深一寸五分至二寸。

运用：火全穴配合其黄、火枝穴下针，亦可治黄疸病、胆炎及胆结石止痛。火全穴单独取穴治脊椎骨及足跟痛。

【诠解发挥】

穴名：本穴配合火枝穴命名，与火枝齐针，则治病可全也。又，本穴治胆病为主，胆者，属木，然少阳主火。

定位及取穴：在其黄穴直下一寸五分。

现代解剖：肌肉：在股内侧肌和缝匠肌之间，内收长肌中点，深层为内收短肌。血管：深部外侧有股动、静脉，旋股内侧动脉浅支。神经：布有股前皮神经，当闭孔神经浅、深支处。

维杰新用：火枝、火全配肾关可治癫痫。

解说及发挥：

1. 火全、其黄、火枝三穴治上述各病确有特效，有时为了取穴方便，目前治胆囊病变常多以面部之木枝穴取代。或以外侧对应之九里、七里穴代替，余则常用下白穴配合木枝穴或阳陵泉下的胆囊穴。

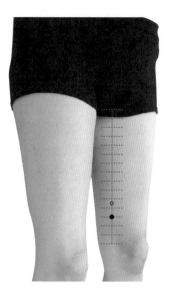

图 8-18　火全穴

2. 火全、火枝在其黄上下，亦在肝经上，属肝之分支，肝胆表里相属，治胆病有效。

3. 火枝、火全配肾关可治癫痫。几十年来治疗癫痫我最常用的方子是柴胡加龙骨牡蛎汤，火枝、火全治胆就如同小柴胡汤，加肾关就如同加龙牡，如此则火枝、火全配肾关治癫痫就等于柴胡加龙骨牡蛎汤，这是从药物引申到穴位的应用。

驷马中穴（图 8-19）

【董师原文】

部位：直立、两手下垂，中指尖所至之处向前横开三寸。

主治：肋痛、背痛、肺机能不够之坐骨神经痛及腰痛、肺弱、肺病、胸部被打击后而引起之胸背痛、肋膜炎、鼻炎、耳聋、耳鸣、耳炎、面部神经麻痹、眼发红、哮喘、半身不遂、牛皮癣、皮肤病。

取穴：直立，两手下垂，中指尖所至之处向前横开三寸处是穴。

手术：针深八分至二寸五分。

【诠解发挥】

穴名：驷马者，良马也。马者，乾物也，乾属金，驷马穴为治疗肺病最有效穴位，故名。此穴在中，故名驷马中穴。

定位及取穴：直立，两手下垂，中指尖所至之处向前横开三寸。

现代解剖：肌肉：在阔筋膜下，股外侧肌中。血管：有旋股外侧动、静脉分支。

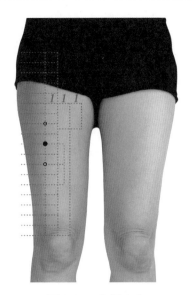

图 8-19　驷马中穴

神经:布有股外侧皮神经、股神经分支。

维杰新用:乳房疼特效,肌萎缩、重听、甲状腺肿、眼球突出、雀斑、青春痘,治下肢扭伤。

解说及发挥:见"驷马下穴"。

驷马上穴(图 8-20)

【董师原文】

部位:在驷马中穴直上二寸。

主治:同驷马中穴。

取穴:当驷马中穴直上二寸处是穴。

手术:针深八分至二寸五分。

【诠解发挥】

穴名:驷马者,良马也。马者,乾物也,乾属金,驷马穴为治疗肺病最有效穴位,故名。此穴在上,故名驷马上穴。

定位及取穴:驷马上穴位于驷马中穴直上两寸处。

现代解剖:肌肉:在阔筋膜下,股外侧肌中。血管:有旋股外侧动、静脉分支。神经:布有股外侧皮神经、股神经分支。

维杰新用:乳房疼特效,肌萎缩、重听、甲状腺肿、眼球突出、雀斑、青春痘,治

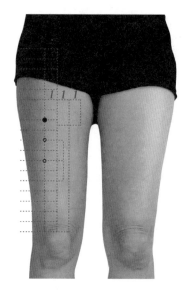

图 8-20 驷马上穴

下肢扭伤。

解说及发挥:见"驷马下穴"。

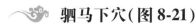

驷马下穴(图 8-21)

【董师原文】

部位:在驷马中穴直下二寸处是穴。

主治:同驷马中穴。

手术:针深八分至二寸五分。

运用:治肋痛、背痛、坐骨神经痛单足取上、中、下三穴,其余各症两脚六针同时取之。

【诠解发挥】

穴名:驷马者,良马也。马者,乾物也,乾属金,驷马穴为治疗肺病最有效穴位,故名。此穴在下,故名驷马下穴。

定位及取穴:在驷马中穴直下二寸处是穴。

现代解剖:肌肉:在阔筋膜下,股外侧肌中。血管:有旋股外侧动、静脉分支。神经:布有股外侧皮神经、股神经分支。

维杰新用:乳房疼特效,肌萎缩、重听、甲状腺肿、眼球突出、雀斑、青春痘,治下肢扭伤。

解说及发挥:

1. 驷马上、中、下三穴为治疗肺脏病症候群之特效要穴,此处肌肉较厚,走阳分、表分,治疗牛皮癣、青春痘、雀斑均有特效,对于各类皮肤病效果亦佳。治皮肤甚效,其理同曲池及肩中。此三穴皆在肌肉丰厚处,而且在阳明经,调理气血作用甚佳。治皮肤病,在上有指驷马(在食指)、木穴(在食指),在下有驷马穴,皆在阳明经上,盖取其多气多血调气血也。

2. 本穴为补气理气要穴,主治之症甚多,无非补气理气之故。穴位肉厚者走阳分气分,理气甚好。且在阳明经,调理气血作用甚佳。治疗胃经循行之面部神经麻痹、治乳房痛特效。

3. 治疗耳病如耳聋、耳鸣、耳炎等皆在益气升阳也。

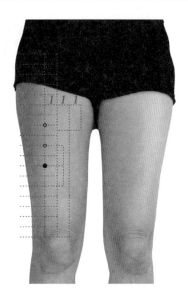

图 8-21　驷马下穴

4. 肺主胸背,本穴治疗胸痛、胸背痛、肋膜炎、胸肋痛、胸连背痛、肺机能不够之坐骨神经痛及腰痛,皆有效。

5. 肺开窍于鼻,治疗各类鼻炎、鼻子不通,甚效。亦治哮喘。

6. 另外,治疗结膜炎、甲状腺肿、眼球突出亦有卓效。

7. 以肉治肉,故本穴尚能治肌萎缩。"以肉应脾",尚能补气。

8. 驷马上、中、下三针倒马并用,有上中下全身通治之全息意义。

按:老师对于驷马穴的排列,是先写出驷马中,再驷马上,再驷马下,这是老师进针的次序,就是一般先针驷马中,然后再针驷马上下。

下泉穴(图 8-22)

【董师原文】

部位:在膝关节外侧面正中央直上二寸五分。

主治:面部麻痹、面部神经跳、口歪、眼斜。

取穴:在膝关节外侧面正中央直上二寸半处是穴。

手术:针深三分至五分。

【诠解发挥】

穴名:上泉、中泉、下泉三穴合称三泉穴,此穴在下,称之下泉。此泉音同颧,

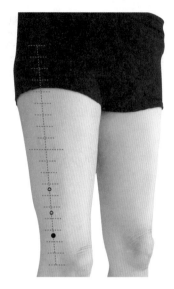

图 8-22 下泉穴

治疗颧骨周边之病,故名。

定位及取穴:在膝关节外侧面正中央直上二寸五分。

现代解剖:肌肉:在髂胫束后方,股二头肌肌腱前方。血管:有膝上外侧动、静脉。神经:皮下有股外侧皮神经末支。

维杰发挥增补:三叉神经痛。

解说及发挥:见"上泉穴"。

 中泉穴(图 8-23)

【董师原文】

部位:在下泉穴之直上二寸。

主治:同下泉穴。

取穴:当下泉穴直上二寸处是穴。

手术:针深三分至八分。

【诠解发挥】

穴名:上泉、中泉、下泉三穴合称三泉穴,此穴在中,称之为中泉。此泉音同颧,治疗颧骨周边之病,故名。

定位及取穴:在下泉穴之直上二寸。在膝关节外侧面正中央直上四寸五分。

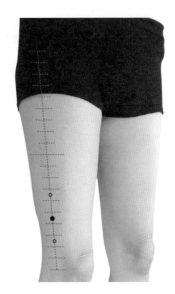

图 8-23　中泉穴

现代解剖：肌肉：在髂胫束后方，股二头肌肌腱前方。血管：有膝上外侧动、静脉。神经：皮下有股外侧皮神经末支。

维杰发挥增补：三叉神经痛。

解说及发挥：原理及发挥见"上泉穴"。

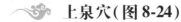 **上泉穴**（图 8-24）

【董师原文】

部位：在中泉穴之直上二寸。

主治：同下泉穴。

取穴：当中泉穴直上二寸处是穴。

手术：针深五分至一寸。

运用：上泉、中泉、下泉三穴单脚同时取穴下针。治左用右穴；治右用左穴。

【诠解发挥】

穴名：上泉、中泉、下泉三穴合称三泉穴，此穴在上，称之上泉。此泉音同颧，治疗颧骨周边之病，故名。

定位及取穴：在中泉穴之直上二寸。膝关节外侧面正中央直六点五寸，与七里只差 0.5 寸。

现代解剖：肌肉：在髂胫束后方，股二头肌肌腱前方。血管：有膝上外侧动静脉。神经:皮下有股外侧皮神经末支。

维杰发挥增补:三叉神经痛。治耳鸣、重听亦有效。

解说及发挥:

1. 上泉、中泉、下泉三穴合称三泉穴,位于胆经线上,治颜面神经麻痹及颜面神经震颤有卓效,治耳鸣、重听亦有效。

2. 三穴皆在胆经上,以祛风为主,主治上述各病皆与风有关。

3. 三穴位于大腿三焦之倒像上焦,治颜面神经麻痹及颜面神经震颤,耳鸣、重听亦有效。位置对应与小腿之侧三里、侧下三里类似。因此也可以治疗三叉神经痛。

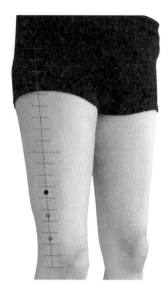

图 8-24　上泉穴

金前下穴(图 8-25)

【董师原文】

部位:在膝盖骨外上角之直上一寸。

主治:胸骨外鼓、肺弱、羊角风、头痛、肝弱、皮肤敏感。

取穴:在膝盖骨外侧上角之直上一寸处是穴。

手术:针深三分至五分。

【诠解发挥】

穴名:金前下穴即金之前下穴,金指所治之病多为肺系病。

定位及取穴:在膝盖骨外上角之直上一寸。

现代解剖:肌肉:在股直肌和腹外侧肌之间。血管:有旋股外侧动脉降支。神经:布有股前皮神经,当股外侧皮神经处。

解说及发挥:见"金前上穴"解说。

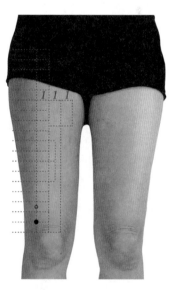

图 8-25　金前下穴

金前上穴（图8-26）

【董师原文】

部位: 在金前下穴直上一寸半。

主治: 同金前下穴。

取穴: 在膝盖骨外侧上角上二寸五分处是穴。

手术: 针深五分至一寸。

运用: 金前上下两穴双脚同时配穴下针。

【诠解发挥】

穴名: 金前上穴即金之前上穴,"金"指所治之病多为肺系病。

定位及取穴: 在金前下穴直上一寸半。在膝盖骨外侧上角上二寸五分处是穴。

现代解剖: 肌肉:在股直肌和腹外侧肌之间。血管:有旋股外侧动脉降支。神经:布有股前皮神经,当股外侧皮神经处。

解说及发挥:

1. 这里提到的羊角风就是癫痫,另外胸骨外突就是鸡胸。

2. 穴名金,与肺有关,能治肺病。在膝上一寸之筋旁,筋亦与肝应,故治肝风之病。

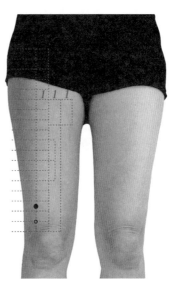

图8-26　金前上穴

3. 两穴一在梁丘下一寸,一在梁丘上一寸半,包围梁丘穴,梁丘为胃经郄穴,多气多血,作用于肺(气)肝(血),故治疗与肺有关之病及与肝风有关之病。

4. 本穴能治肝弱肺弱,肺主气,肝主血,则亦能调气血。

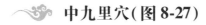

中九里穴（图8-27）

【董师原文】

部位: 在大腿外侧中央线之中点。

主治: 背痛、腰痛、腰脊椎骨痛、半身不遂、神经麻痹、脖颈痛、头晕、眼胀、手麻、臂麻、腿痛、神经无力。

取穴：当大腿外侧中央线之中点是穴。

手术：针深一寸至二寸。

【诠解发挥】

穴名：当大腿外侧中央线之中点是穴。距离膝盖上缘九寸，故名。

定位及取穴：当大腿外侧中央线之中点是穴。一般以直立，中指尖所到之处是穴。

现代解剖：肌肉：在阔筋膜下，股外侧肌中。血管：有旋股外侧动、静脉股支。神经：布有股外侧皮神经，股神经股支。

维杰新用：对人体侧面之耳神经痛、

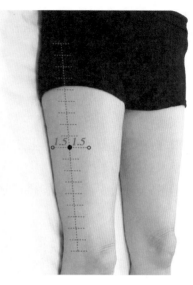

图 8-27 　中九里穴

口歪眼斜、太阳穴痛、偏头痛、三叉神经痛等皆有疗效。对于身体侧面（尤其是胆经）各种病变尤为特效。尚能治耳鸣及风疹瘙痒，亦极有效。亦为治失眠之要穴。

解说及发挥：

1. 本穴与胆经之风市穴位置相符，为极常用之镇痛及镇定要穴（疏风作用极强）。

2. 本穴除上述治证外，对耳神经痛、口歪眼斜、太阳穴痛、偏头痛、三叉神经痛等亦有疗效。本穴之主治极多，对于身体侧面（尤其是胆经）各种病变尤为特效；应用时可配合七里穴（即胆经中渎穴）倒马，效果更佳。

3. 本穴尚能治耳鸣及风疹瘙痒，亦极有效。

4. 少阳主风，穴同风市。风市者，风之市，治风之力尤强、镇定作用甚强，治痛治痒均效，亦为治失眠之要穴（心与胆通，亦为其治痛治痒有效之原因）。

5. "少阳主骨"，本穴能治骨刺，效果甚好。进针抵骨效果尤佳。并且能肝肾并治。

6. 《素问·六节脏象论》云："凡十一脏者，取决于胆"，胆经在头部之经脉最长，穴位最多，镇定作用甚强，亦有其道理。胆与心"脏腑别通"，心主神志。所以本穴对于各种疼痛皆有一定疗效。

上九里穴（内九里）（图 8-28）

【董师原文】

部位：在中九里穴向前横开一寸半。

主治：心经之臂痛、眼痛、肾气不足之腹胀。

取穴：当中九里穴向前横开一寸半处是穴。

手术：针深八分至寸半。

【诠解发挥】

穴名：在九里穴往大腿正面取穴，即在九里穴之上，故名。

定位及取穴：从九里穴往大腿驷马穴方向正面取穴，在九里穴与驷马穴中间。

现代解剖：肌肉：在阔筋膜下，股外侧肌中。血管：有旋股外侧动、静脉肌支。神经：布有股外侧皮神经，股神经股支。

维杰新用：尚治后背痛。

解说及发挥：

1. 穴在阳明经及少阳经之间，治臂痛、眼痛甚好。亦治小腹胀。

2. 本穴之作用机制，由于少阳主骨治骨，与肾相应。里层近骨，骨髓主血，与心血相应，本穴善治血循不顺之臂痛、眼痛。

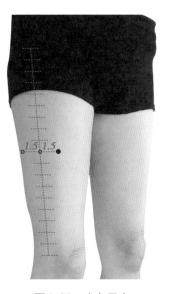

图 8-28　上九里穴

下九里穴（外九里）（图 8-29）

【董师原文】

部位：在中九里穴向后横开一寸半。

主治：背痛、腿痛。

取穴：当中九里穴向后横开一寸半处是穴。

手术：针深八分至寸半。

【诠解发挥】

穴名：在九里穴之下，即以九里穴往大腿后面方向取穴，故名。

定位及取穴：从九里穴往大腿后面太阳经方向取穴，距中九里寸半。

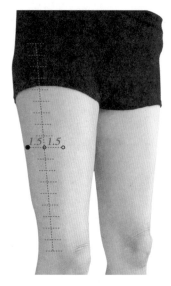

图 8-29 下九里穴

现代解剖：肌肉：在阔筋膜下，股外侧股中。血管：有旋股外侧动、静脉肌支。神经：布有股外侧皮神经，股神经股支。

解说及发挥：本穴距胆经之风市一寸半，介于太阳少阳两经之间，能治两经交集之病，主治背痛、腿痛甚佳。

解穴（图 8-30）

【董师原文】

部位：在膝盖骨外侧上角直上一寸，向前横开三分。

主治：扎针后气血错乱、血不归经、下针处起包、疼痛，或是西医注射后引起之疼痛、跌打损伤、精神刺激而引起之疼痛、疲劳过度之疼痛。

取穴：当膝盖骨外侧上角直上一寸，向前横开三分。

手术：针深三分至五分。

运用：下针后将针缓缓转动，病痛解除即取针；留针时间以八分钟为限。如患者晕针不省

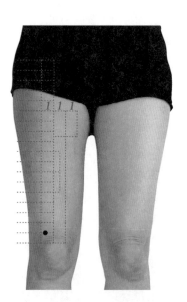

图 8-30 解穴

人事,即将其口张开,以扁针、筷子、汤匙或手指按其舌根,稍用力重压三下,见其欲呕吐时,以凉水洗其头,并以湿毛巾覆盖其头部,令饮凉开水半杯即苏;受刑休克者亦可用此法解之。如患霍乱引起休克,可用凉水洗头,使其恢复知觉,然后用针药治之。

【诠解发挥】

穴名:能解晕针及气血错乱,故名。

定位及取穴:可在梁丘穴下一寸取穴。

现代解剖:伸膝时在髌骨上缘中点直上方二寸,股直肌和腹外侧肌之间。

维杰新用:解穴治疗新发初患之各种疼痛,疗效极佳,尤其是各种新得之扭伤,尤具卓效。

解说及发挥:

1. 解穴治疗上述各证确有特效,留针时间并不以八分钟为限。

2. 本穴在胃经郄穴梁丘旁下,调理气血作用甚强,因此能解晕针、滞针、弯针,解气血错乱,解新急之痛。效理同梁丘类近。

内通关穴(图8-31)

【董师原文】

部位:在通关穴向内横开五分。

主治:半身不遂、四肢无力、四肢神经麻痹、心脏衰弱、中风不语、腰痛、手不能举。

取穴:当通关穴向内横开五分处是穴。

手术:针深三分至五分。

【诠解发挥】

穴名:在通关穴向内横开五分。故名。

定位及取穴:在通关穴向大腿内侧横开五分,是穴。

现代解剖:肌肉:在股骨前外侧,股直肌的肌腹中。血管:有旋外侧动、静脉分支。神经:布有股前皮神经,当股外侧皮神经处。

解说及发挥:见"内通天穴"。

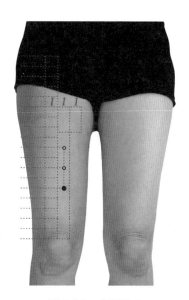

图8-31 内通关穴

内通山穴（图 8-32）

【董师原文】

部位：在通山穴向内横开五分。

主治：同内通关穴。

取穴：当通山穴向内横开五分处是穴。

手术：针深五分至八分。

【诠解发挥】

穴名：穴在通山穴向内横开五分。故名。

定位及取穴：在通山穴向大腿内侧横开五分，是穴。

现代解剖：肌肉：在股骨前外侧，股直肌的肌腹中。血管：有旋外侧动、静脉分支。神经：布有股前皮神经，当股外侧皮神经处。

解说及发挥：见"内通天穴"。

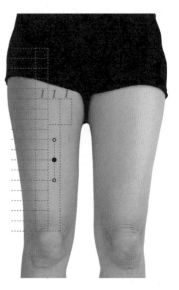

图 8-32　内通山穴

内通天穴（图 8-33）

【董师原文】

部位：在通天穴向内横开五分。

主治：同内通关穴。

取穴：当通天穴向内横开五分处是穴。

手术：针深五分至二寸。

注意事项：见通关、通山、通天穴各条。

【诠解发挥】

穴名：在通天穴向内横开五分。故名。

定位及取穴：在通天穴向大腿内侧横开五分，是穴。

现代解剖：肌肉：在股骨前外侧，股直肌的肌腹中。血管：有旋外侧动、静脉分支。神经：布有股前皮神经，当股外侧皮神经处。

解说及发挥：此三穴与通关、通山、通天邻

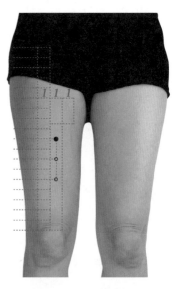

图 8-33　内通天穴

近,各向内五分,故名内通关、内通山、内通天,主治与通关、通山、通天类同,但较通关、通山、通天少用,可作轮替针应用。

失音穴(图 8-34)

【董师原文】

部位:在膝盖内侧之中央点及其下二寸。

主治:嗓子哑、失音、喉炎。

取穴:当膝盖内侧之中央点一穴,其下二寸处一穴,共二穴。

手术:针深三分至五分。

【诠解发挥】

穴名:本穴能够治疗失音,故名。

定位及取穴:在膝盖内侧之中央点及其下二寸。当膝盖内侧之中央点一穴,其下二寸处一穴,共二穴。

现代解剖:肌肉:在股骨内上髁上缘,股内侧肌下部。血管:有股动、静脉肌支。神经:布有股前皮神经及股神经肌支。

维杰新用:治疗扁桃体炎、甲状腺肿大、喉咙肿痛亦有疗效。

解说及发挥:

1. 本穴治疗失音、音哑确实有效。治疗同样是喉部之扁桃体炎、甲状腺肿大、喉咙肿痛亦有疗效。

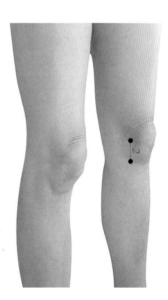

图 8-34 失音穴

2. 本穴在膝弯上,针刺时从脾经向肾经沿皮刺,脾肾经脉皆循行至喉,此处在小腿之上部,全息亦与喉对应,故治喉病,尤其是失音甚效。

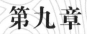
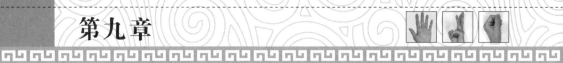

九 九 部 位

九九部位总图见图 9-1。

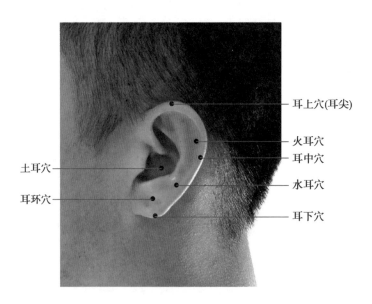

土耳穴

耳环穴

耳上穴(耳尖)

火耳穴

耳中穴

水耳穴

耳下穴

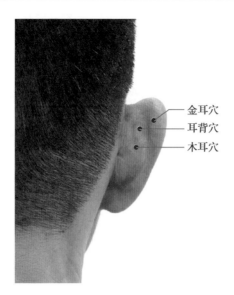

——金耳穴
——耳背穴
——木耳穴

图 9-1 九九部位总图

耳环穴（图 9-2）

【董师原文】

部位:在耳垂表面之中央。

主治:解酒、止呕吐。

取穴:当耳垂表面之中央点是穴。

手术:用细毫针由外向里（向面部）斜刺一分至二分半（皮下针）。

【诠解发挥】

穴名阐释:穴位正当耳垂挂耳环之处,故名。

定位及取穴:在耳垂表面之中央,正当耳垂挂耳环之处。

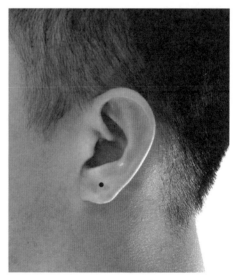

图 9-2 耳环穴

现代解剖:神经:耳垂肌上有迷走神经之耳支与下颌神经之耳颞支。血管:分布为浅颞动脉之前耳支,外颈动脉之后耳支,上颌动脉之深耳支。说明:耳环穴与耳针眼点相符。

解说及发挥：

1. 本穴相当于耳穴眼点，眼与肝应，强肝而能解酒。解酒之理与火包穴类近。

2. 治酒醉配合素髎穴同用，效果更佳。

3. 此处之直纹沟称之为冠心沟，诊断冠心病颇为准确，能反映心包病变，有些在发病前几年就已经出现。

木耳穴（图9-3）

【董师原文】

部位： 在耳后上半部横血管之下约三分。

主治： 肝痛、肝硬化、肝肿大、肝衰弱引起之疲劳、久年淋病（需长期针治）。

取穴： 当耳后上半部横血管之下约三分处是穴。

手术： 用细毫针竖刺一分至二分。

【诠解发挥】

穴名阐释： 本穴主治以肝（属木）之病变为主，故名。

定位及取穴： 在耳背耳甲软骨上。

现代解剖： 神经：有下颌神经，迷走神经。血管：有浅颞动脉之耳前支，外颈动脉之耳后支，上颌动脉之深耳支。

解说及发挥：

1. 本穴在耳背耳甲软骨上，反面之范围为肝区、肝炎区、肝硬化区，故能治疗肝痛、肝硬化、肝肿大、肝衰弱引起之疲劳。

2. 本穴还可治疗淋病，淋病等泌尿系统病常用肝经的行间穴治疗，此与肝经绕阴部一周有关。

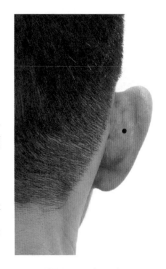

图9-3 木耳穴

火耳穴（图9-4）

【董师原文】

部位： 在对耳轮之外缘中部。

主治； 心脏衰弱及膝盖痛、四肢痛。

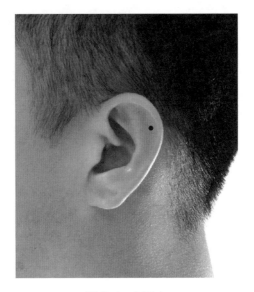

图 9-4 火耳穴

取穴：在对耳轮之外缘中部取之。

手术：用细毫针竖刺一至二分。

【诠解发挥】

穴名阐释：本穴主治以心（属火）之病变为主，故名。

定位及取穴：位于耳轮双脚之汇集处，有耳甲软骨。

现代解剖：神经：有下颌神经，迷走神经。血管：有浅颞动脉之耳前支，外颈动脉之耳后支，上颌动脉之深耳支。

解说及发挥：

1. 火耳穴相当于耳针之膝点，但治疗范围更为广泛。

2. 此一范围邻近神门区，又董师认为能治膝痛者，即能治心，此穴故称之火耳。

3. 能治心脏者皆能治膝，反之能治膝者亦能治心。能治四肢痛理同通关穴。

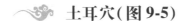 **土耳穴（图 9-5）**

【董师原文】

部位：在耳甲腔部之中。

主治：神经衰弱、红血球过多、发高烧、糖尿病。

取穴：在耳甲腔之中取之。

手术：用细毫针竖刺一至二分。

【诠解发挥】

穴名阐释：本穴主治以脾（属土）之病变为主，故名。

定位及取穴：在耳甲腔部之中，相当于耳针之脾区。

现代解剖：肌肉：在耳甲腔之耳甲软骨上，有前耳肌之小纤维。神经：有下颌神经，迷走神经。血管：有浅颞动脉之耳前支，外颈动脉之耳后支，上颌动脉之深耳支。

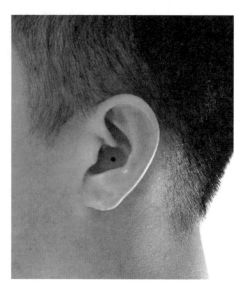

图9-5　土耳穴

解说及发挥：

1. 土耳穴相当于耳针之脾区。

2. 穴同耳穴之脾区，能治与脾相关之病。如神经衰弱、红细胞过多、发高烧、糖尿病等。

金耳穴（图9-6）

【董师原文】

部位：在耳壳背之外缘上端。

主治：肺衰弱之坐骨神经痛、腰脊椎骨弯曲、过敏性感冒。

取穴：在耳壳背之外缘上端取之。

手术：用细毫针竖刺一至二分。

【诠解发挥】

穴名阐释：本穴主治以肺（属金）之病变为主，故名。

定位及取穴：在耳壳背之外缘上端。

现代解剖：血管：外颈动脉之后耳支，浅颞动脉之前耳支，上颌动脉之深耳支合成血管网。神经：有迷走神经之耳支与下颌神经之耳颞支，分

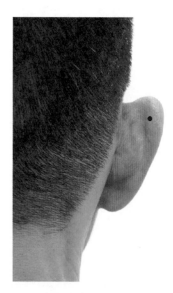

图9-6　金耳穴

布在耳软骨上。

解说及发挥：

1. 金耳穴相当于耳针之肺区。

2. 本穴相当于耳针之肺区，故治感冒。膀胱经自头顶下于耳上缘，故能治腰痛、脊椎痛、坐骨神经痛。

 水耳穴（图 9-7）

【董师原文】

部位：在对耳轮之外缘下端。

主治：肾亏、腰部两边痛、腹部发胀。

取穴：在对耳轮之外缘下端取之。

手术：用细毫针竖刺一至二分。

【诠解发挥】

穴名阐释：本穴主治以肾（属水）之病变为主，故名。

定位及取穴：在对耳轮之外缘下端，亦即耳垂之上外缘。

现代解剖：血管：外颈动脉之后耳支，浅颞动脉之前耳支，上颌动脉之深耳支合成血管网。神经：有迷走神经之耳支与下颌神经之耳颞支，分布在耳软骨上。

解说及发挥：

1. 穴同耳穴之肾炎点，能治与肾有关之病。

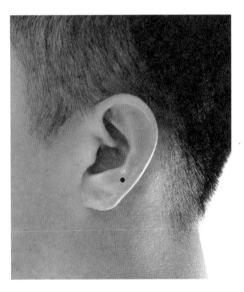

图 9-7　水耳穴

2. 此处之斜沟名之耳鸣沟，常能反映肾亏之耳鸣。

3. 以上火耳、木耳、土耳、金耳、水耳等穴以五行命名者，对于五脏之五行体系各病亦有疗效。

耳背穴（图9-8）

【董师原文】

部穴:在木耳穴之上约三分处。

主治:喉炎、喉蛾。

取穴:在木耳穴之上约三分处血管中取之。

手术:以三棱针扎出血。

【诠解发挥】

穴名阐释:本穴在耳背之处,故名。

定位及取穴:在耳尖下的耳背处。

现代解剖:血管:外颈动脉之后耳支,浅颞动脉之前耳支,上颌动脉之深耳支合成血管网。神经:有迷走神经之耳支与下颌神经之耳颞支,分布在耳软骨上。

维杰新用:治皮肤病、青春痘、面部黄褐斑、偏头痛、张口不灵、扁桃体炎、结膜炎极有效。

解说及发挥:

1. 耳背穴相当于耳针之上耳背处。

2. 本点为点刺要穴,老师仅用以治疗喉炎、喉蛾。治疗喉炎、喉蛾,系本穴部位偏上,全息对应肺,又膀胱经行至耳尖、耳背处,膀胱与肺通。

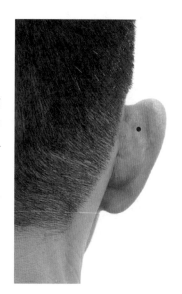

图9-8　耳背穴

3. 余之经验点刺出血治疗皮肤病、青春痘、面部黄褐斑、偏头痛、张口不灵、扁桃体炎、结膜炎极有效。

4. 耳背穴附近常有青筋浮现(静脉血管),较易出血,点刺后即自动出血,刺血治多种病变。若未见青筋浮现,则较不易出血,可以耳尖穴代替。

耳三穴（耳上穴、耳中穴、耳下穴）（图9-9）

【董师原文】

部位:在耳轮之外缘。

主治:霍乱、偏头痛、感冒、扁桃腺炎。

取穴:在耳轮外缘上端一穴(耳上穴)、中央一穴(耳中穴)、下端一穴(耳下穴）。

手术：用三棱针扎出血，一次用二穴可矣。

【诠解发挥】

穴名阐释：本穴组由三个穴组成，故名。

定位及取穴：在耳轮之外缘，上端一穴（耳上穴）、中央一穴（耳中穴）、下端一穴（耳下穴）。

现代解剖：血管：外颈动脉之后耳支，浅颞动脉之前耳支，上颌动脉之深耳支合成血管网。神经：有迷走神经之耳支与下颌神经之耳颞支，分布在耳软骨上。

维杰新用：以耳上穴即耳尖穴为主，尚可治发热，高血压、急性结膜

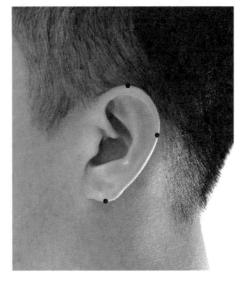

图9-9　耳三穴

炎、睑腺炎、倒睫毛、失眠、心悸、皮肤痒疹、腰痛、泌尿病均甚有效。治感冒、发烧、扁桃体炎及肿大、皮肤痒疹均甚效。治心悸、多汗、腰痛亦颇有效。治疗失眠特效。

解说及发挥：

1. 本穴组以耳上穴为主，耳上穴又称"耳尖"穴，是我最常用之要穴之一。本穴老师仅用以治疗霍乱、偏头痛、感冒、扁桃体炎，我则用耳尖治疗颇多疾病，甚为有效。

2. 耳尖（上）穴点刺出血，治疗多种病变，除老师所写上述四项外，尚可治发热，高血压、急性结膜炎、睑腺炎、失眠、心悸、皮肤痒疹、腰痛、泌尿病均甚有效，尚有更多特效，见后续几条之叙述解说。

3. 耳背穴处若无明显青筋，可在耳上穴处点刺。本穴不需对准青筋，亦能出血。

4. 由于太阳经至耳上，又少阳经绕耳。太阳主表，少阳主风，因此耳上穴善治表证及风证。治感冒、发烧、扁桃体炎及肿大、皮肤痒疹均甚效。点刺治带状疱疹亦颇有效。

5. 由于肾开窍于耳，心亦开窍于耳，因此耳上穴治心悸、多汗、腰痛、倒睫毛亦颇有效。

6.《素问·五脏生成篇》云："目冥耳聋，下实上虚，过在足少阳、厥阴，甚则

入肝。"说明耳与肝的关系也甚为密切。因此三棱针点刺耳尖穴,可调和脏腑阴阳,调济水火,平肝息风,并能"苑陈则除之",通经活络,活血化瘀,引血下行,起到平肝潜阳的作用,从而达到降血压的目的。

7. 耳尖点刺治疗失眠尤其特效,为我治疗失眠第一特效针,无有不见效者,盖心肾皆开窍于耳,此交通心肾也。交通心肾等同黄连阿胶鸡子黄汤。又,在此刺血等同血府逐瘀汤,血府逐瘀汤治疗久年失眠甚佳,血府逐瘀汤为疏肝之四逆散,加活血之桃红四物汤组成。少阳经至耳绕耳,本穴有四逆散之功,亦能疏肝,以刺血治之,则又如同加入桃红四物活血。然此穴亦不止有血府逐瘀汤之意,少阳经至耳绕耳,则还有温胆汤之意在内,等同集合多个治疗失眠特效方于一穴,所以允为治疗失眠第一特效针也。

按:在经络方面:手足三阳经脉均分布到耳,据《灵枢经·经脉》篇记载:手太阳小肠经脉"入耳中",手阳明络脉"入耳中,合于宗脉",手足少阳之脉皆"从耳后入耳中,出走耳前,过客主人前",足阳明之脉"循颊车,上行耳前",足太阳经"从巅顶至耳上角"。则耳尖实有调诸阳之作用。

在脏腑方面:《素问·金匮真言论》有:肾开窍于耳,心亦开窍于耳之说。《素问·五脏生成》云:"目冥耳聋,下实上虚,过在足少阳、厥阴,甚则入肝。"说明耳与心、肝、肾三脏关系甚为密切。

以三棱针点刺耳尖穴,可调和脏腑阴阳,调济水火,平肝息风,并能"苑陈则除之",达到通经活络,活血化瘀的目的,所以治证甚多。

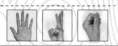

第十章

十十部位(头面部位)

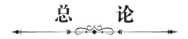

总　论

面部穴位的分布,同样可以以太极全息对应观分析,有助于对面部穴位的快速定位及掌握应用,并进而发挥更多更大效用。

面部太极

董氏奇穴面部穴位的分布,从太极观来看,全息性很强,了解面部的太极,对于面部董氏奇穴穴位的布局与应用,能够快速了解,并灵活运用。

这里就来看看面部的太极对应,面部之太极全息早在《灵枢经·五色》中就有论述,《内经》中太极全息之正象顺对法,大体是以鼻准为面之太极(中心),中央一行主内脏,两旁主腑。两眉中间主肺;稍上主咽;两目之中主心;鼻柱正中主肝;鼻准(鼻头)主脾;鼻翼主胃;肝之左右主胆;颧骨之下主小肠;颧骨以下至颊部主大肠(眼角直下,图之9处),由颧向颊部之处主肾(同鼻子下缘平行)。董氏奇穴之部分应用可以用此说明,或者说是相符(图10-1)。

根据此一对应,临床可以从此观察诊断疾病及施针治疗,例如两眉中间之印堂主肺;两目之中主心;这一带发红,常可诊为心肺有热,心胸虚烦懊侬失眠等,常以印堂皮下针针刺治疗。董氏奇穴之镇定(印堂当心肺之处)治失眠仿如栀子豉汤等。鼻柱正中之山根部位主肝,常见肝病者山根有断纹。山根左右眼角

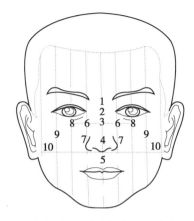

图 10-1 面部《内经》太极全息图

1. 肺　2. 心　3. 肝　4. 脾　5. 膀胱、子宫　6. 胆　7. 胃　8. 小肠　9. 大肠　10. 肾

下主胆,胆固醇偏高者常见此处隆起有胆黄疣。鼻头主脾;鼻翼主胃。脾胃有湿热则鼻头发红,所谓酒渣鼻即是脾胃有湿热,针灸此处之鼻翼穴能健脾去湿热,消除疲劳。颧骨之下本即小肠经所过,此处之面肌震颤,针小肠经穴位后溪或董氏奇穴腕顺甚效。由颧向颊部之处主肾(同鼻子下缘平行),此线之下的人中穴为腰脐线。

余之面部太极系以元气中枢——人中为太极点,亦可区分为上中下焦。人中穴介于吸天气之鼻,与食地气之口的中间,为面部之元气中枢。

顺象则人中线亦即腰脐线,在此一线的穴位皆治疗腰病。腰脐上的位置为肾,所以奇穴马金水治肾,能治疗肾结石、肾绞痛。肾上稍外为肝胆,所以木枝穴治疗胆结石。眉头为上中焦之分界,相当于膈,所以眉头之攒竹穴治疗打嗝甚效。马金水穴再下治膀胱。再下治尿道口(图 10-2)。

倒象则人中线为横膈线,打嗝时揩人中有效。横膈线以下为上焦。口为心,口唇反映心脏,心脏有病常唇色改变,血虚则色白,血瘀则紫;口下之承浆应喉部,其水平亦应颈部,所以常以承浆穴治疗口渴及颈部病(如强硬、落枕、疼痛等)。承浆稍斜上两侧(水通、水金穴区域),即口角下两边对应支气管;两腮应肺,肺结核、肺阴虚、肺热均能见及两颧下腮之部位发红。气喘时则水金、水通部位(即对应支气管部位)会发青,刺水金穴、水通穴向两腮皮下斜刺,即系从支气管刺到肺,因此治咳喘甚效。人中应食道,鼻头部位反映胃,酒渣鼻即系胃有湿热;两颧反映肝脾,左颧对应于脾;右颧对应于肝;肝脾有湿及肝脾不和,则易有褐斑,谓之肝斑。两眉(印堂)为腰脐线,此腰脐线稍下即为肠,所以眉上之奇穴四府一二能治小腹胀、肠病(图 10-3)。

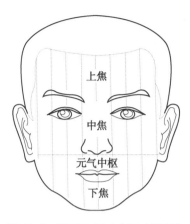

图 10-2 面部太极对应图（顺象）

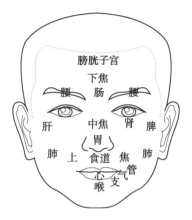

图 10-3 面部太极对应图（倒象）

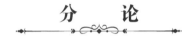

分　　论

十十部位总图见图 10-4。

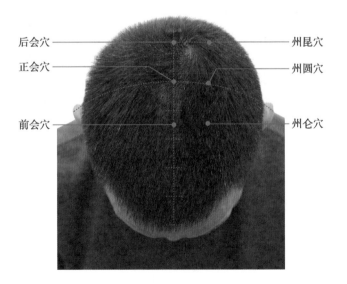

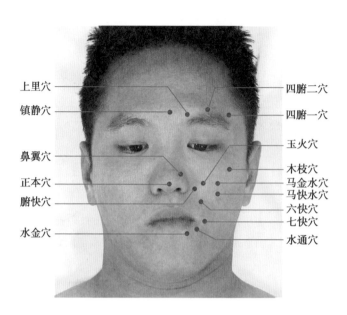

上里穴
镇静穴
鼻翼穴
正本穴
腑快穴
水金穴

四腑二穴
四腑一穴
玉火穴
木枝穴
马金水穴
马快水穴
六快穴
七快穴
水通穴

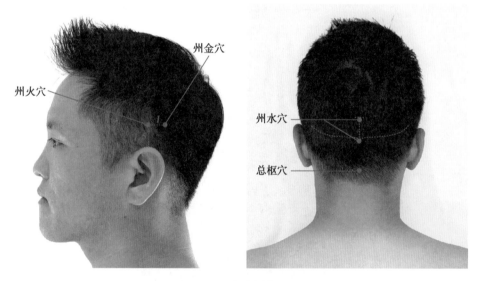

州金穴
州火穴

州水穴
总枢穴

图 10-4　十十部位总图

正会穴（图10-5）

【董师原文】

部位：在头顶之正中央。

主治：四肢颤抖、各种风症、身体虚弱、小儿惊风、眼斜嘴歪、半身不遂、神经失灵、中风不语。

取穴：正坐，以细绳竖放头顶中行，前垂鼻尖，后垂颈骨正中，另以一绳横放头顶，左右各垂耳尖，此两绳在头顶之交叉点是穴。

手术：针深一分至三分。

【诠解发挥】

穴名新释：在头部正中央，为多条经络之交会，故名。

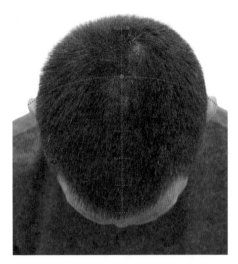

图10-5　正会穴

定位及取穴：即百会穴，在头顶之正中央。正坐，以细绳竖放头顶中行，前垂鼻尖，后垂颈骨正中，另以一绳横放头顶，左右各垂耳尖，此两绳在头顶之交叉点是穴。

现代解剖：肌肉：由皮下组织通过帽状腱膜到腱膜下组织。神经：布有枕大神经分支、前头神经及侧头神经。血管：有左右颞浅动、静脉及左右枕动、静脉吻合网。

维杰新用：回阳固脱、平肝息风，能治疗昏厥、休克、精神分裂症、癫痫发作、舞蹈病、大脑发育不良、神经衰弱、癔病、心悸、怔忡、失眠、健忘、脱肛、久泄、崩漏下血、月经过多、子宫下垂、胃下垂、小儿尿床、足底痛、头痛、眩晕及高血压。

解说及发挥：本穴位置与督脉之百会穴相符，治疗上述各症确有特效。本穴与百会相重，为足太阳、手足少阳和足厥阴、督脉之会（因有三条阳经和肝经、督脉共五条经脉会于此穴），所以又名三阳五会。督脉能温阳镇定，肝主风，太阳主表，故主治疾病甚多。本穴主要具有急救开窍、健脑宁神、温阳升提固脱、平肝息风的作用。一般与前会或后会穴倒马并用尤佳。

主要作用可有下面几大特点：

1. **急救开窍**　是抢救许多危急病症的重要腧穴。对于一些脑窍闭塞的危重疾患，如中风、昏厥、惊风、休克等病症，多取正会（百会）穴急救治疗。在本穴点刺出血,效果更好,为治疗脑出血的特效穴。

2. **健脑安神**

(1)健脑:临床上常用于治疗许多顽固的脑部疾患,具有显著的效果。如癫痫发作、舞蹈病、大脑发育不良等。

(2)安神:为治疗神经衰弱、癔病、心悸、怔忡、失眠、健忘的常用穴,本穴为诸阳经所聚之处,精神之疾多火热炽盛,灼津为痰,上涌清窍,耗精扰神。对于阳热炽盛的精神疾患,刺之则泻火开窍,热除神安,脑清神明,治精神分裂有效。

3. **温阳升提**

(1)本穴温阳作用极好,董师常用治半身不遂,配灵骨、大白疗效更高。

(2)本穴治中风不语,配合在总枢穴点刺,疗效更好。

(3)升提则能固脱,主治中气下陷所致脏器下垂诸症。居一身之最高,为督脉与三阳经之交会穴,督脉又是人体诸阳经脉的总汇,统领一身之阳气。具有提举一身之气,升下陷清阳的作用,临床上常用于治疗脱肛、久泄、崩漏下血、月经过多、子宫下垂、胃下垂、小儿尿床等症。艾灸正会,升气血,举清阳之功尤大。

(4)治疗足底痛,由于肾阳虚,真阳下陷,肾虚显著,而致足跟痛,针取正会为督脉与诸阳之会,可升提下陷真阳,调补肾气,通利三焦,强壮腰膝,畅达气机。此亦系上下对应之应用。

4. **平肝息风** 厥阴经与督脉合于巅顶而交会于百会(正会),故本穴可有平肝息风之功效。

(1)凡肝郁气滞、肝阳上亢、实热内蕴等所致的头痛、眩晕及高血压等病症皆可治之。既可用于清阳不升、头失所养的虚证,又可用于头窍阻痹不通或肝阳上亢的实证。在临床上可以治疗各种证型的高血压病,是治疗头痛、眩晕及高血压等病症的有效穴。

(2)本穴镇定作用甚强,善于治疗风病及抖动病。

 州圆穴（图 10-6）

【董师原文】

部位:在正会穴旁开一寸三分。

主治:半身不遂、四肢无力、虚弱、气喘、肺机能不够引起之坐骨神经痛及背痛、神经失灵。

取穴:当正会穴向右及左旁开一寸三分处是穴(左右各一穴)。

手术:针深一分至三分。

【诠解发挥】

穴名新释：介于州昆穴及州仑穴之间，在头顶最高之圆弧上，故名。

定位及取穴：当正会穴向右及左旁开一寸三分处是穴（左右各一穴）。

现代解剖：肌肉：在帽状腱膜中。血管：有颞浅动脉、静脉和枕动脉、静脉吻合网。神经：正当枕大神经分支处。

维杰新州圆穴：本穴以正会穴旁开一寸五分处取穴，同于膀胱经之通天穴。

解说及发挥：

1. 本穴在正会穴旁边，旁开一寸三分与一寸五分处取穴差别不大，属区位取穴。

2. 原理：见"州仑"穴之解说。

3. 在正会穴旁的膀胱经上，能治肺机能不够引起之坐骨神经痛及背痛，印证了肺与膀胱通。

4.《百证赋》说："通天去无闻之苦。"能治鼻不闻香臭，亦指明了本穴能治疗肺经病。也印证了肺与膀胱通。

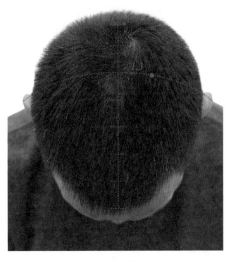

图 10-6　州圆穴

州昆穴（图 10-7）

【董师原文】

部位：在州圆穴直后一寸五分。

主治：半身不遂、四肢无力、虚弱、气喘、肺机能不够引起之坐骨神经痛及背痛、神经失灵。

取穴：当州圆穴直后一寸五分处是穴。

手术：一分至三分深。

【诠解发挥】

穴名新释：昆仑者，古中国之最高山也。此穴在头顶，为全身之最高穴。

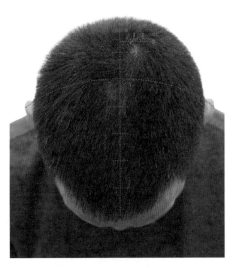

图 10-7　州昆穴

定位及取穴：在州圆穴直后一寸五分。

维杰新州昆穴：本穴当州圆穴直后一寸五分处是穴,同于膀胱经之络却穴。

现代解剖：肌肉：在枕肌停止处。血管：有枕动静脉分支。神经：正当枕大神经分支处。

解说及发挥：

1. 本穴位置与膀胱经之络却相符。

2. 原理：见"州仑"穴之解说。

州仑穴（图10-8）

【董师原文】

部位：在州圆穴直前一寸五分。

主治：脑瘤及州圆穴主治各症。

取穴：当州圆穴直前一寸五分处是穴。

手术：针深一分至三分。

运用：左脑生瘤取右穴；右取左穴。

【诠解发挥】

穴名新释：昆仑者,古中国之最高山也。此穴在头顶,为全身之最高穴。

定位及取穴：当州圆穴直前一寸五分处是穴。

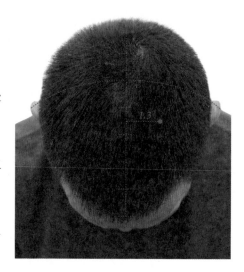

图10-8　州仑穴

维杰新州仑穴：定位于膀胱经,州圆穴与通天穴位相符,则本穴位置与膀胱经之承光穴相符。

现代解剖：肌肉：在帽状腱膜中。血管：有额动静脉、颞浅动静脉及枕动静脉的吻合网。神经：正当额神经外侧支与枕大神经会合支处。

解说及发挥：州圆穴与通天穴相符,则本穴位置与膀胱经之承光穴相符。

1. 常与州圆或州昆以倒马针并用,以加强疗效。

2. 州圆、州昆、州仑皆在膀胱经上,能治太阳经之坐骨神经痛。

3. 足太阳"膀胱与肺通",能治肺气不足之病及背痛,所治之病,如半身不遂、四肢无力、虚弱、气喘、肺机能不够引起之坐骨神经痛及背痛、神经失灵皆系肺气不足之病。又此诸穴在头部最高处,有温阳升提作用,亦系原因。

前会穴（图 10-9）

【董师原文】

部位：在正会穴前一寸五分。

主治：头昏、眼花、脑胀、神经衰弱。

取穴：当正会穴直前一寸五分处是穴。

手术：针深一分至三分。

运用：本穴对不省人事之病患有使其复苏之效。

【诠解发挥】

穴名新释：在正会穴前，故称之前会。

定位及取穴：当正会穴直前一寸五分处是穴。与督脉之前顶穴相符。

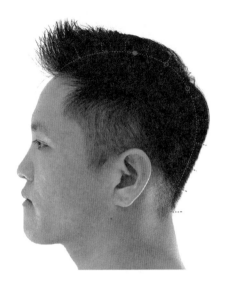

图 10-9　前会穴

现代解剖：肌肉：在帽状腱膜中。血管：有左右颞浅动、静脉吻合网。神经：当额神经分支和枕大神经分支的结合处。

解说与发挥：

1. 本穴位置与督脉之前顶穴相符，常与后会穴及正会穴倒马并用。
2. 本穴治疗头昏、眼花、脑胀、神经衰弱，原理同正会穴。

后会穴（图 10-10）

【董师原文】

部位：在正会穴直后一寸六分。

主治：骨结核、头痛（轻度）、头晕、脊椎骨痛（对第十九至廿一椎最有效）、脑充血、中风不语、半身不遂、神经麻痹。

取穴：当正会穴直后一寸六分处是穴。

手术：针深一分至三分。

【诠解发挥】

穴名新释：在正会穴后，故称之后会。

定位及取穴：实际取穴在正会穴直后一寸五分。与督脉之后顶穴位置相符。

现代解剖：肌肉：在帽状腱膜中。血管：有左右枕动、静脉吻合网。神经：布有枕大神经分支。

解说与发挥：

1. 本穴位置与督脉之后顶穴位置相符，常作为正会之倒马针。

2. 本穴原理同正会穴。

3. 基于头骶对应之全息律，治尾椎痛甚效。本处疼痛，针尾椎处亦能治疗之（见冲霄穴），亦有特效。尾骶痛，多因滑倒或格斗摔打等不慎臀坐位跌下，只能站立不敢端坐，走路时尾骶区隐痛，本穴针之甚效。

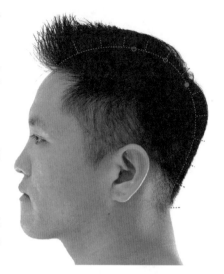

图 10-10　后会穴

4. 本穴连同前述之正会、州圆、州仑、州昆、前会等穴镇定及活络作用均极强，治疗半身不遂及各种风证概为常用。

5. 头部以正会为中心可以形成一个头八卦。

总枢穴（图 10-11）

【董师原文】

部位：在头部入发际八分。

主治：呕吐、六腑不安、项痛、心脏衰弱、霍乱、发言无声。

取穴：当头部入发际八分处是穴。

手术：针深一分至二分，用三棱针最有效，尤其小儿。

注意：对本穴，一般针深禁止超过三分，但失音者可针深至三分，使其发音恢复正常。用三棱针出血时，应用手将本穴之肌肉捏起，而后刺之。

【诠解发挥】

穴名新释：此处是头至上背的活动

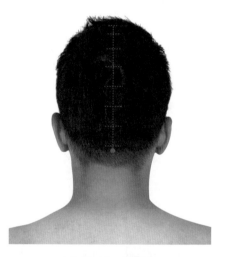

图 10-11　总枢穴

中枢,头部总管人之心智活动,故此名为总枢。

定位及取穴:在头部入发际八分。

现代解剖:在枕骨和第一颈椎之间。血管:有枕动脉分支及棘突间静脉丛。神经:为第三枕神经与枕大神经分支分布处。

维杰新总枢穴:在风府穴与哑门穴中间取穴。

维杰新用:以维杰新总枢穴为主,可治疗梅尼埃病、中风后吞咽困难、中风后腿脚无力,皆甚效,以点刺为准。

解说与发挥:

1. 本穴入发际八分,介于督脉之风府穴与哑门之间。一说即督脉之风府穴。但 风府据书载,则系入发际一寸,在此处二分之差别意义不大,余则在风府、哑门中间取穴。

2. 治疗上述各症以三棱针点刺确有特效。以廿六号针施治效果亦佳,唯不宜刺入太深。余则以验血糖之采血片刺血,既简单又安全,而且有效。

3. 基于**前后对应**,能治前面之口喉病,如呕吐、发言无声甚效。

4. 取穴在哑门、风府中间,兼两者之用,同"风"府穴,又系督脉穴,镇定作用甚强。

5. 治疗梅尼埃病、中风后遗症(声音哑、吞咽困难)甚效,以采血片刺之,效佳,亦治听力不足。还治急慢性胃炎。

6. 治夏日中暑。

7.《肘后歌》说:"腿脚无力风府寻","足不仁兮刺风府"。许多中风后半身不遂患者,在总枢穴治疗说话困难,吞咽困难后,腿脚亦随之有力。

镇静穴(图10-12)

【董师原文】

部位:在两眉头之间正中之上三分。

主治:神经错乱、四肢发抖、两腿酸软、四肢神经麻痹、失眠、小儿梦惊。

取穴:当两眉头之间正中之上三分处是穴。

手术:针深一分至二分,由上往下扎(即皮下针)。

运用:本穴应与正会穴配针,才有疗效。

【诠解发挥】

穴名新释:本穴能治神经错乱、失眠、小儿梦惊等神志病变,有镇静作用,故名。

定位及取穴：在两眉头之间正中之上三分。皮下横针由上往下扎三分。

维杰新镇静穴：当两眉头之间正中，针刺时从两眉头间稍上横针穿过镇静穴。

现代解剖：肌肉：有前头肌及前头筋。血管：有额动、静脉分支。神经：布有额神经分支。

维杰新用：亦能治胸满烦惊、睡卧不安。

解说及发挥：

1. 本穴老师原定位置在印堂上二分，针深一分至二分，如此距离印堂还有一分，实难发挥此穴之作用。实则老师皮下横针常超过三分，如此即穿过印堂。有时还可以点刺出血。

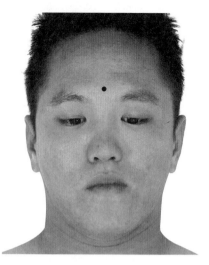

图 10-12　镇静穴

2. 本穴与印堂相符，在督脉上，本即有很好的镇静作用。

3. 从太极全息对应来看，两眉中间主肺；两目之中主心；本穴约当肺心之对应区，从肺透心，理同间谷穴之对应肺心能镇定，心主神，故治震颤、失眠。亦能治胸满烦惊、睡卧不安。

上里穴（图 10-13）

【董师原文】

部位：在眉头上二分。

主治：眼昏、头痛。

取穴：当眉头之上二分处是穴。

手术：皮下针，针深一分至二分。

【诠解发挥】

穴名新释：在眼睛之上，如同三里在膝下。

定位及取穴：当眉头之上二分处是穴。

维杰新上里穴：正当眉头上，与攒竹穴相符，针刺时皮下横针，从眉头之上二分处向下针。

手术：皮下针，针深一分至二分。

现代解剖：肌肉：有额肌及皱眉肌。血管：正当额动、静脉。神经：额神经内侧支分布处。

维杰新用：亦治呃逆、腰痛。

解说与发挥：

1. 本穴位置原定于眉头上二分，即在膀胱经之攒竹穴上二分，余调整为与膀胱经之攒竹穴相符，攒竹本即系治头昏、头痛要穴。

2. 亦治呃逆，盖正象全息位于上中焦分野线之膈处。

3. 治腰痛甚佳，盖倒象全息位于中下焦分野线。

4. 上述疾病以采血片刺之尤佳。

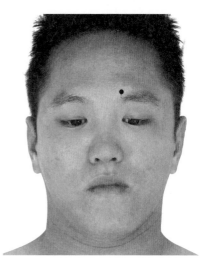

图 10-13　上里穴

四腑二穴（图 10-14）

【董师原文】

部位：在眉毛之中央上二分。

主治：小腹胀、眼昏、头痛。

取穴：当眉中央之直上二分处是穴。

手术：皮下针，针深一分至二分。

【诠解发挥】

穴名新释：四与四花之四同，两边各两穴，共四穴，治腑病，故名。

定位及取穴：在眉毛之中央稍上。

现代解剖：肌肉：在额肌中。血管：有额动、静脉外侧支。神经：正当额神经外侧支。

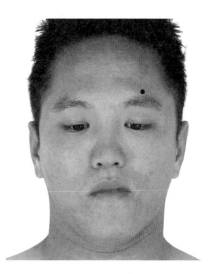

图 10-14　四腑二穴

解说与发挥：

1. 说明：本穴位置与一般奇穴之"鱼腰"相近，在其上二分。前书原按与鱼腰相符，差二分意义不大，今按董师原述复位于鱼腰上二分，针鱼腰穴作用相同。

2. 原理及发挥：见"四腑一穴"之解说。

四腑一穴(图 10-15)

【董师原文】

部位:在眉尖之上二分。

主治:小腹胀、眼昏、头痛。

取穴:当眉尖之上二分处取之。

手术:皮下针,针深一分至二分。

运用:四腑一、四腑二及上里三穴用三棱针同扎出血,为治临时头痛之特效针。

【诠解发挥】

穴名新释:四与四花之四同,两边各两穴,共四穴,治腑病,故名。

定位及取穴:在眉尖之稍上。

现代解剖:肌肉:通过眼轮肌而到达前头骨。血管:布有额动、静脉。神经:额神经内侧支分布处。

说明:本穴位置与三焦经之丝竹空穴相近,在其上二分。前书原按与丝竹空相符,差二分意义不大,今按董师原述复位于丝竹空上二分,针丝竹空作用相同。

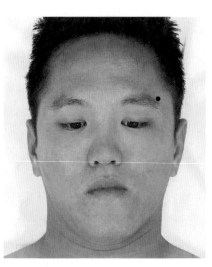

图 10-15 四腑一穴

原理及发挥:

1. 本穴与上里、四腑二点刺,同为治疗前头痛之特效要针。

2. 本穴与三焦经之丝竹空相近,本即能治头昏、头痛。

3. 四腑一、二当全息之大小肠所在,故治腹胀。

正本穴(图 10-16)

【董师原文】

部位:鼻端。

主治:敏感性鼻炎、治妖邪(鬼迷)。

取穴:仰卧正坐均可,头稍仰起,于鼻之尖端以手摸之左右各有小软骨,中有陷凹处是穴位。

手术：针深一分至二分。

注意：勿刺伤软骨。

运用：用三棱针出血最有效。脑力衰退及肺弱者，可针本穴补之。

说明：本穴即督脉之"素髎"穴。

【诠解发挥】

穴名新释：在脸面的正中央，故以正为本取名。

定位及取穴：在鼻之尖端以手摸之左右各有小软骨，中有陷凹处是穴位。实即督脉之素髎。取穴时仰卧或正坐，头稍仰起，于鼻之尖端中取之。以手摸之左右各

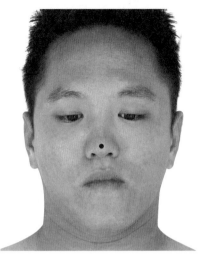

图 10-16　正本穴

有小软骨，中有凹陷是穴，注意勿刺软骨。斜刺，针尖从鼻尖端斜向上刺入 1～3 分。常有酸胀感，流眼泪。

现代解剖：在鼻尖软骨中。血管：有面动脉、静脉鼻背支。神经：布有节前神经鼻外支（眼神经分支）。

维杰新用：能治酒醉。点刺能治酒渣鼻、鼻黏膜肥大、鼻塞等。

解说及发挥：

1. 本穴邻近大肠经及胃经（手足阳明经），并在督脉上。督为诸阳之会，能通阳。阳明经多气多血，因此本穴调理气血及通阳急救作用甚强。本穴具有开窍，回阳救逆之功。

2. 本穴提神醒脑作用极强，能治酒醉。亦能治足跟痛。

马金水穴（图 10-17）

【董师原文】

部位：在外眼角直下至颧骨之下缘陷凹处。

主治：肾结石、闪腰、岔气（呼吸时感觉痛楚）、肾脏炎、鼻炎。

取穴：当外眼角之直下至颧骨下缘一分五陷凹处是穴。

手术：针深一分至三分。

注意：下针后痛楚立即解除者，表示取穴正确；起针后出血，表示取穴不准。

【诠解发挥】

穴名新释：马者，乾卦之物，属金，此穴位在面部乾金之位。太极对应于肾，肾属水。又本穴先天卦位为坎卦所在，属水，后天卦位为乾卦所在，属金，此穴之金水即与卦位有关。

定位及取穴：从眼外眦角直下，当颧骨后下缘之凹陷处。实即小肠经之颧髎。

现代解剖：肌肉：在颧骨下颌突的后下缘稍后，咬肌的起始部，颧肌中。血管：有面横动、静脉分支。神经：分布着颜面神经颧支，由三叉神经第二、三支司感觉。

解说及发挥：

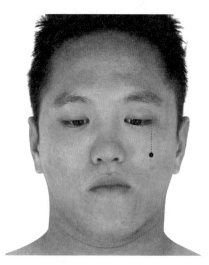

图 10-17　马金水穴

老师在部位说："在外眼角直下至颧骨之下缘陷凹处。"颧髎穴位置当外眼角直下，颧骨下缘凹处是穴。如此应当是颧髎穴。老师在取穴，则说："当外眼角之直下至颧骨下缘一分五陷凹处是穴。"如此则本穴位置在小肠经之"颧髎"下一分半。差一分半意义不大，与颧髎主治功用相同。

1. 治疗上述"肾结石、闪腰、岔气（呼吸时感觉痛楚）、肾脏炎、鼻炎"各症，确有卓效。

2. 本穴之名为金水，一则先天卦位为坎卦所在，后天卦位为乾卦所在，此穴之金水即与卦位有关。又《灵枢经·五色》指出：颧骨以下至颊部主大肠（眼角直下），由颧向颊部之处主肾（同鼻子下缘平行）。大肠属金，肾属水，此亦为金水之名由来。此处为肾之所在。

3. 有金水之性者，皆治闪腰岔气痛，盖闪腰岔气为水（肾）之气（金）病。

4. 此处为太极全息肾之所在。针刺本穴亦可治疗腰痛及泌尿系统病变。

5. 本穴治疗肾结石、肾绞痛特效，余以马金水与下白穴（余定位之贴骨新下白）合用，治疗多例肾绞痛及肾结石特效。

6. 本穴能治疗口眼脸面病，本穴为手太阳小肠经和手少阳三焦经之会穴，古今用于治疗口眼㖞斜、眼睑瞤动、面肿齿痛等症。

马快水穴(图 10-18)

【董师原文】

部位:在马金水穴之直下四分。

主治:膀胱结石、膀胱炎、小便频数、腰脊椎骨痛、鼻炎。

取穴:在马金水直下四分,约与鼻下缘齐处是穴。

手术:针深一分至三分。

【诠解发挥】

穴名新释:马者,乾卦之物属金,此穴位在面部乾金之位。亦治水病,其效甚快。

定位及取穴:在马金水穴之直下四分或五分,差一分意义不大。

现代解剖:肌肉:在颧骨下颌突的后下缘稍后,咬肌的起始部,颧肌中。血管:有面横动、静脉分支。神经:分布着颜面神经颧支,由三叉神经第二、三支司感觉。

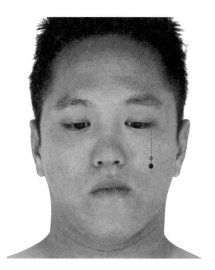

图 10-18 马快水穴

解说及发挥

1. 马快水在马金水略下,治疗部位亦略下,治膀胱病变效佳。

2. 马快水位于马金水下四分,两穴倒马并用,治疗肾结石及膀胱结石,效果甚佳。

腑快穴(图 10-19)

【董师原文】

部位:与鼻下缘齐平,鼻角外开五分。

主治:腹胀、腹疼痛、疝气。

取穴:与鼻下缘齐平,从鼻角向外横开五分处是穴。

手术:针深一分至三分。

【诠解发挥】

穴名新释:此腑为脏腑之义,称快者,承前面快水而来。

定位及取穴：与鼻下缘齐平，鼻角外开五分。本穴位置与大肠经之迎香相符。

现代解剖：在鼻翼外缘沟中央上唇方肌中，深部为梨状孔的边缘。血管：有面动、静脉及眶下动脉分支。神经：布有面神经与目眶下神经的吻合丛。

解说及发挥：

1. 本穴位置与大肠经之迎香相符。为胃、大肠经之交会点，能治腹胀、腹痛。又大肠与肝通，能疏肝理气而治疝气。

2. 此穴治鼻病甚效，历来为治鼻病要穴。

3. 本穴亦能治疗胆道蛔虫症。

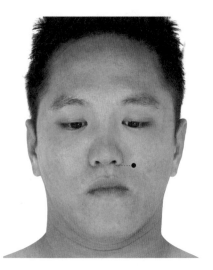

图 10-19　腑快穴

六快穴（图 10-20）

【董师原文】

部位：在人中（鼻至唇之中央）向外平开一寸四分（约距口角外纹一分五）。

主治：尿道结石、尿道炎。

取穴：从人中向外平开一寸四分处是穴。

手术：针深一分至三分。

运用：与马快水穴配针治尿道结石。

【诠解发挥】

穴名新释：此处之六，与"六完"之六一样，是指肾水而言，称快之义，与前面之快相同。

定位及取穴：从人中向外平开一寸四分处是穴。

现代解剖：在鼻翼外缘沟中央上唇方肌中，深部为梨状孔的边缘。血管：有面动、静脉。神经：布有面神经与目眶下神经的吻合丛。

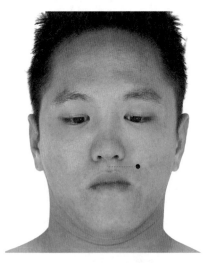

图 10-20　六快穴

解说及发挥:

1. 本穴从人中向外平开一寸四分或五分,差别不大,余一般以人中向外平开一寸五分处取穴,整数较易记忆。

2. 本穴治尿道结石、尿道炎。配七快治尿道炎、尿道痛。

3. 本穴全息对应于下焦,在马快水旁略下,治疗部位较腑快及马快水略下,治尿道病常用。

七快穴(图10-21)

【董师原文】

部位:在嘴角外侧五分。

主治:面部麻痹、肺虚弱、尿道结石。

取穴:当嘴角外开五分处是穴。

运用:右脸麻痹取左穴;左脸麻痹取右穴。

【诠解发挥】

穴名新释:七乃顺六而言。

定位及取穴:在嘴角外侧五分,即胃经之地仓穴。

现代解剖:肌肉:在口轮匝肌中,深层为颊肌。血管:有面动脉、静脉。神经:分布着面神经分支。

维杰新用:本穴尚能治咳嗽、气喘等病。

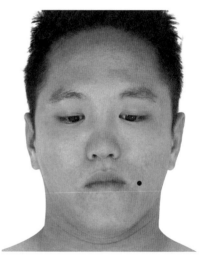

图 10-21　七快穴

解说及发挥:

1. 本穴位置与胃经之地仓相符,作用亦同。

2. 本穴与地仓穴相符,自古即为治颜面神经麻痹常用穴。但应用时左病治右,右病治左。本穴在六快之下,亦治尿道病。

3. 本穴尚能治咳嗽、气喘等病,盖在全息之支气管处也。

4. 自马快水至七快,皆能治结石,称快者,一则指效快,一则指针后舒适而言。

木枝穴（图 10-22）

【董师原文】

部位：在马金水穴向外上方斜开一寸。

主治：肝虚、胆虚、胆结石、小儿夜哭。

取穴：从马金水穴向外上方斜开一寸处是穴。

手术：针深一分至三分。

【诠解发挥】

穴名新释：木的主干为肝属木，木之分支，胆也。本穴能治胆病及小儿夜哭，同胆穴，故名木枝。

定位及取穴：在马金水穴向外上方斜开一寸。即下关前凹陷。

现代解剖：当颧弓下缘皮下有腮腺为咬肌起部。血管：有面横动、静脉，最

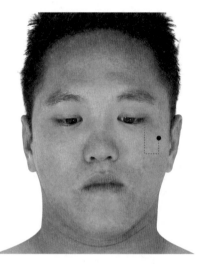

图 10-22 木枝穴

深层为颌动、静脉。神经：正当面神经颧眶支及耳颞神经分支，最深层为下颌神经。

维杰新用：亦能治老人双脚无力，易摔跌。

解说及发挥：

1. 本穴与下关穴紧邻，即下关前凹陷，下关为胃经胆经之会穴，治胆病甚效，尤其胆胃并病之胆结石效果更好。

2. 顾名思义，木者肝也，木枝者，胆也，治疗各种胆病，尤其是胆结石，确具卓效。

3. 治疗胆虚所致各病，效果亦佳。

水通穴（图 10-23）

【董师原文】

部位：在嘴角之下四分。

主治：肾脏性之风湿病、肾机能不够之疲劳、头晕、眼花、肾虚、肾亏、腰痛、闪

腰、岔气。

取穴：当嘴角直下四分处是穴。

手术：针由内向外斜扎、针深一分至五分。

【诠解发挥】

穴名新释：水通，即通于水（肾），以治疗肾脏病为主。

定位及取穴：当嘴角直下四分处是穴。余惯以嘴角直下五分处取穴，采皮下针沿皮向上横刺。

现代解剖：肌肉：在口轮匝肌下，深层为颊肌。血管：有颏动、静脉分支。神经：分布着下颌下神经节及面神经分支。

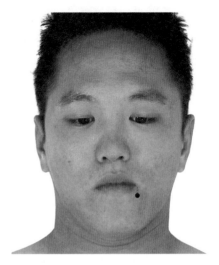

图 10-23　水通穴

维杰新用：咳嗽、气喘、打嗝（噎膈）、腹部发胀、呕吐、干霍乱、老人口水多。

解说及发挥

1. 水通，即通于水（肾），治疗肾脏病变甚效。又在全息分布之下焦，治肾腰病甚效。

2. 本穴为余治疗咳嗽、气喘最常用之特效针。

水金穴（图 10-24）

部位：在水通穴向里平开五分。

主治：肾脏性之风湿病、肾机能不够之疲劳、头晕、眼花、肾虚、肾亏、腰痛、闪腰、岔气。

取穴：从水通穴向里平开五分处是穴。

手术：针由内向外斜扎、针深一分至五分。

运用：水通、水金两穴均主治肾病，取穴下针时应就发青处针之。

【诠解发挥】

穴名新释：穴在下巴坎卦之处，坎卦属水。大肠经循经此处，大肠经属金，故名水金。

取穴：从水通穴沿嘴唇向下巴中央平开五分处是穴。

现代解剖：肌肉：在口轮匝肌下，深层为颊肌。血管：有颏动、静脉分支。神经：分布着下颌下神经节及面神经分支。

维杰新用：咳嗽、气喘、打嗝（噎膈）、腹部发胀、呕吐、干霍乱、老人口水多、糖尿病消渴。

解说及发挥

1. 水通穴位于嘴角下五分，水金穴位置则以水通为准，与嘴唇平行内开五分，一般而言，出现该穴主治病症之际，此二穴附近经常出现乌青，若就发青处针之，效果尤佳。

2. 水金、水通顺气作用极强，举凡咳嗽、气喘、打嗝、腹胀、呕吐、干霍乱等皆有特效，对于肾亏所致各病，本穴又有补虚之效，为常用要穴之一。

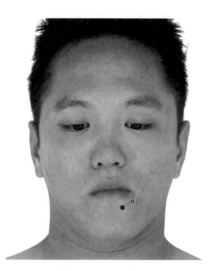

图 10-24　水金穴

3. 本穴针刺时向两腮方向皮下针，可针至寸半。治咳嗽、气喘立见大效。皮下横针与肺相应，治肺病甚效。

4. 本穴组所在及所刺入之处，正当全息倒象之气管及肺所在之处，顺象则为下焦肾气所在，故本穴补气益肾作用极强，名为水金、水通、名副其实。

5. 水金穴顾名思义，有金水相通之意，补肺补肾、肺降肾纳，共同完成呼吸功能。本穴理气调节呼吸能效果甚好。

6. 本穴又当手足阳明所过，阳经多气多血，调理气血之作用亦甚好。

7. 手阳明经大肠与肺相表里，足阳明经能补土生金，均为治肺有效之原理。

8. 本穴含金水二性，能治疗闪腰、岔气。

9. 本穴含土（胃经经过）金（大肠经经过）水（坎卦所在）三性，能治疗糖尿病消渴。

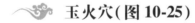

玉火穴（图 10-25）

【董师原文】

部位：在眼中央直下之颧骨直下陷处。

主治：心经之坐骨神经痛、肩臂痛、四肢痛、膝盖痛、颧骨痛、腮骨痛。

取穴：当眼中央正下方之颧骨直下陷凹处是穴。

手术：针深一分至三分。

【诠解发挥】

穴名新释：玉者眼睛也，火者应心。本穴在眼下，能治心血病，故名。

定位及取穴：当眼中央正下方之颧骨直下陷凹处是穴。

现代解剖：肌肉：浅层为上唇方肌，深层为犬齿肌。血管：有面动脉、静脉及眶下动、静脉之分支。神经：为面神经及眶下神经分支分布处。

解说及发挥：

1. 玉火穴所在之处，为小肠经、三焦经交会区。小肠三焦皆属火。本穴以调血为主，善治血虚、血瘀之病。

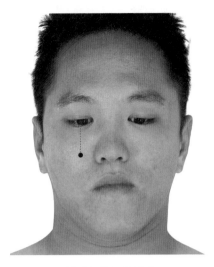

图 10-25　玉火穴

2. 治疗血虚、血瘀之坐骨神经痛、肩臂痛、四肢痛、膝盖痛、颧骨痛、腮骨痛有效。

鼻翼穴（图 10-26）

【董师原文】

部位：在鼻翼上端之沟陷中。

主治：眉酸骨痛、头昏眼花、肾亏之各种神经痛、半身不遂、四肢骨痛、脸面麻痹、舌痛、舌硬、舌紧、偏头痛、喉痛。

取穴：当鼻翼中央上端之沟陷中取之。

手术：针深一分至二分。

【诠解发挥】

穴名新释：在鼻之侧翼之沟陷中，故名。

定位及取穴：当鼻之侧翼中央上端之半圆弧沟陷中取之。

维杰新用：消除疲劳，提神醒脑。全身酸痛极效。坐骨神经痛亦极效。治嗜睡。

现代解剖：鼻尖边软骨陷中。血管：有面动脉、静脉鼻背支。神经：布有节前神经鼻外支（眼神经分支）。

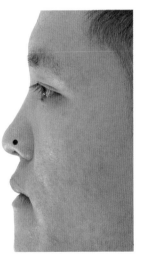

图 10-26　鼻翼穴

解说及发挥：

1. 余常用鼻翼穴消除疲劳。提神醒脑尤为妙用。

2. 余常用鼻翼穴治全身酸痛极效。

3. 余常用鼻翼穴治坐骨神经痛亦极效。

4. 玉火及鼻翼二穴均为镇痛要穴；玉火善治血虚、血瘀所致之各种疼痛，鼻翼善治气虚、气郁所致之各种疼痛。

5. 本穴在督脉与手足阳明经之间，温阳及调理气血之作用均甚佳。

6. 鼻子在面部最高点，为阳中之阳，温阳最速，温阳作用甚高。疲劳嗜睡者多为阳虚之病。本穴治之甚效。

7. 鼻为面部太极全息脾胃之处，鼻翼所治之病以理气为主，治气虚气滞之病。盖脾主湿亦能消除疲劳，又脾主湿、主四肢。

8. 老师所言之眉酸骨痛、头昏眼花多与疲劳有关。所言之肾亏之各种神经痛、半身不遂、四肢骨痛、脸面麻痹、舌痛、舌硬、舌紧、偏头痛多为脾虚阳虚之病。

州火穴（图10-27）

【董师原文】

部位：在耳尖上一寸半。

主治：心跳、心脏性之风湿病、四肢无力及腰痛。

取穴：用手压耳抵头，在耳尖上一寸半处是穴。

手术：针深一分至三分。

【诠解发挥】

穴名新释：州者，承袭州昆、州仑之续。火者，治心脏之穴也。

定位及取穴：此穴在耳尖上一寸半，系用手压耳抵头，在耳尖上一寸半处是穴。

现代解剖：肌肉：在颞肌中。血管：有颞浅动脉、静脉顶支。神经：布有颞神经和枕大神经会合支。

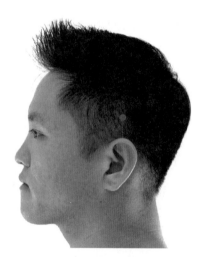

图 10-27　州火穴

解说及发挥：此处为胆经循行所过，心与胆通，心开窍于耳。所以能治心血管病,如心悸、心脏性之风湿病、四肢无力及腰痛。

州金穴（图 10-28）

【董师原文】

部位:在州火穴后一寸。

主治:肺经之腰痛、坐骨神经痛及风
湿痛。

取穴:从州火穴向后一寸处取之。

手术:针深一至三分。

【诠解发挥】

穴名新释:州者,承袭州昆、州仑之续。
金者,治心脏之穴也。

定位及取穴:从州火穴向后一寸处
取之。

现代解剖:血管:在耳后动脉、静脉分
支。神经:枕大神经分布处。肌肉:颞肌及
其腱膜。

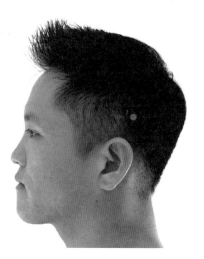

图 10-28　州金穴

解说及发挥:此穴在三焦、胆及膀胱经交会处,治上述病当然有效。坐骨神
经痛多为胆经及膀胱经走向,故治疗有效。

州水穴（图 10-29）

【董师原文】

部位:在后脑高骨之中央及其上八分。

主治:腰部脊椎骨痛、下肢麻痹、神经无力。

取穴:在后脑高骨之尖端中央一穴,其上八分又一穴,共二穴。

手术:针深一分至三分。

【诠解发挥】

穴名新释:州者,承袭州昆、州仑之续。水者,能治腰肾之病,故名。

定位及取穴:在后脑高骨之尖端中央一穴,其上八分又一穴,共二穴。

现代解剖:肌肉:颞肌及其腱膜。血管:有枕动脉、静脉分支。神经:正当枕
大神经分支。

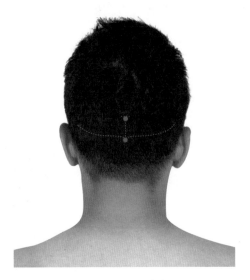

图 10-29　州水穴

　　解说及发挥:本穴在督脉上,故治腰脊椎病。本穴在后脑高骨之中央,对应脊椎,亦治脊椎。督脉之穴位有温阳作用,本穴治下肢无力与风府穴穴理类近。

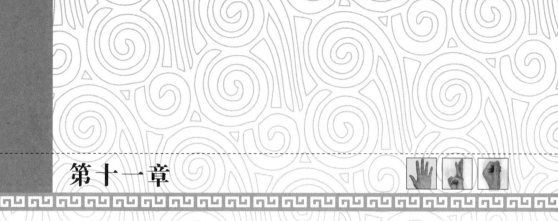

第十一章

背 腰 部 位

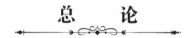

总 论

　　背部的穴位有几个特点:①除分支上下穴、水府穴、水中穴外,基本上全部是采用三棱针刺血为主。②多为数穴组合,除精枝穴为两针组合,三金、金林、感冒三穴为三针组合外,概为六针以上之组合,有多达四十穴者,如五岭穴,但不是每个穴点皆需刺血,可视病状选择穴点刺血。其中各穴之间多有交集,如五岭穴就包含了精枝穴、金林、顶柱、感冒三穴及部分后心穴。③后背之穴位除刺血治疗疼痛甚效外,有颇多穴位亦能治疗急症,尤其是疔痧等急症。

分 论

背腰部位总图见图 11-1。

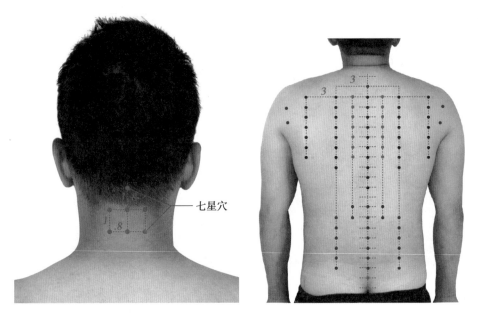

七星穴

图 11-1 背腰部位总图

分枝上穴（图 11-2）

【董师原文】

部位：在肩胛骨与肱骨连接之叉口下。

主治：药物中毒，蛇、蝎、蜈蚣等虫毒、狐臭、口臭、糖尿病、疯狗咬伤、小便痛、血淋、性病之淋病、食物中毒、服毒自杀（轻则可治，重则难医）、全身发痒、瓦斯中毒、原子尘中毒。

取穴：在肩峰突起后侧直下之腋缝中，当肩胛关节之下一寸处是穴。

手术：针深一寸至一寸五分。

【诠解发挥】

穴名新释：本穴穴名分枝，分与内分泌有关，枝者，穴在后背最旁边，犹似旁枝。穴在上，为分枝上。

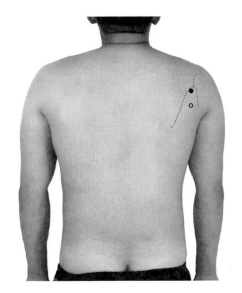

图 11-2　分枝上穴

定位及取穴：在肩峰突起后侧直下之腋缝中，当肩胛关节之下一寸处是穴。

现代解剖：肌肉：在肩关节后下方，肩胛骨外侧缘三角肌后缘，下层是大圆肌。血管：有旋肩胛动脉。神经：分布着腋神经分支，肩胛神经。

维杰新用：小儿异位性皮炎，食物中毒，药物性皮炎，放疗后遗症。

解说及发挥：原理及发挥：见"分枝下穴"解说。

分枝下穴（图 11-3）

【董师原文】

部位：在分枝上穴稍向内斜下一寸半。

主治：药物中毒，蛇、蝎、蜈蚣等虫毒，狐臭、口臭、糖尿病、疯狗咬伤、小便痛、血淋、性病之淋病、食物中毒、服毒自杀（轻则可治、重则难医），全身发痒、瓦斯中毒、原子尘中毒、乳炎。

取穴：当分枝上穴之直下一寸半再向内横开五分处是穴。

手术：针深五分至一寸。

运用：本穴通常为分枝上穴之配针。

【诠解发挥】

穴名新释：本穴穴名分枝，分与内分泌有关，枝者，穴在后背最旁边，犹似旁枝。穴在下，为分枝下。

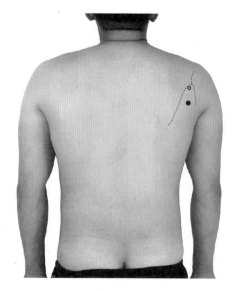

图 11-3　分枝下穴

定位及取穴：当分枝上穴之直下一寸半，再向内横开五分处是穴。

现代解剖：肌肉：在肩关节后下方，肩胛骨外侧缘三角肌后缘，下层是大圆肌。血管：有旋肩胛动脉。神经：分布着腋神经分支，肩胛神经。

维杰新用：小儿异位性皮炎，药物性皮炎，放疗后遗症。

解说及发挥：

1. 分枝下穴当肩贞穴旁，为小肠脉气所发，能分清泌浊，董师认为其有泌别清浊，利尿利湿之作用。也有疏利三焦，调整内分泌，增强免疫功能的作用。

2. 本穴作为解毒要穴，治疗食物中毒、药物中毒及各种虫毒咬伤有特殊作用。治疗病毒感染性疾病亦有作用，还可治疗其他中毒，包括癌症之放疗及化疗，能减轻其副作用。

3. 其穴在上臂活动枢纽之下侧肌肉丰厚处，对应太极犹如肩臂之关元，作用亦有相近之处。

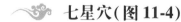

七星穴（图 11-4）

【董师原文】

部位：包括在项部入发际八分之总枢穴，其下一寸之分枢穴，下二寸之时枢穴，以及向两旁横开八分去发一寸之支禹穴，及支禹穴下一寸之土禹穴（共七穴)。

主治:呕吐(五脏不安),感冒头痛、小儿高烧、小儿各种风症。

取穴:详上述部位。

手术:用三棱针放血,以总枢、分枢、时枢三穴为主,支禹、土禹穴为配针。

注意:放血时,应用拇指及食指捏起穴位肌肉,然后对准穴位扎针出血,扎小儿应特别注意,以免上伤脑部总神经,下伤丹田,致耳聋音哑。

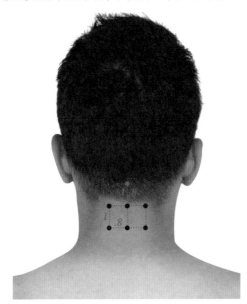

图 11-4　七星穴

【诠解发挥】

穴名新释:穴在后颈共七穴,散状排列如星罗棋布,故名之七星。

定位及取穴:总枢穴:在前述十十部位之总枢穴已有说明。分枢在总枢下一寸,再下一寸为时枢穴。分枢向两旁横开八分为支禹,时枢向两旁横开八分为土禹。

现代解剖:血管:有枕动、静脉分支及棘突间静脉丛。神经:为第 1~5 枕神经分布处。

维杰新用:急性胃炎。

解说及发挥:

1. 虽然因为有七个穴道,故称七星,但并不需要每个穴都针,一般只要针总枢、分枢即能达到疗效,点刺出血效果更佳。由于穴位相近,取风府、哑门疗效亦同。但以刺血为主。应用验血糖针或耳部采血片(约长二分)点刺,极为方便安全,不需捏起穴位肌肉亦无妨。

2. 本穴组包括督脉及膀胱经穴位,膀胱经主表能治感冒,督脉统诸阳能调寒热。而本穴之总枢、分枢与风府、哑门穴相符,有祛风之作用。

3. 本穴治疗呕吐亦属前后对应法。

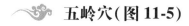

五岭穴(图 11-5)

【董师原文】

部位:包括五道穴线;第一道穴线从大椎骨下第二节江口穴起,每下一节为一穴,其顺序为火曲、火云、火长、火明、火校、火门、土月、土泄、直至第十椎下土克穴为止,共十穴。第二条穴线(左右共两条)从江口穴向左右平开四指,金北穴起每下一寸为一穴,其顺序为金斗、金吉、金陵、火金、木东、木杜直至木梅穴为止,共八穴。第三条穴线(左右共两条)从第二条线向外横开四指,共有金枝、金精、金神、木原、木太、木菊、木松七穴,每穴间隔约一寸。

主治:血压高、重感冒、发高烧、发冷、突然间引起之头晕、头痛、高血压引起之手足麻痹、半身不遂,阴霍乱、阳霍乱、呕吐及各种痧症、血管硬化之腰痛、肝霍乱、阴阳霍乱、急性胃痛。

取穴:详上述部位。

手术:用三棱针扎出血。

注意:扎针部位应先以酒精棉花擦净,然后以手指或针柄按压穴位始可扎之。

【诠解发挥】

穴名释义:五岭穴因针刺穴位成五行排列,且位于身体较高之背脊部位,故称五岭穴。

定位及取穴:见本穴解说及发挥第1项。

现代解剖:肌肉:有腰背筋膜棘上韧带及棘间韧带。血管:棘突间皮下静脉丛。神经:本穴范围甚广,牵涉神经较多。分布有颈神经,胸神经后支内侧支神经干,肋间动静脉背侧支及内侧支,胸神经后支内侧皮支,胸神经后支外侧皮支。

解说及发挥:

1. 五岭穴之排列如下:

(1)第一行为脊椎线,自第二椎起,每下一椎一穴,计有十穴。

(2)第二行自第二椎旁开三寸起,每下一椎一穴,计有八穴。

(3)第三行自第二椎旁开六寸起,每下一椎一穴,计有七穴。

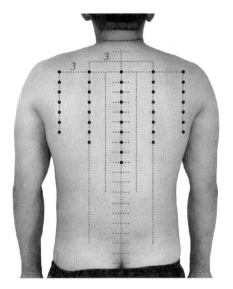

图 11-5　五岭穴

上述各穴除第一行位于脊椎只有一条外,第二、三行左右对称排列,因此总计有四十穴。

2. 为了便于应用,可以如下之方法记忆:"二椎直下连十穴,二椎旁三连八穴,二椎旁六连七穴"。

3. 五岭穴之第一行与督脉重复,第二行与膀胱经重复,穴位不再比对说明,因系以点刺治疗,作用与督脉及膀胱经有出入,因此另立穴名。

4. 五岭穴组包含四十分穴,各穴各以其五行属性命名。取名土的作用于脾;取名火的作用于心;取名金的作用于肺;取名木的作用于肝。

(1)第一行与督脉相重,上七穴属火,下三穴属土。

(2)第二行与膀胱经外行相重,上五穴在肺之后面属金,下三穴属木。

(3)第三行距督脉六寸,上三穴属金,下四穴属木。

5. 从部位来看,全部以第二椎平行定位,第一行与督脉相重,上七穴属火,下三穴已位近中焦,属土;两旁二三行上面在肺脏后面,属金;两旁二三行下面属木,基本上与脏腑相合。

6. 治疗时不必四十穴皆针,应用时可针对上述各病之发病原因及症状牵连脏腑,根据五行名称属性,对应有关之脏腑部位施针,完全以点刺出血为主。例如治疗重感冒、发高烧、发冷等,可选中央第一行之上二三个穴,属督脉,有温阳祛寒的作用,以及二三行上面的二三个穴,属肺,能治感冒、发烧、发冷等,其他类推。

7. 本穴组包含精枝（治疗小腿）、金林（治疗坐骨）、顶柱（治疗腰痛）、感冒三穴（治疗重感冒）及部分后心穴（治疗痧证、疔疮），因此还包括这些穴位的治疗作用。应用时可以将这些穴的作用考虑进去，发挥最大效用。

8. "注意"提及刺血时，先以酒精消毒穴位，然后"以手指或针柄按压穴位始可针之"，按压穴位后再刺血，一则较不痛（疏气），二则较易充血再出血，出血较易。

双凤穴（图 11-6）

【董师原文】

部位：从大椎骨以下第二与第三脊椎骨间，向左右横开一寸五分之火凤穴起，每下一寸一穴，其顺序为火主、火妙、火巢、火重、火花、火蜜七穴（左右共十四穴）。

主治：手痛脚痛、手麻脚麻、手足血管硬化。

取穴：详上述部位。

手术：用三棱针出血。

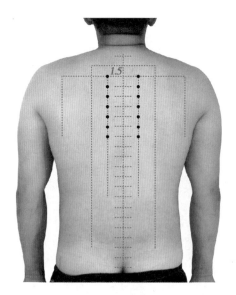

图 11-6 双凤穴

【诠解发挥】

穴名新释：双凤穴顾名思义计有两行,穴从火凤起,故名之双凤。

定位及取穴：位置为自第二椎旁开寸半起,每下一寸一穴,连续七穴(双侧计十四穴)。

现代解剖：有腰背筋膜棘上韧带及棘间韧带。血管:为第3~8肋间动脉背侧支,棘间皮下静脉丛分布处。神经:有第3~8肋间神经后支之内侧支。

解说及发挥：全部穴位皆属火,调整血液循环作用甚好,治手脚痛、麻效果甚好。点刺出血时以患侧为主,左病针左穴出血,右病针右穴出血,双侧病则双侧刺针出血,可以不必全针,可以隔穴刺针出血。

九猴穴(图 11-7)

【董师原文】

部位：包括火凤、火主、火妙、金堂(金斗上二寸)、金北、金斗、金吉、金枝、金精九穴。

主治：猴痧。

取穴：详上述部位。

手术：用三棱针出血。

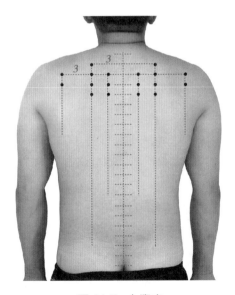

图 11-7 九猴穴

【诠解发挥】

穴名新释:此九穴能治疗猴痧,故名。

定位及取穴:本穴之排列共分三行,位置为:

(1)第二椎旁开寸半之火凤穴起,每下一寸一穴,计有三穴(含火凤)。

(2)大椎旁开三寸之金堂穴起每下一寸一穴,计有四穴(含金堂)。

(3)第二椎旁开六寸之金枝及下一寸之金精,计二穴。

总共九穴。

现代解剖:肌肉:有腰背肌膜,棘上韧带及棘间韧带。血管:棘突间皮下静脉丛。神经:分布有颈神经,胸神经后支内侧支神经干,肋间动、静脉背侧支及内侧支,胸神经后支内侧皮支,胸神经后支外侧皮支上位,胸神经后支外侧皮支。

解说及发挥:

1. 本穴为治疗猴痧之要穴,故称九猴穴,可记忆为"二椎寸半连三穴,一椎旁三连四穴,二椎旁六连二穴"。

2. 此九穴能清肺泻火,治疗猴痧。

三金穴(图 11-8)

【董师原文】

部位:包括金斗、金吉、金陵三穴。

主治:膝盖痛。

取穴:详上述部位。

手术:用三棱针出血。左痛取左穴;右痛取右穴;两脚痛则双边取穴。

【诠解发挥】

穴名新释:此穴组三个穴金斗、金吉、金陵,全为金开头,故名之三金。

定位及取穴:金斗、金吉、金陵三穴分别位于第三、四、五椎外开三寸处,相当于膀胱经之魄户、膏肓、神堂穴。

现代解剖:肌肉:有斜方肌、菱形肌,深层为最长肌。血管:布有第3~5肋间动脉、静脉。神经:正当第3~5胸神经后支内侧支,第2~5胸神经后支外侧皮支。

解说及发挥:

1. 三金穴点刺出血少许,治疗膝关节疼痛,确有立竿见影之效,数年大疾亦往往愈于霍然。

2. 三穴分别与肺(魄户)、心包(膏肓)、心(神堂)有关,能强心治膝。以上

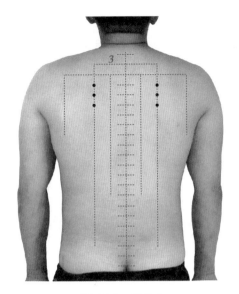

图 11-8　三金穴

治下,并以点刺治疗甚合"泻络远针"之道。

3. 三金穴中,主要的穴为中间的金吉穴,即膏肓穴,膏肓在厥阴俞旁边,与心包经有关,其理与内关治膝痛相同。

精枝穴(图 11-9)

【董师原文】

部位:包括金精、金枝两穴。

主治:小腿发胀、小腿痛。

取穴:详上述部位。

手术:用三棱针出血。

【诠解发挥】

穴名新释:此穴组包括金精、金枝两穴。即以两穴之"精"与"枝"取名精枝

定位及取穴:两穴分别位于第二椎及第三椎旁开六寸处。

现代解剖:肌肉:在肩胛冈内端边缘,有斜方肌、菱形肌,深层为髂肋肌。血管:有第 3~5 肋臂动脉背侧支、颈横动脉降支。神经:胸神经、肩胛背神经,最深层为肋间神经干。

解说及发挥:

1. 点刺出血,治疗小腿酸胀疼痛,效果极为迅速而突出。

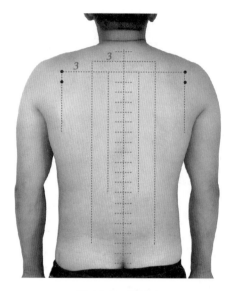

图 11-9 精枝穴

2. 此二穴以上治下,合乎古法"泻络远针"。

金林穴(图 11-10)

【董师原文】

部位:包括金神、木原、木太三穴。

主治:血管硬化之坐骨神经痛。

取穴:详上述部位。

手术:用三棱针出血。

【诠解发挥】

穴名新释:此穴组由金神、木原、木太组成,系一金加二木,故称金林。

定位及取穴:金神、木原、木太三穴分别位于第四、五、六椎外开六寸处,亦即紧接于精枝穴下。

现代解剖:肌肉:在肩胛冈内端边缘,有斜方肌、菱形肌,深层为髂肋肌。血管:有第3~6肋间动脉背侧支。神经:有胸神经后支内侧皮支,胸神经后支外侧皮支。此外,并有肩胛背神经分布。

解说及发挥:

1. 点刺治疗大腿及坐骨神经痛确有卓效。

2. 三穴点刺出血,合乎古法"泻络远针,以上治下"。穴位紧接于精枝穴下,

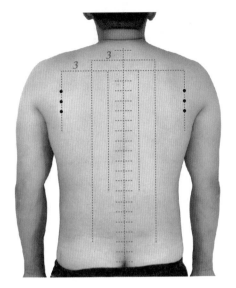

图 11-10　金林穴

精枝穴治小腿,此穴治大腿坐骨神经痛,大小腿相连,意涵区位治疗之义。

3. 三金、精枝、金林皆属金,刺血泻之,使金不克木,而腿膝不痛矣,功同曲陵穴,泻金使不克木,而手臂可活动不痛也。

顶柱穴(图 11-11)

【董师原文】

部位:包括金吉、金陵、火金、金神、木东、木杜、木梅、木原、木太、木菊、木松一穴(两边共二十二穴)。

主治:血管硬化之腰痛、闪腰、岔气。

取穴:详上述部位。

手术:用三棱针出血。

【诠解发挥】

穴名新释:本穴组含七个木穴,木为柱子,故名。又脊椎为脊柱,此穴能治腰脊病,故称顶柱穴。

定位及取穴:顶柱穴计有十一穴,两侧合计则为二十二穴,分两行排列。

1. 第四椎至第九椎,每椎旁开三寸各一穴,计六穴。

2. 第四椎至第八椎,每椎旁开六寸各一穴,计五穴。

现代解剖:肌肉:有斜方肌、菱形肌,深层为最长肌。血管:布有第 3~9 肋间

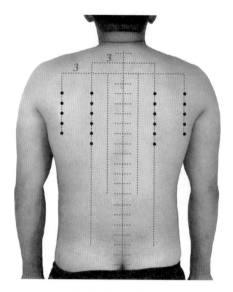

图 11-11　顶柱穴

动静脉背侧支。神经:正当第 3~9 神经后支内侧皮支。

解说及发挥:

1. 顶柱穴计有十一穴,从第四椎起算,可记忆为"四椎旁三连六穴,四椎旁六连五穴"。简记为"四三六六五,顶柱治腰痛"。

2. 范围包含金林穴,及三金穴之金吉(膏肓)、金陵在内,亦治膝、大腿病痛。从上述诸穴三金、精枝、金林、顶柱,治疗自小腿而大腿而腰。亦有全息对应之意。

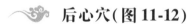

后心穴(图 11-12)

【董师原文】

部位:包括大椎骨下第四个脊椎关节处,火云、火长、火明、火校、火门、土月六穴,以及脊椎旁开一寸五分之火妙、火巢、火重、火花四穴(两边共八穴),与旁开三寸之金吉、金陵、火金三穴(两边共六穴)。

主治:羊毛痧、疔疮、心脏衰弱、胃病、急性心脏麻痹、风寒入里、重感冒、中风、各种急性痧症。

取穴:详上述部位。

手术:治羊毛痧(羊毛疔)时,用三棱针对着紫点(重者现黑点)将毛丝抽出。治疗疮、心脏衰弱及胃病用三棱针出血(限于四肢及面部之疔疮)。

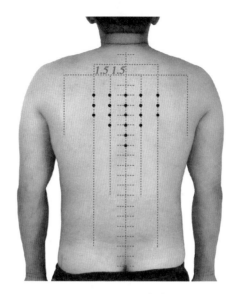

图 11-12　后心穴

【诠解发挥】

穴名新释:后心穴有三行,皆从第四椎起算,第四椎约当厥阴俞(心包)、心俞穴位所在,故名之后心穴。亦可说本穴组以属火的穴为主,火应心,故名后心穴。

定位及取穴:后心穴计有十三穴,两侧合计则为廿穴,位置分别为:

(1)第一行自第四椎起(含第四椎),每下一椎一穴,计六穴。

(2)第二行自第四椎至第七椎,计四椎,每椎旁开寸半各一穴,共四穴。

(3)第三行自第四椎至第六椎,计三椎,每椎旁开三寸各一穴,共三穴。

现代解剖:肌肉:有斜方肌、菱形肌,深层为最长肌。血管:布有第6~9肋间动静脉。神经:背侧支及内侧支,正当第6~9胸神经后支内侧皮支,深层为第6~9胸神经后支外侧皮支。

解说及发挥:

1. 本穴组以督脉及旁开寸半之几个属火的穴为主,有强心及温阳调温作用。属火之穴亦能补火生土,治胃病。另第三行之金吉(膏肓)、金陵(神堂)亦有强心作用,故治上病。

2. 本穴组以火金两大类穴组成,所谓"诸痛痒疮,皆属于心",疮痒属于心亦属于肺,肺主皮肤,本穴治疗上述各症确有卓效。

3. 本穴组可以如下方法记忆:"四椎直下连六穴,四椎寸半连四穴,四椎旁三连三穴。"可简记为**"四洞六半四三三,疗瘵心弱胃风寒"**,"四洞六",就是四椎上六个穴。"半四"就是旁开寸半四个穴。"三三"就是旁开三寸三个穴道。如此,位置及治疗一起记起来。

感冒三穴(图 11-13)

【董师原文】

部位:包括安全、金斗(两边)三穴。

主治:重感冒。

取穴:安全穴在大椎骨下缘陷凹处,金斗穴在大椎之下第五椎旁开四指处。

手术:用毫针针入皮下即效。

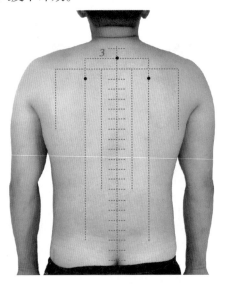

图 11-13　感冒三穴

【诠解发挥】

穴名新释:本穴组能治感冒,包括三个穴,故名感冒三穴。或说已有感冒一、二穴,本穴组便称之为感冒三穴。

定位及取穴:此处所指之安全应系指督脉之陶道而言,金斗穴即膀胱经之魄户穴。

现代解剖:肌肉:有腰背筋膜棘上韧带及棘间韧带。血管:为第一、二肋间动脉背侧支,棘间皮下静脉丛。神经:第一、二肋间神经后支之内侧支,胸神经后支,肋神经。

解说及发挥:

1. 安全(陶道)在督脉上,督脉统诸阳,陶道有解表退热之效。金斗(魄户)在膀胱经,主表,与肺通,亦在后背与肺相应,三穴治感冒甚效。用三棱针点刺效更佳。

2. 老师说用毫针针入皮下即效,皮下针浅刺应肺也,点刺亦属浅刺。

水中穴(图11-14)

【董师原文】

部位: 在第十三椎下旁开一寸五分。

主治: 肾亏、肾脏炎、妇科经脉不调、便秘、口渴、腰脊椎骨痛。

取穴: 当第十三椎下旁开一寸五分处取之。

手术: 针深八分至一寸。

说明: 水中穴位置与膀胱经之三焦俞位置相符。

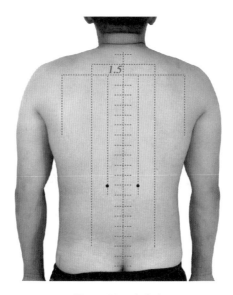

图11-14 水中穴

【诠解发挥】

穴名新释: 主治肾脏病,与水脏相应,故以水命名,穴位水中近于后背之中央。

定位及取穴: 在第十三椎下旁开一寸五分处取穴,即膀胱经之三焦俞。

现代解剖:肌肉:在腰背筋膜,最长肌和髂肋肌之间。血管:有第一腰动、静脉背侧支的内侧支。神经:布有第十胸神经后支外侧皮支末端,深层为第一腰神经后支外侧皮支,上位二至三个胸神经后支外侧皮支。

维杰新用:夜尿症、糖尿病。

解说及发挥:

1. 穴同三焦俞,肾与三焦通,又邻近肾俞,能理三焦补肾,故治肾亏、肾脏炎、妇科经脉不调、便秘、口渴、腰脊椎骨痛。

2. 其治疗便秘,机制亦同于手上三焦经之火串穴。

3. 本穴治肾亏亦可治疗夜尿症。

4. 能治三焦者,即能治糖尿,机制与阳池穴治疗糖尿病类近。

水腑穴(图 11-15)

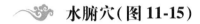

【董师原文】

部位:在第十四椎下旁开一寸五分。

主治:脊椎骨痛及弯曲困难、妇女经脉不调、肾虚、肾脏炎、口渴、便秘、肠炎、失眠、阳痿、早泄、头痛、糖尿、闪腰、岔气、头晕眼花、腰酸背痛、急性肾炎、膀胱结石、小便不通、死胎不下。

取穴:当第十四脊椎下旁开一寸五分处是穴。

手术:针深八分至一寸。

【诠解发挥】

穴名新释:本穴所在即肾俞穴,肾属水,肾俞与水之脏腑肾脏相关,故名。

定位及取穴:当第十四脊椎下旁开一寸五分处是穴。水腑穴位置与膀胱经之肾俞位置相符。

现代解剖:肌肉:腰背筋膜最长肌和髂肋肌之间。血管:有第二腰动脉、静脉背侧支及内侧支。神经:有第一腰神经的后支外侧皮支,深层为第一腰神经后支外侧皮支,上位二至三个胸神经后支外侧皮支。

维杰新用:火不生土,脾虚及肾的泄泻、水肿、肾不纳气之喘咳;痿痹不仁。

解说及发挥:

1. 本穴即肾俞,肾俞是足太阳经的腰部腧穴,与肾脏有内外相应的联系,为肾经经气输注之处,有补肾益精、强壮腰脊的作用,为治疗腰部疾患的要穴。所治多为肾与膀胱之病,及肾虚之病。

2. 常用于腰肌劳损,多因外伤或劳累使腰部肌肉受损,或感受风寒湿邪,日

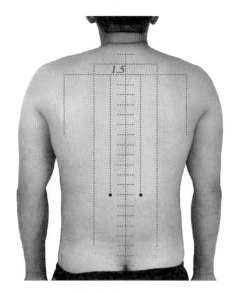

图 11-15　水腑穴

久精血亏耗,腰肌失于濡养而引起腰痛。本穴能疏通腰部气血,标本兼治,腰痛可止。刺血治疗腰扭伤收效甚佳。

3. 治疗男女泌尿生殖系统病变;肾为先天之本,命门之根藏精而主生殖和发育,凡与肾脏有关的病变均可针刺本穴,如阳痿、遗精、遗尿、小便不利、水肿及妇女经带胎产诸病,下焦湿热淋浊等皆可治之。

4. 治疗泄泻水肿、痰饮咳喘,火不生土、脾虚及肾的泄泻,水肿。肾不纳气之喘咳,以及肾阴肾阳阴阳两虚,所致的各种病变皆可针刺本穴。

5. 肾开窍于耳,本穴擅治耳聋耳鸣。

6. 肾主骨而生髓,本穴又常用于治痿痹不仁,肢体瘫痪等。

7. 于本穴放血可治疗肾绞痛、急性肾盂肾炎。

双河穴(图 11-16)

【董师原文】

部位:包括第十四椎下之六元、六满、六道、华巢、环巢、河巢六穴(两边共十二穴)。

主治:手臂痛、肩背痛。

取穴:详上述部位。

手术:用三棱针出血。

注意:出黑血有效,出红血无效。

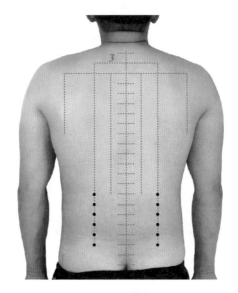

图 11-16 双河穴

【诠解发挥】

穴名新释:本穴组在脊椎旁,两边各一行,以六名之的穴为主,六为水之数,以河巢穴结尾,故名双河。

定位及取穴:自第十四椎旁开三寸起,每下一椎旁开三寸各一穴,计六穴,两侧合计十二穴。

现代解剖:在骶棘肌起部和臀大肌起部之间。血管:有骶外侧动、静脉外侧支分布。神经:第二、三骶神经后支外侧支,并有交通支与第一骶神经交通,又有腰五神经后支。

解说及发挥:

1. 双河穴亦为两行,位置为自第十四椎旁开三寸起,每下一椎旁开三寸各一穴,计六穴,两侧合计十二穴,其位置分布与膀胱经符合,可记为"十四旁三连六穴"。

2. 董师以背部刺血治下肢病,以腰臀刺血治上肢病,此亦泻络远针及全息对应之应用。

3. 本穴组能治手臂痛、肩背痛。不必六穴皆取,最主要者为第十七椎旁之华巢为主,肩背部疼痛与小肠经关系最密切,华巢穴在小肠俞旁,与小肠相关,为治疗手臂痛、肩背痛要穴。以刺血治疗,效果尤佳。刺血时可取华巢为主,然后再取上下一穴,最多三针,有莫失其穴及加强效果之作用。

三江穴(图11-17)

【董师原文】

部位:包括第十三椎下之分线穴起,每下一节一穴,其顺序为水分、水克、水管、六宗、凤巢、主巢七穴,及十四椎下旁开四指之六元、六满、六道、华巢、环巢、河巢六穴(两边共十二穴)。

主治:经闭、子宫炎、肠炎、闪腰、岔气、急性肠炎。

取穴:详上述部位。

手术:用三棱针出血。

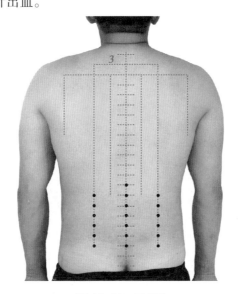

图 11-17 三江穴

【诠解发挥】

穴名新释:此组穴为有三条,穴名皆以水或六命名,六亦水之数,故称三江。

定位及取穴:包括第十三椎下之分线穴起,每下一节一穴,共七穴。及十四椎下旁开四指起,每下一节一穴,共六穴。

现代解剖:肌肉:腰背筋膜、棘上韧带及棘间韧带。血管:自上向下有腰动、静脉背侧支的内侧支;骶外侧动、静脉后支的外侧支;臀下动、静脉。神经:布有腰神经的后支;骶神经后支及臀下神经。

解说及发挥：

1. 三江穴包含两侧之双河穴及中央十三椎下每下一椎一穴之连续七穴，计有三行，故称为三江穴，除治疗上述症状外，亦含有双河穴之疗效，可记为"十三椎下连七穴，十四旁三连六穴"。

2. 此处所列多为局部病，但因包括双河，所以也可治手臂痛、肩背痛。详见双河之解说。

冲霄穴（图 11-18）

【董师原文】

部位：包括第二十椎下之妙巢穴，二十一椎下之上对穴及上对穴下之一寸之上高穴，共三穴。

主治：小脑痛、小脑发胀、项骨正中胀痛。

取穴：详上述部位。

手术：用三棱针出血。

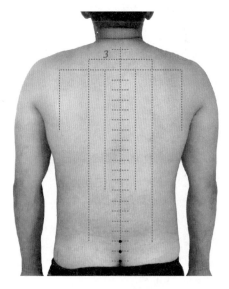

图 11-18 冲霄穴

【诠解发挥】

穴名新释：此穴虽在尾骶部，但能治到头上小脑后头的病，霄者喻其高也，故名。

定位及取穴：包括第二十椎下之**妙巢穴**，二十一椎下之**上对穴**及上对穴下之一寸之**上高穴**，共三穴。

现代解剖：肌肉：小臀肌。神经：尾骨神经、臀上神经、坐骨神经。血管：骶中动、静脉后支及棘突间静脉丛。

解说及发挥：

1. 冲霄穴治疗上述各症及后头痛，确具卓效。

2. 头骶对应，后会穴可治此处疼痛，此处亦可治后脑病位之病痛。

3. 治疗用三棱针出血即见效。

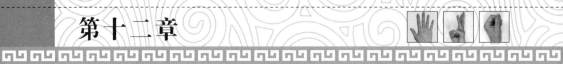
胸 腹 部 位

胸腹部位总图见图 12-1。

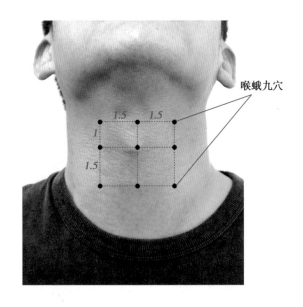

喉蛾九穴

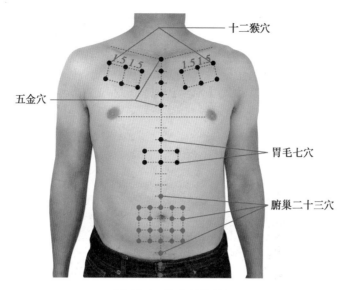

图 12-1　胸腹部位总图

喉蛾九穴（图 12-2）

【董师原文】

部位：在喉结及其上一寸与下一寸五分处，另加该三处各左右旁开一寸五分处，共九穴。

主治：喉蛾、喉痛、甲状腺炎、喉痒、痰塞喉管不出（呼吸困难、状如哮喘）。

取穴：详上述部位。

手术：用三棱针放血。

注意：扎针时需将穴部皮肉捏起，以免扎伤筋及软骨。

【诠解发挥】

穴名新释：本穴在喉结上下左右，因治喉蛾（白喉），并且有九穴而得名。

定位及取穴：在喉结及其上一寸与下一寸五分处，另加该三处各左右旁开一寸五分处，共九穴。

现代解剖：神经：布有颈皮神经的分支，舌下神经及舌咽神经的分支。血管：颈前浅静脉，颈静脉弓，甲状腺下动脉分支。

解说及发挥：

1. 此穴治疗之喉蛾、喉痛、甲状腺炎、喉痒、痰塞喉管不出（呼吸困难、状如哮喘），皆为喉部病变，此为局部取穴治病，系以急症为主，刺血较浅，既效速又

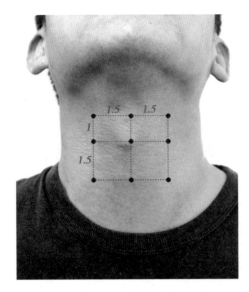

图 12-2　喉蛾九穴

安全。

2. 扎针时需将穴部皮肉捏起,以免扎伤筋及软骨。现在多以验血糖之采血片刺血治疗,较为安全。

3. 取穴不必九个穴皆取,选中央线喉结及其上一寸与下一寸五分处各一穴,加上喉结左右旁开一寸五分处各一穴即可,即呈十字形取穴刺法。

十二猴穴（图 12-3）

【董师原文】

部位:平行锁骨下一寸三分处共三穴,再下一寸五分处又三穴,两边总共十二穴。

主治:猴痧、血管硬化之哮喘、肝霍乱(伤寒、重感冒、霍乱均会引起猴痧)。

取穴:详上述部位。

手术:用三棱针出血。

【诠解发挥】

穴名新释:十二猴穴因治猴痧(猩红热),并且有十二穴而得名。

定位及取穴:平行锁骨下一寸三分处共三穴,再下一寸五分处又三穴,两边总共十二穴。

现代解剖:肌肉:胸大肌起始部,肋间内肌,锁骨下肌。血管:有肋间动静脉,

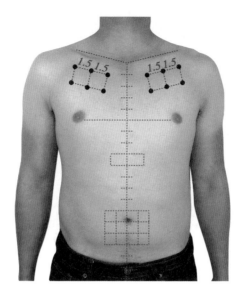

图 12-3 十二猴穴

左右各为肺脏。神经:锁骨上神经、肋神经。

解说及发挥:

1. 此亦为少数之局部取穴治病。

2. 治疗猴痧、血管硬化之哮喘、肝霍乱(伤寒、重感冒、霍乱均会引起猴痧),皆系以急症为主,刺血较浅,既效速又安全。

金五穴(图 12-4)

【董师原文】

部位:在胸骨上端半月状之下陷凹处金肝穴,每下一节为一穴,其顺序为金阴、金阳、金转、金焦共五穴。

主治:肝霍乱、消化不良(胃胀)、肋痛、气管不顺、各种痧症。

取穴:详上述部位。

手术:用三棱针出血。

【诠解发挥】

穴名新释:此穴组有五个穴位,皆以金命名,故本穴名之为金五穴。

定位及取穴:在胸骨上端半月状之下陷凹处金肝穴,每下一节为一穴。共五穴。

现代解剖:肌肉:胸大肌、胸小肌,深层则为肋间内外肌。血管:有胸肩峰动

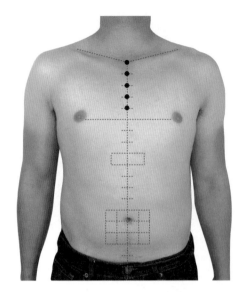

图 12-4　金五穴

脉、静脉，及胸外侧动脉、静脉分支。神经:有胸前神经分支,内部有肺脏。

维杰新用:食道病,其他详见解说及发挥后"按"之说明。

解说及发挥:

1. 金五穴之金肝穴即任脉之天突穴,其下之金阴、金阳、金转、金焦四穴亦即任脉璇玑、华盖、紫宫、玉堂等穴。

2. 此亦为局部治疗,系治急重症,以刺血为主。

3. 此穴组治疗以食道、胃、气管为主,还治瘰症。

按:金肝穴(天突)系阴维脉、任脉之会穴,有顺气功能,为治咳嗽及气喘之特效要穴。**金阴穴**(璇玑),善治食积(即胃中停宿食),璇玑配足三里治食积特效(见《杂病穴法歌》《席弘赋》《天星秘诀》),配气海也治气喘(《玉龙歌》)。其他**金阳**(华盖)、**金转**(紫宫)皆能治胸痛、咳逆、吐血、饮食不下等胸部局部及食道病,**金焦**(玉堂)能治烦心呕吐(《百症赋》)。基本上这些穴是以毫针为主。老师则是用三棱针出血为治。

胃毛七穴(图12-5)

【董师原文】

部位:从岐骨下缘陷凹处起,直下一寸一穴,共三穴。旁开一寸五分各两穴(两边四穴)。

主治:羊毛痧、胃病、各种霍乱、心悸、胃出血。

取穴:详上述部位。

手术:用三棱针出血。治羊毛痧则需抽出毛丝。

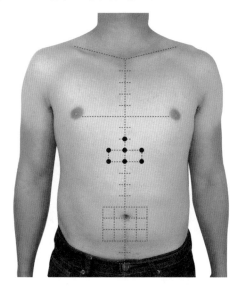

图 12-5　胃毛七穴

【诠解发挥】

穴名新释:此穴组有七个穴,能治胃病及羊毛痧,故名之胃毛七穴。

定位及取穴:从岐骨下缘陷凹处起,直下一寸一穴,共三穴。旁开一寸五分各两穴(两边四穴)。

现代解剖:肌肉:在腹直肌肉缘。血管:有腹壁上动静脉。神经:分布着第七肋间神经。右侧当立位时为肝下缘,卧位时为胃幽门部,左侧当胃幽门部,左为肝左叶,右为肝右叶。

维杰新用:详见解说及发挥后"按"之说明。

解说及发挥:

1. 此胃毛七穴之位置应系**鸠尾**、**巨阙**、**上脘**(以上三穴属任脉),以及两旁之**不容**(属胃经)内侧五分一穴、**承满**(属胃经)内侧五分一穴,两侧计四穴,总共七穴,位于胃部附近,并以治胃病为主。

2. 急重症,局部刺血为主,浅刺安全,亦速效。

按:鸠尾穴自古为治疗癫痫特效要穴(见《席弘赋》《玉龙歌》《胜玉歌》《卧岩凌效应穴歌》)。**巨阙**消胸膈痰凝,化中焦湿滞,善治心痛(心口,胃也,见《百症赋》《胜玉歌》《医宗金鉴》)。**上脘**亦善治心痛。**不容**、**承满**皆善治胃痛、胃胀满。基本上这些穴是以毫针为主。老师则是用三棱针出血为治。

腑巢二十三穴（图 12-6）

【董师原文】

部位：肚脐直上一寸一穴共二穴，肚脐每下一寸一穴共五穴，肚脐旁开一寸一穴，其上一穴，其下二穴（共四穴，两边共八穴），肚脐旁开两寸一穴，其上一穴，其下二穴（共四穴，两边共八穴），总共二十三穴。

主治：肠炎、子宫炎、肾炎、肾痛、脐痛。

取穴：详上述部位。

手术：用三棱针出血。

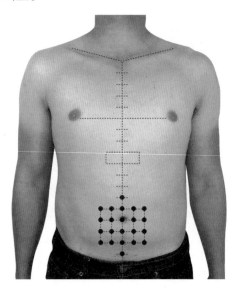

图 12-6　腑巢二十三穴

【诠解发挥】

穴名新释：穴位分布如同鸟巢一样，从肚脐向四周扩散，共有二十三个穴，故名。

定位及取穴：肚脐直上一寸一穴共二穴，肚脐每下一寸一穴共五穴，肚脐旁开一寸一穴，其上一穴，其下二穴。肚脐旁开两寸一穴，其上一穴，其下二穴，总共二十三穴。

现代解剖：血管：分布着腹壁下动、静脉。神经：第八、第九肋间神经前支的内侧皮支，内部为小肠。肌肉：腹外斜肌、腹横肌。

维杰新用：四肢疼痛。

解说及发挥：

1. 腑巢二十三穴,分布记忆如下:

(1)中央:肚脐直上一寸一穴共二穴,肚脐每下一寸一穴共五穴(包括任脉的五个穴都在里面),这样有七个穴。

(2)旁边:

肚脐旁开一寸一穴,其上一穴,其下二穴(共四穴,两边共八穴)。

肚脐旁开两寸一穴,其上一穴,其下二穴(共四穴,两边共八穴)。

总共二十三穴。

2. 腑巢二十三穴虽有二十三穴之多,但并不每穴皆用,在精穴简针原则下,一般只针以肚脐为中心,四旁各开一寸之穴位为主,随病情之严重而向四方扩张用穴。由于包含十四经穴甚多,老师以三棱针刺血治疗为主。这里不再另外分析每个穴位之单独效用,可参看十四经有关经穴之说明。

3. 治疗肠炎、子宫炎、肾炎、肾痛、脐痛。皆系局部治疗,急病速效,慢病亦效。

4. 由于肘膝太极、腕踝太极,手脚小太极皆以肚脐之总太极为中心,因此肘膝、腕踝、手脚四肢皆痛,可以灸肚脐。也可以在肚脐上下左右及肚脐上下一寸之旁开一寸各加一针,形成八卦针法,总治全身疼痛。

5. 董氏奇穴之分布核心为太极,因此讲述董氏奇穴以太极开始,亦以太极结束。

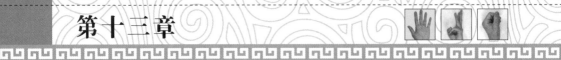

第十三章

维杰增补穴位

以下穴位在董师《董氏针灸正经奇穴学》原书未载,所有穴位及主治皆为维杰个人发挥所补入,三叉三、小节、次白、夜盲则为本人根据董氏奇穴设穴原理研创补入之穴位。

七里穴(图 13-1)

穴名释义:中九里穴下二寸,九里少两寸即为七里矣,故名。

定位及取穴:七里穴在胆经中九里(即风市穴)下二寸。即胆经之中渎穴。

手术:刺法同中九里,针深一寸至二寸。

维杰经验主治:背痛、腰痛、腰椎骨刺(腰椎间盘突出)、颈椎骨刺(颈椎病)、颈痛、头晕、手臂麻木、腿痛、腿无力、胆囊炎、胁痛。

解说及发挥:

1. 本穴实为胆经之中渎穴,善于舒筋活络,驱风散寒。治上述各病配中九里效甚佳。

2. "凡十一脏者取决于胆",除治上述各病外,常与中九里倒马并用加强镇定及治疗作用。总治全身各种疼痛。对于人体侧面之各种疼痛尤其有效。

3. 最常与中九里并用治半身不遂,效甚佳。

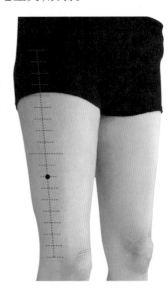

图 13-1　七里穴

三叉一穴（又名肺叉）（图 13-2）

穴名释义：二指与三指，三指与四指，四指与五指叉缝之间各有一个穴位，总名之三叉穴。此为第一个叉穴，故名之三叉一穴。

定位及取穴：在手背第二与第三指缝接合处，握拳取穴。

维杰经验主治：肩痛、背痛、颈项痛、腰痛、胁痛、胃痛、月经不调、崩漏。调补肺气。

解说及发挥：

1. 本穴在二三指间，又名**肺叉**，**简称叉一穴**。本穴与手阳明大肠、手厥阴心包经有关。肺与大肠相表里，能补肺气，治颈肩腰背痛，效果甚佳。

2. 手足厥阴通，大肠亦与肝通，肺主气，肝藏血，本穴亦能治胁痛。

3. 本穴位置与奇穴断红穴位置相符，能治月经不调及崩漏，曾以此穴治疗多例崩漏，重病配大敦、隐白甚效。

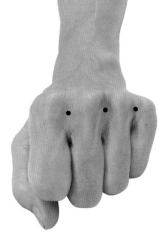

图 13-2　三叉一穴、三叉二穴、三叉三穴

三叉二穴（又名心叉）（图 13-2）

穴名释义：二指与三指，三指与四指，四指与五指叉缝之间各有一个穴位，总名之三叉穴。此为第二个叉穴，故名之三叉二穴。

定位及取穴：在手背第三与第四指缝接合处，握拳取穴。

维杰经验主治：膝痛、小腿痛、腰扭伤、五官科疾病，能强心。

解说及发挥：

1. 穴在三四指间，与手厥阴心包经及手少阳三焦经有关，又名**心叉**，**简称叉二穴**。本穴能强心通胃（包络与胃通）治膝痛，也能治小腿痛。

2. 本穴与三焦经有关，能通肾，亦有类似三叉三穴之作用，治腰痛及五官病有效。

三叉三穴（又名脾叉）（图 13-2）

穴名释义：二指与三指，三指与四指，四指与五指叉缝之间各有一个穴位，总名之三叉穴。此为第三个叉穴，故名之三叉三穴。

定位及取穴:本穴在四五指缝接合处,紧贴第四指,握拳取穴。

维杰经验主治:感冒、头痛、肩痛、五官科疾患、喉痛、耳鸣、心悸目赤肿痛、荨麻疹、腿痛、眼皮下垂、眼皮沉重、疲劳、提神、重症肌无力,益脾补肾。

解说及发挥:

1. 又名**脾叉**,简称叉三穴。董师原有之三叉三穴,原系在手背第四与第五指缝接合处之中央,进针亦不深,约五分左右,治证不明确,尚在验证中。余经过多年临床,调整穴位将本穴定位在四五指间,但贴近第四指,从骨下筋旁进针,即贴筋贴骨进针,因此能肝肾并治。

2. 此穴透达中白(中渚)、下白等输原穴之位置,又能健脾益气。本穴在三焦经上,透过肾与三焦通,也能补肾。本穴脾肝肾皆治,又能增加免疫功能,治疗上述诸症确实有效。

按:

1. 在手背第二与第三指缝接合处,为三叉一穴,又名**肺叉**。

2. 在手背第三与第四指缝接合处,为三叉二穴,又名**心叉**。

3. 在手背第四五指缝接合处,为三叉三穴,又名**脾叉**。

4. 在手背大指与二指缝接合处,从虎口刺入可抵灵骨穴,为**肝叉**(大肠与肝通),可治疗下部肝经循行之病,如腹股沟痛等。

5. 在第五指外手掌边缘,小肠经腕顺一二穴之间之凹陷为**肾叉**,可诊断肾亏及治疗肾病。这些穴位分布与经络及卦象有关,可参看本书一一及二二部位之卦象说明。

引申:三个三叉穴何以三叉三穴效果最大,怎样取法?

答:三叉三穴在手背第四与第五指缝接合处,紧贴第四指,在筋下骨旁,握拳取穴。当液门穴前,刺入后穿过十四经穴液门、后溪、中渚,以及奇穴中白、下白、腕顺一穴,并可透达腕顺二穴,透过穴位之多,无出其右者。可以说透过荥输原,又在筋下骨旁,上邻小血脉,针之与筋骨脉皆有关,透达输原穴之肉多处,与脾亦有关,又能健脾益气。进针时紧贴皮下进针,与肺亦相应,为治疗感冒之特效针。这种得天独厚的有力地位,是其他三叉二、三叉一,甚至别的穴位都无法比拟的。所以能治疗许多疾病,诸如:感冒、头痛、肩痛、五官科疾患、喉痛、耳鸣、心悸目赤肿痛、荨麻疹、腿痛、眼皮下垂、眼皮沉重、疲劳、提神、重症肌无力等都很有效。

本穴在三焦经上,透过肾与三焦通,也能补肾。本穴脾肝肾皆治,又能增加免疫功能,治疗上述诸症确实有效。主治之病既多而有效,为我个人常用十大要穴之一。

次白穴（图13-3）

穴名释义：在手背二指、三指间有大白穴，在手背四五指间有中白穴，此穴在手背第三指与第四间，因此我将此穴命名为次白穴。

定位及取穴：在手背第三指与第四指接合处后五分（与中渚穴平行），握拳取穴。

手术：一寸针，针深三分至五分。

维杰经验主治：小腿酸痛及发胀、头痛、腰背痛。

解说及发挥：穴在心包经与三焦经之间，能强心，治小腿及膝痛，能调理三焦，治头痛及腰背痛。

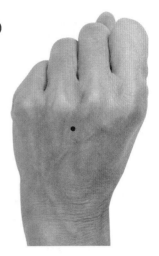

图 13-3　次白穴

夜盲穴（图13-4）

穴名释义：此穴能治夜间视力模糊，故名。

定位及取穴：在手掌小指第三节之正中央。

维杰经验主治：夜盲。

解说及发挥：穴在小指心经上，心与胆通能明目，且小指与肾关系密切能补肾，故本穴治夜盲有效。

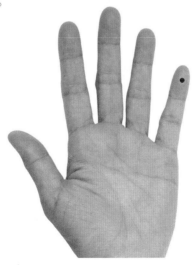

图 13-4　夜盲穴

小节穴(图 13-5)

穴名释义：小节即小关节的意思,本穴紧贴关节刺入,因此我将其命名为小节。

定位及取穴：位于大指本节掌骨旁(在肺经上)黑白肉际上,握拳(大拇指内缩)取穴,向大陵掌根方向进针。

维杰经验主治：踝痛、踝扭伤特效。亦治颈痛、肩痛、背痛、腰痛、坐骨神经痛、胸痛、胃痛、慢性腹泻、腕肘痛。

解说及发挥：

1. 小节穴治疗脚踝疼痛及扭伤,不论内外踝皆特效,我曾以此穴治愈不少运动员。

2. 其原理首先系基于手脚对应关系。

3. 内踝与脾关系密切,脾经通过内踝中央。外踝与膀胱经关系密切。本穴在肺经上,透过手足太阴相通,治内踝痛甚效,透过肺与膀胱通,治外踝痛甚效。故治疗内外踝皆特效。

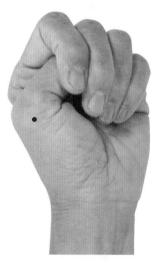

图 13-5　小节穴

4. 治疗与肺及膀胱经循行有关的颈、肩、胸、腰、背、坐骨神经痛皆有效。

5. 本穴与脾相通,与土水穴也有相合之处,故能治便溏。

6. 又与重子、重仙穴有相合之处,故亦能治肘、腕、手掌痛。

按：本穴是我在1973年研创发现的奇穴,系根据太极全息观而来(详见余之文章《谈治踝痛要穴——小节穴》及《再谈小节穴》）。五虎五穴能治疗脚跟、脚踝。往后再贴大指高骨更效。土水穴之微太极倒象，土水上穴治下焦腿脚，再往上面贴大指高骨，可治疗脚跟、脚踝。如此，在土水下及五虎五这两穴包围的大指高骨贴骨进针，便属于双治疗，就更能治疗脚跟、脚踝，当然疗效特好。此即余研创小节穴之由来。

兴亡续绝，承先启后，薪火相传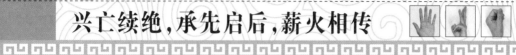

——杨维杰老师与董氏奇穴
代第四届董氏奇穴针灸国际论坛特刊发刊词

"董氏奇穴"为董景昌氏研究发现的一系列奇穴，因有其独特的功效，用法及原理，而自成一家之学，而董氏奇穴针灸得以名著天下，风行四海，杨维杰恩师有其功不可没的贡献，举其莹莹大者有下列几项：

一、兴亡续绝之功

张载云："为天地立心、为生民立命、为往圣继绝学、为万世开太平！"杨维杰老师此生为人类、为中医界所立的头一大功劳就是"为往圣继绝学"。把即将失传绝亡的董氏奇穴重新接续兴旺起来。

有人说杨维杰老师为董氏奇穴建构了理论，使其与一般奇穴不同，又为奇穴的主治增加了许多项目，甚至比董师公原书原有的主治更实用，董氏奇穴始得以大力的发展。其实更重要的，诚如郭啸天师叔 2010 年对杨老师所说："若没有杨师兄，就没有今天的董氏奇穴，老师去世，新亚书局倒闭，如果不是杨师兄写书教课传承，今天不会有几个人知道董氏奇穴的，兴亡续绝，传递薪火才是杨师兄最大的功劳。"这句话最让杨老师窝心感念。真的，重要的或许不是杨老师研创了什么，诚如一些人说的："董氏奇穴得以存续推展，重要的不是杨维杰为董氏奇穴建立了原理及发挥了应用。而是若没有杨维杰，董氏奇穴早已销声敛迹失传了。"这是一段值得一叙的历史公案。

董师公之《董氏针灸正经奇穴学》1973 年出版，由于叙述过于简单，且不易寻找穴位，因此并不畅销，董氏奇穴原只是分布在肢节、躯干十二部位的零散奇穴，没有任何理论及手法，如果没有人写书介绍谈及这些穴位，可能在 1976 年新亚书局倒闭后，已随之消失无踪。若无人为其建构一套手法及理论，它的命运也就如同一些偏方一样，不会引起别人太大的注意。

尤其不可抹杀、不可否认的，杨师是继董师公之后第一位对"董氏奇穴"加以阐发解说的医师，杨师早在 1975 年所出版的《针灸经纬》中，就以大幅篇章介绍董氏奇穴（此书被韩国誉为 20 世纪最好的针灸著作），书中已经多处提及董氏奇穴之应用，引起众人的注意与兴趣。1980 年更出版《董氏奇穴针灸发挥》，这也是第一本介绍董氏奇穴的专著，来推行董氏奇穴，之后此书每年发行一版，10 年间在新加坡、美国、日本讲授奇穴，并研创原理解析董氏奇穴，使董氏奇穴得以推广，从此，董氏奇穴遂开始在这些地区流行。

杨师 1990 年，再历经十年之临床、教学及创研，融入了《内经》的诸多理论，又著作了《董氏奇穴针灸学》，理论与经验并重，正式将董氏奇穴赋予理论，使成为有系统之针灸学，使学习董氏奇穴有理论根据，若无此书之完成，董氏奇穴就与其他一些散在的奇穴无异。不可能整部奇穴都被学习，顶多只会有几个好用的、有效的穴位被利用，而不是整本的穴位。1990 年著作的《董氏奇穴针灸学》对于董氏奇穴的推广，实在功不可没。目前杨老师的前述著作已在大陆发行多版，进而使董氏奇穴深入大陆各地。此著作更被《中国针灸文献提要》列为中国针灸重要文献之一。

从此看来，在 1975—1990 年的 15 年间，杨老师独力大力推展，使董氏奇穴得以存续下来，不致失传，对董氏奇穴存续而言，至关重要。这就是杨师对董氏奇穴兴亡续绝之功。

二、承先启后之道

杨维杰老师自 1971 年起，从中医古籍及《易经》中探索研究，先后根据自己的思路创研了董氏奇穴十一项大理论："脏腑别通针法""体应针法""太极全息定位""对应平衡针法""平补平泻三法""奇穴之五行时空观""奇穴之阴阳观""奇穴之三才观""奇穴之易理卦象思维""奇穴之经络辩证思维""奇穴之系统刺血思维"等针法及理论，来诠释董氏奇穴并架构了董氏奇穴针灸学。以下分成五大方面加以进一步探讨杨师董氏奇穴承先启后之道

1. 在"穴位主治"方面

董公景昌在其原著中，仅有提及各穴之部位及主治，而对细部说明极为笼统，主治则或过于简单，如"木穴"仅写"肝火旺、脾气燥"，"五虎穴"仅写"治全

身骨肿"。或过于广泛，例如"驷马中穴""驷马上穴""驷马下穴"之应用，每一穴位主治均达二十项左右，使初学或研究董氏奇穴者不知如何下手，不知怎样应用，对于这些不足之处，杨老师都在其著作《董氏奇穴针灸学》的说明及发挥中，详加解说，使过于简单者如"木穴""五虎穴"等，知道怎样发挥扩大应用范围，又对过于繁杂的穴位，如"驷马上、中、下穴"则加以括约、突出重点，以便使用者能掌握要点，明确应用，进而也能举一反三，衍生其主治病及相类病种。数十年来，杨师已将董氏奇穴的主治项目由八百多项增补至一千四百多，治疗范围更广、更全、更有效。而且杨师对穴位之寻找，也设定许多方便方法，例如在手掌上提出阳掌三线，阴掌五线及四项分点，有助于快速准确寻找穴位，而其他部位之寻穴也多以十四经穴作比较或基点，如此种种，使董氏奇穴不仅易于寻找，且能突显疗法，进而乐于被一般人所接受使用。事实上在发挥中，杨师已将自己多年临床领悟的心得，加以公开，其精神更加令人敬佩。

　　2. 在"手法创新"方面

　　董氏原著中，虽有"倒马"字样出现，但并未加以说明，对于动气针法亦未提及，而杨老师于其1975年所著之《针灸经纬》中，首先确立"倒马针法"之名词，并加以说明，董氏原著中并无动气针法，杨老师以其随师学习之所见加以说明发挥、进而定名，目前已通行于中国及世界各地。杨老师并将前述针法应用于十四经穴，更在此两种手法之基础下发明牵引针法，并经常将奇穴与十四经穴配合应用，使其疗效更为突出。又有关深浅方面，从董氏奇穴某些穴位之手术中，体悟出针刺深浅与治疗范围有极大关系，例如大间穴针一分至二分治心脏病变，针二分至三分治小肠病、疝气及膝痛，这种针刺深浅有别，主治各有不同的记载，在董氏奇穴的原著中不乏鲜例，杨老师据以研究推广天部治浅，人部治中，地部治远之原则，例如在腿上针刺，天部治腿局部、人部治躯干、地部则治头或手，从而认为深浅是针刺取效之重要手段。对于慢性病，久病及某些疑难杂病，杨老师更强调了董氏留针取效的作用及原则，明记于《董氏奇穴针灸学》中，又由于董氏善用刺血疗法治疗大病及疑难杂症，因此，杨老师对董氏奇穴刺血穴位及治法多所发挥，于临床中亦常应用，在其著作(如《针灸经纬》)及授课之际极为重视刺血疗法，认为是起疴拯难的极佳手法。

　　3. 在"原理发挥"方面

　　杨老师充分发挥"对应"之说来应用董氏奇穴，更领悟出"体应"之理，所谓以骨治骨，贴骨或抵骨针效特强，以筋治筋，以肉治肉，以脉治脉，非但能用以解说董氏奇穴之妙，在十四经穴方面，也可以这些原则来深入应用或延伸某些穴位的作用。杨老师曾随姜佐景氏求益伤寒，后又随当代仲景学泰斗，燕京刘氏伤寒学派创派人刘渡舟教授攻读博士,在深厚的经方学术根底六经辨证论证基础下,从《灵枢》《素问》开阖枢中发现脏腑别通,不但解开了前人李梴、唐宗海"五脏别通"由来原理之谜,更补充完备了"胃与包络通"而成"脏腑别通"理论。并举出许多临床实例,使董氏奇穴及一般十四经穴的应用,推向更高、更实用的境界。杨老师更常将中医学理如脾胃学说、运气学说,阴阳五行及藏象学说与董氏奇穴密切结合,使董氏奇穴溯理有本,应用有则,如此而将董氏奇穴导致体系化,学术化,而非一般坊间书籍将其神化。

4. 在"提升疗效"方面

由于杨师四十年来经常病患门庭若市,针灸时,或用十四经穴,或用董氏奇穴,或奇正并用,在这样的治疗方式之下,相互反馈,互相发明,寻找出一些治疗的特效原则,不论用奇穴或正穴治病皆有一定效果,互相配合作用更大,并在这些原则下发展出"取一经可以治多经","用一穴可以治多病","牵引与治疗互用、疗效更大"及夹穴与被夹穴有相关作用,而能相互替代补充的"夹穴多治"用法,对倒马针法等又作了新的补充。

5. 在"大道至简"方面

杨师对董氏奇穴的贡献,兴亡续绝,建构原理,虽然重要,其实董氏奇穴能够广为推展,大道至简的治疗学的建立,才是居功厥伟。董氏奇穴对于每个病的治疗,原都有十几二十多个穴位治同样的病。一般人无从选择,因而觉得奇穴无用就弃之不用,杨师根据经验,没有保留地列出最实用的穴位,读者始能从复杂的穴位主治中,化繁为简,以最适合症状最有效的选穴应用于临床,才真正地带动了董氏奇穴的流行。更重要的是将一些病种的治疗,化繁为简,仅选一二穴为主,使大家易于学习使用,例如坐骨神经痛,董氏奇穴原书,有近三十个穴位可治,一般人难以选择。例如坐骨神经痛,董公设穴,依部位有如下之多:

二二部位:上白、大白(肺机能)、灵骨(肺机能)、中白(肾脏性)、下白(肾脏性)、腕顺一、腕顺二。

三三部位:火腑海、手五金、手千金。

四四部位:下曲(肺肝功能不全)、上曲。

五五部位:花骨三、花骨四。

七七部位:正士、四花外穴(三棱针黑血)。

八八部位:驷马中(肺机能)、上(同中)、下(同中)(单足)。

九九部位:金耳(肺衰)。

十十部位:州圆(肺机能)、州昆(肺机能)、州仑(肺机能)、玉火穴(心经之)、州金(肺经之)。

背腰部位:金林(血管硬化之)。

可以说每一部位皆有穴位,而且有心肝肺肾等不同的治法,极为复杂,真是让一般人无所适从,因而就放弃奇穴不用,杨师在 1980 年版的《董氏奇穴发挥》后附的治疗学坐骨神经痛,根据自己的经验,化繁为简地只写出:①针灵骨、大白特效;②针鼻翼亦特效。简单实用。应用灵骨、大白治坐骨神经痛甚效,在师公董氏奇穴书之主治中,并未说两穴合用,杨师特别强调应用灵骨、大白治坐骨神经痛甚效。至于鼻翼治坐骨神经痛甚效,亦为董公书中未载。

又如膝痛治疗穴亦有十多个,杨师在治疗学中,富具经验地指出最重要、最常用的一两个穴位,让大家能简单上手,加速了奇穴的推广。董师公原书所列出的治疗膝痛穴位,有如下之多。

一一部位:大间、小间、中间、火膝、(胆穴)、心膝。

二二部位:重仙。

四四部位:肩中。

九九部位:火耳(心脏衰弱之膝盖痛)。

十十部位:玉火。

后背部位:三金。

杨师在 1980 年版的《董氏奇穴发挥》后附的治疗学"膝盖痛",根据自己的经验,化繁为简地只写出:①针肩中有特效;②三金穴点刺对久年膝盖痛特效。简单实用。

在 2003 年的《董氏奇穴针灸学讲座之治疗学》,加入了火主穴特效、心门穴特效。这两穴是杨师的独特经验,在董师公的书中,没有治疗膝盖痛的记载。用之,较之他穴更为实用有效。杨师建立化繁为简的董针治疗学,是能大跨度地弘扬推动董氏奇穴的主要原因。这也应归功于杨师承先启后之道。

三、薪火相传之德

1990 年后董门另两位有医师执照之弟子赖金雄师伯及胡文智师伯亦出版了有关奇穴的书籍。赖师伯之遗著由数人编写,其中之林石峰、张顺晶皆曾随杨老师学习半年以上。胡师伯著作之助编李明辉亦为杨老师之入门学生。在美国之李传真医师 1992 年亦出版了第一本介绍董氏奇穴之英文专书,李医师曾在此之前(1980 年代中期)邀请杨老师在其诊所(美国针灸学会)讲授董氏奇穴一年,李医师书后所附之治疗学亦系以杨维杰之著作为本,因此杨维杰之奇穴著作英译本出版后,出版李医师书之出版社自动停销。可以说,1990 年后出版的一些董氏奇穴书籍,皆与杨老师有关。

但这几本书只介绍了穴位的治疗及部分经验,没有任何理论分析,也无治疗学,仍然只能算是穴位书,只有杨维杰老师的书既有经验,更有理论,才能成为针灸学。

1995 年杨老师著作之《董氏奇穴针灸学》,在中医古籍出版社出版,针灸医师几乎人手一册。造成了董氏奇穴在中国大陆的大流行。

此外杨老师曾赴新加坡、日本、美国及世界各地讲授董氏奇穴多次,并辅导学生在世界各地设立董氏奇穴门诊中心,各中心门庭若市,卓有成效,这些都对董氏奇穴在各地的发展起到了不可磨灭的贡献。

2000 年,杨老师应邀在韩国世明大学讲董氏奇穴,2003 年在首尔庆熙大学讲解董氏奇穴,在《内经》的基础上更融入了易学理论,使董氏奇穴提升成更高层次的针灸学,两次的讲座在韩国录音出版,极为叫座,导致了韩国对董氏奇穴极大的学习热潮,这是董氏奇穴发展的里程碑。嗣后,录音以中文出版,并于2008 年翻译成英文出版,短短几年已发行五版之多。杨老师亦先后应邀在瑞士、德国、西班牙、澳大利亚、以色列及加拿大、美国各地及多所大学博士班讲授董氏奇穴,大大推动了董氏奇穴在西方世界的流行及发展,奇穴已成为当代针灸的显学。

2010 年后,杨老师在世界各地的讲座中,不断提升,已经建构了完整的、系统的董氏奇穴原理。值得一提的是,杨师这三十余年来,风尘仆仆地已陆续在美加、亚洲、欧洲、澳洲等十余国讲授董氏奇穴,将董氏奇穴传播至世界各地。这就是杨师传承董氏奇穴四十余年来薪火相传之德。

结　　语

承上,杨师对董师公留下的董氏奇穴有兴亡续绝之功、有承先启后之道、有薪火相传之德。三十余年来,后学我感蒙师恩、幸受师德、恩同再造！每每夜里常思及过往亲近恩师点滴提携教诲之情怀,常常莫名地激动不已！感佩恩师做学问深厚功底及对中医董氏奇穴的贡献,令后学们常有犹龙之叹！然由于董氏奇穴吸引了大批针灸人士争相学习,近十年来,许多自学的,名不见经传的,还有不少号称董氏第二代、第三代的,争相开班,甚至出书,可惜错多对少,因而影响了奇穴的正确及正常发展。相信在董氏奇穴针灸国际论坛持续轮流在中国大陆与世界各地的举办,必将能匡正时弊,传承正统,并对董氏奇穴正确良善的发展将大有帮助。

（郑承濬　张　玮）

维杰按：

此文由郑承濬及张玮两位医师合写甚为合适。

郑承濬医师于 20 世纪 80 年代即随我学习，对于董氏奇穴及余之早期状况较为理解。20 世纪 90 年代担任我主持的中华中医学理学会常务理事（我为理事长），来往密切。近五年我在台北中医师公会举办的三场主要讲座，及 2015 在美国的世界董氏奇穴总会的超级讲座都参加了，对于我近年的理论及临床进展也甚为理解。

张玮医师则是近 16 年在美国担任我的助理，及我在美加、欧洲、澳洲讲课的助理及翻译，对于我十余年来思路的发展情形及治疗状况，以及欧美澳洲西方世界的概况都了解颇深。

两人合写此篇，虽然精简，但已能点出余四十年来推展董氏奇穴的大要。